"十三五"高等教育医药院校规划教材/多媒体融合创新教材

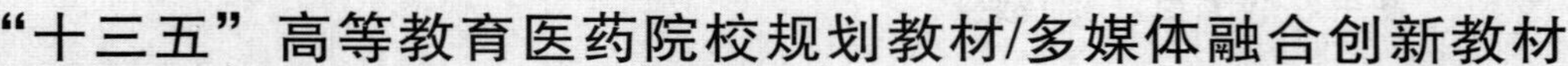

供护理、助产、相关医学技术类等专业使用

精神科护理学

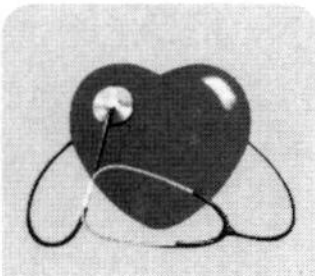

JINGSHENKE HULIXUE

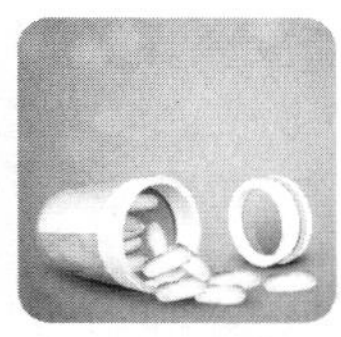

主编◎李拴荣

郑州大学出版社

郑 州

图书在版编目(CIP)数据

精神科护理学/李拴荣主编. —郑州:郑州大学出版社,2017.6(2021.1 重印)
ISBN 978-7-5645-4285-6

Ⅰ.①精… Ⅱ.①李… Ⅲ.①精神病学-护理学-医学院校-教材 Ⅳ.①R473.74

中国版本图书馆 CIP 数据核字(2017)第 109548 号

郑州大学出版社出版发行
郑州市大学路 40 号　　邮政编码:450052
出版人:孙保营　　发行电话:0371-66966070
全国新华书店经销
郑州龙洋印务有限公司印制
开本:850 mm×1 168 mm　1/16
印张:15
字数:365 千字
版次:2017 年 6 月第 1 版　　印次:2021 年 1 月第 2 次印刷

书号:ISBN 978-7-5645-4285-6　　定价:38.00 元

作者名单

主　编　李拴荣

副主编　郭田荣　王剑英　吴全峰

编　委　（按姓氏笔画排序）

王剑英　宇　寰　李拴荣

吴全峰　邱玉华　张凤凤

张艳萍　赵淑芹　郭田荣

蒋玉卉

"十三五"高等教育医药院校规划教材/多媒体融合创新教材

建设单位

（以单位名称首字拼音排序）

安徽医科大学
安徽中医药大学
北华大学
蚌埠医学院
承德医学院
大理大学
佛山科学技术学院
赣南医学院
广东医科大学
广州医科大学
贵阳中医学院
贵州医科大学
桂林医学院
哈尔滨医科大学
河南大学
河南大学民生学院
河南广播电视大学
河南科技大学
河南理工大学
河南中医药大学
湖南医药学院
黄河科技学院
江汉大学
吉林医药学院
济宁医学院
嘉应学院
井冈山大学
九江学院
南华大学
内蒙古医科大学
平顶山学院
山西医科大学
陕西中医药大学
沈阳医学院
邵阳学院
泰山医学院
西安医学院
新乡医学院
新乡医学院三全学院
徐州医科大学
许昌学院医学院
延安大学
延边大学
右江民族医学院
郑州大学
郑州工业应用技术学院
中山大学

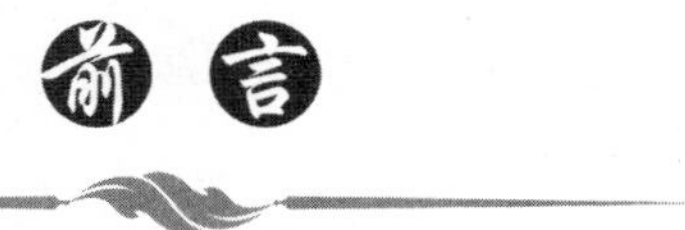

前言

随着社会的发展,生活节奏的加快,精神疾病已成为影响人类健康的主要疾病之一,精神健康问题日益受到人们的关注,特别是《中华人民共和国精神卫生法》和《全国精神卫生工作规划(2015—2020 年)》的相继出台,进一步拓宽了精神科护理服务的领域,健康教育、心理护理、康复护理、社区护理等逐渐转变为护理工作的重点,同时也对精神科护理工作者提出了更高的要求。如何培养适应临床需要、具有专科理论知识和岗位胜任力的精神科专业护士,是护理教学改革的重要任务。为此,我们按照高等医学院校本科护理学教育的要求,从护理教育和临床实际需要出发,编写了本版教材,主要供高等医学院校本科护理学专业使用,也可作为精神科临床护理人员的参考书。

全书共十三章,较为系统地介绍了精神科护理的理论与方法。第一至五章为总论部分,分别介绍了精神医学与精神科护理学的发展史、精神障碍的基本知识、精神科基本护理技能、精神障碍的主要治疗与护理、精神障碍患者危机状态的防范与护理。这些知识是精神科与综合科护理的不同之处,称为精神科的“三基”,也是学习的重点。第六至十二章为各论部分,详细介绍了临床常见的精神障碍,包括精神分裂症、心境障碍、器质性精神障碍、精神活性物质所致精神障碍、神经症和应激相关障碍、心理因素相关生理障碍、儿童及青少年期精神障碍患者的临床特点与护理。最后一章,精神障碍患者的医院和社区康复护理是目前精神科护理发展的趋势,通过学习让学生认识到精神康复的重要性,明确“临床痊愈”不是康复的目标,让患者回归家庭、社会才是真正的精神康复。

本教材在编写内容和形式上,努力吸收和借鉴国内外有关精神科护理专业的最新研究成果和国内不同版本教材的精华,大胆创新,在每章后有小结、同步练习题及复习思考题。一方面便于学生理论联系实际,加深理解,另一方面也为护理临床教学提供实例,有助于学生解决临床问题。每章中设有知识拓展和考点(笔记栏内容),以增加学生的学习兴趣,扩充学生的知识面,培养学生的创新意识,帮助学生较快掌握重要知识。

本教材的各位编者均是长期从事精神科临床、教学、科研的护理工作者,传授的是全新、可靠、科学的专业知识,相信读者能从中获得专业技能与启迪。由于编者自身水平有限,教材中难免有不妥或错误之处,敬请各位读者批评指正。

编者

2017 年 4 月

目录

第一章 绪 论

第一节 精神障碍与精神科护理学的基本概念

精神医学(psychiatry)是临床医学的一个重要分支学科，是研究精神疾病病因、发病机制、临床表现、疾病发展规律以及治疗和预防的一门学科。

由于精神疾病本身的特点和复杂性，精神医学往往涉及其他方面的问题，如社会文化、司法鉴定、特殊人群等。近年来新型精神药物层出不穷，改善了精神障碍患者的治疗和预后，精神药理学也形成了自己的研究范围和特色；精神病理学则以心理学为基础，对异常思维、情感体验、行为等进行描述、命名、归类等，并研究精神现象之间的内在联系及其与深层心理活动的关系；而从生物学角度探讨精神疾病的病因、发病机制、治疗和预后，又形成了精神医学的另一重要分支——生物精神医学。

简述精神障碍的概念及分类。

一、精神障碍

精神障碍(mental disorder)是指在各种生物学、心理学及社会环境因素影响下，大脑功能发生紊乱，导致认知、情感、行为、意志等方面的改变，可伴有痛苦体验和(或)功能损害。如阿尔茨海默病有典型的认知(特别是记忆)方面的损害，抑郁症有明显病态的抑郁体验，而儿童注意缺陷障碍的主要特征为多动。这些认知、情绪和行为的改变使患者感到痛苦、功能受损或增加患者死亡、残疾等危险性。精神障碍根据有无所谓的器质性因素分为器质性精神障碍(如脑炎、慢性脏器衰竭所致的精神障碍)和功能性精神障碍。后者又分为重性精神障碍(又称为精神病性障碍，如精神分裂症)和轻性精神障碍(如焦虑症、应激所致的精神障碍)。还有一类起于早年，可能持续终身的精神障碍(如儿童发育障碍、精神发育迟滞、人格障碍)。目前，我国精神病性障碍患者约有 1 600 万，抑郁症患者约有 3 000 万。

二、精神科护理学

精神科护理学(psychiatric nursing)是护理学科的一个分支，是在护理学基础上，对精神疾病进行防治的一门学科，是精神医学不可缺少的一个重要组成部分，主要任

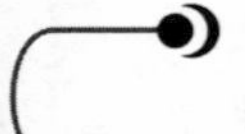
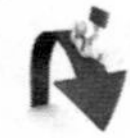

务包括以下几个方面：

(1)研究对精神障碍患者科学护理的理论和方法并运用于临床，探讨护理人员在预防精神障碍方面的作用。

(2)研究和实施接触、观察有精神障碍患者的有效方法和途径及与患者建立良好护患关系的技巧，开展有效的心理护理。

(3)研究和实施对各种精神障碍患者的最佳护理措施，如各种治疗的护理、生活护理、康复护理、健康教育等，确保护理目标的完成。

(4)研究与实施如何维护患者的权利与尊严，使其得到应有的尊重与合适的治疗；培养和训练患者的生活能力、社会交往能力，使其在疾病好转后能及时重返社会。

(5)研究与实施如何密切观察精神障碍患者的病情变化，详细记录，协助诊断，防止意外事件的发生，并为医疗、教学、科研、法律和劳动鉴定等积累重要资料。

简述精神科护理学概念及主要任务。

(6)研究与实施如何对患者、家庭和社区开展精神卫生宣传教育工作，普及精神卫生知识，减少社会偏见和歧视。

(7)实施对精神科护理人员的培养和继续教育，开展科学研究，促进精神科护理人员整体素质的提高和专业技能的全面发展。

第二节 精神医学发展历史

精神疾病伴随着人类社会的发展而存在，精神疾病留给人类的大多是痛苦且与社会文明相背离的记忆。精神医学史是人们认识精神疾病，并与精神疾病做斗争的历史。

一、国外精神医学发展历史

(一)国外精神医学的起源

国外精神医学起源于公元前古希腊最伟大的医学家希波克拉底(Hippocrates，约前460—前377年)，他被称为精神医学之父。他认为脑是思维的器官，人体内存在四种基本体液，即血液、黏液、黄胆汁和黑胆汁。四种体液平衡就健康，如果其中某一种过多或过少，或它们之间相互关系失常，人就生病。他认为抑郁症就是过多的黑胆汁进入脑内，破坏了脑内活动所致。他还认为精神现象是人脑的产物而非鬼神作祟。希波克拉底的“体液学说”为后世的医学心理疗法提供了一定的指导基础。与希波克拉底同时代的哲学家柏拉图(Plato)也主张精神疾病患者应当受到家人和社会很好的照顾，而不应让他们在外游荡。

(二)中世纪宗教神学对精神医学发展的影响

在5—17世纪，即欧洲的中世纪期间，宗教神权主导着社会，希波克拉底关于心理异常的朴素唯物主义见解被彻底镇压，精神疾病患者被视为魔鬼附体，灵魂出窍。无数的精神疾病患者被送到寺院，并用祷告、符咒、驱鬼等方法进行“治疗”。到了中世纪末叶，精神疾病患者受到监禁刑罚，理由是必须用苦刑来驱除他们躯体内的魔鬼，才能拯救其灵魂。例如：用火烧或用棍子打患者，或用烤红的铁棒烧患者前额，想使患者恢复理智，有些甚至在患者头部开个小洞，想放出污气，治愈患者。在无技可施后，只

笔记栏

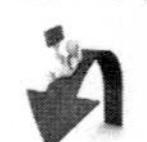

好将患者长期关在疗养院中，用铁链锁住。当时精神医学处于倒退和黑暗的年代。

（三）18 世纪工业革命对精神医学的影响

17 世纪以后，工业革命开始兴起，随着科学的进步，医学也逐渐摆脱神学的束缚。18 世纪法国大革命后，法国医生皮内尔（Pinel）是第一个被任命为"疯人院"院长的医生。他认为精神病是一种需要治疗的疾病，主张给予精神病患者以人的待遇，并亲自解开精神病患者身上的锁链。这是精神医学的首次革新运动。这种对心理异常者的同情和人道主义精神有着划时代的意义，标志着精神医学的发展从黑暗走向复兴。

（四）现代精神医学的兴起

19 世纪末，德国精神病学家克雷丕林（Kraepelin，1856—1926 年）将内外科疾病的研究方法运用于精神疾病，提出了精神疾病分类原则。他创立了"描述性精神病学"，明确地区分了躁狂抑郁性精神病（现称心境障碍）与早发性痴呆（现称精神分裂症），被人们称为"现代精神病学之父"。他认为精神疾病是一个有客观规律的生物学过程，可以分为数类，每一类都有自己的病因、典型的病理解剖所见、特征性的躯体和精神症状、与疾病本质相关的联系与转归。

20 世纪以来，许多精神医学的专家对精神疾病的病因、发病机制分别从神经解剖学、生理学和心理学等不同角度进行了大量的研究和探讨，以期阐明精神疾病的发生机制，形成了精神医学的各种学派。

如精神分析学派创始人西格蒙德·弗洛伊德（Sigmund Freud，1856—1939 年）把人的心理分为意识、前意识和无意识。他认为人的一切思维、情感和行为都有其内在的原因。口误、笔误、记忆错误这些日常生活中的心理现象好像是偶然的，其实都有在意识层面上不易察觉的动机。人类精神活动尤其是情感活动也是能量活动，遵循能量守恒的原则。如果情绪能量积累过多而没有机会及时发泄或没有正常渠道发泄，这些能量不会自己消失，而会以改头换面的形式表现出来，例如焦虑症的各种症状。弗洛伊德将精神医学带入"心因性"病因论的研究范畴，被认为是精神医学的第二次革新运动。

瑞士医学家阿道夫·麦尔（Adolf Meyer，1866—1950 年）提出了精神生物学说。他结合了心理学和生物学的双重观点，而有别于其他学派。他认为一切生物都是由简单到复杂、由低级到高级进化而来的。人脑皮质的结构和功能是进化的最高产物，但人类又保留了较低级的神经系统的结构和功能，当高一级水平的功能受到损害时，低一级水平的功能就突出化了，所有的人体器官都是在神经系统支配下作为一个整体在行使功能。他强调了形成个性和精神疾病的社会环境因素，认为精神症状是患者企图适应现实生活的一种不适当尝试，并且认为精神分裂症是一种特殊形式的适应不良。他提倡在学校和社区中防治精神疾病，初步形成了社区精神医学的概念，被认为是精神医学的第三次革新。

1953 年氯丙嗪抗精神病作用的发现和应用，是现代精神医学史上重要的里程碑，是精神医学的第四次革新。不仅极大地促进了临床精神障碍的防治工作，也使人们对精神疾病的生物学机制有了更为深刻的了解。越来越多的人主张精神医学应向"生物-心理-社会"三合一的现代医学模式转变，而且这种新的医学模式在精神医学中显得最恰当、最适用，也最需要。精神医学不仅要服务于精神病院内，而且也要面向社区

笔记栏

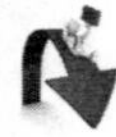

开展精神卫生服务。

“世界精神卫生日”的由来

“世界精神卫生日”是由世界精神病学协会(World Psychiatric Association,WPA)在1992年发起的,时间是每年的10月10日。世界各国每年都为“精神卫生日”准备丰富而周密的活动,包括拍摄促进精神健康的录像片、开设24 h服务的心理支持热线、播放专题片等。2000年是我国首次“组织世界精神卫生日”活动。精神卫生日每年都有一个主题,2016年世界精神卫生日的主题是“心理健康,社会和谐”。

二、我国精神医学的起源与发展

祖国医学远在殷商时代的甲骨文中就有“心疾”“首疾”的记载,公元前11世纪的《尚书·微子》即有“我其发出狂”的文字记录。在中医经典《黄帝内经》中详细论述了“怒伤肝,喜伤心,思伤脾,忧伤肺,惊伤肾”。在《素问》《灵枢》《难经》《伤寒论》和《金匮要略》等医学经典中,医家对各种精神疾病进行了详细描述,并将其分别归类于“狂”“躁”“谵妄”“癫”“痫”等病名。同时指出“邪入于阳,则为狂”“重阳者狂,重阴者癫”。此后一千多年的精神医学基本上是沿此思路缓慢发展的。

19世纪末开始,现代精神医学随着外国传教士的传教活动进入我国,继之各地大城市建立了精神病患者的收容机构和精神医学的教学机构。如1897年克尔(Kerr)医生在广州建立了我国第一所精神病医院。其后,北京于1906年、大连于1932年、长沙于1934年、上海于1935年、成都于1944年、南京于1947年相继建立了精神病医疗和教学机构。

新中国成立以后,我国精神疾病的防治工作主要由卫生行政部门、民政部门和公安部门管理,相继在各省建立了新的精神病院及康复医院,主要工作是收容和治疗无家可归或影响社会治安的精神病患者。改革开放以来,精神医学取得了长足的进步,精神卫生服务已基本覆盖全国各地,上海、北京的精神健康三级防治网络逐渐推广,精神医学研究领域不断涌现新的研究成果,与国际精神病学界的交流逐渐增多,2013年5月《中华人民共和国精神卫生法》的实施标志着我国精神卫生进入了新的阶段。目前我国精神卫生工作者努力的方向,一方面是使精神障碍患者的预后和生活质量大为改观,另一方面是深化对精神障碍的防治工作。

第三节　精神科护理学的发展历史

精神科护理学是伴随着精神医学和护理学的进步而发展起来的,而且凝聚了一代

笔记栏

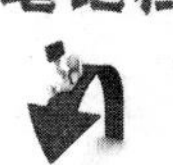

又一代精神科护理工作者的艰苦奋斗和奉献精神。由于人们对精神疾病的认识不足和长期存在的偏见，这一学科的发展较其他学科经历了更加漫长和艰辛的历程。

精神科护理的原始功能可以追溯到远古时代。当时人们认为精神疾病是魔鬼附体、灵魂离身等原因导致的疯狂怪异行为，精神疾病患者过着被捆绑和监禁的生活，并无任何护理可言。

国外有关精神科护理的文字记载源于1814年美国的希区(Hitch)在精神病疗养院使用受过专门训练的女护士进行专门的看护工作。继之，南丁格尔于1860年在英国伦敦创办了世界上第一所护士学校，在她的著作中就有关于患者睡眠方面的论述，阐述了防止精神疾病患者伤人、自伤的看护方法。从此护理工作开始要求护理人员在临床医学各科工作中不能忽视对精神问题的关注。1873年美国护士琳达·理查兹(Linda Richards)提出了要像对待内科疾病患者一样护理精神障碍患者，重视患者躯体方面的护理与生活环境的改善。由于她的贡献及影响，她被称为美国精神科护理的先驱、美国"第一位精神科护士"。

1882年美国第一所培养精神科护士的学校在麻省的马克林医院成立。这所学校规定有2年的护理课程，主要学习保护患者和管理病房的技巧，这个时期为精神科护理的存在和发展奠定了基础。但当时的护理功能仅限于照顾患者的身体和改善患者的生活环境。

20世纪中叶，精神科护理职能拓宽到协助医生观察精神症状、运用基础护理技术协助对精神障碍患者进行治疗等。1954年苏联出版的《精神病护理》一书详细阐述了精神疾病患者的症状护理与基础护理，强调对患者应保持亲切、体贴、爱护、尊重的态度，并强调废除约束，组织患者的工娱治疗。从此开始了精神疾病患者的对症护理。

随着1977年恩格尔生物-心理-社会医学模式的提出，精神科护理学也逐渐从责任制护理模式发展到兼顾生物-心理-社会三方面的整体护理模式，罗伊(Roy)、奥瑞姆(Orem)等是这一护理模式的代表人物。当代临床护理路径模式的出现不仅满足了患者对高效优质护理服务的需要，而且迎合了医疗保险公司降低护理成本的要求，并被迅速应用于精神障碍护理。这种模式要求在非精神科也要重视精神方面的护理，以及在精神科要注重躯体方面的护理，同时更要关注患者社会功能的康复。

我国精神科护理工作的发展，经历了从无到有，从落后到起步、发展的漫长历史过程。

新中国成立以前，我国只有少数的精神病床，大多数精神病患者流落街头，生活境遇惨不忍睹，医院几乎没有受过专业训练的护理人员。新中国成立后，精神科护理学事业逐渐受到重视，在大中城市相继建立了精神病专科医院，一批又一批接受过专业训练的护理人员充实到临床护理岗位，为患者提供安全、舒适的治疗环境和专业服务。1958年我国各主要精神病医院实行了开放式和半开放式管理制度；1990年成立了中华护理学会精神科护理专业委员会，定期进行全国性护理学术交流。不仅如此，与国际护理界的交流也日益增多。精神科护理理念、临床实践及基础研究逐渐与国际接轨，先后引进了责任制护理、整体护理、临床路径护理模式，并取得了丰硕的成果。

随着社会的进步和科学的发展，人们对心理健康的需求水平不断提高，精神科护理的功能发生了重要改变，工作内容由过去仅仅承担对重性精神病患者的安全护理、生活护理以及治疗方面的护理，延伸到心理护理、健康教育和社区护理；护理人员的角

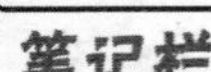

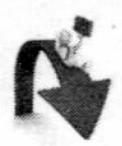

色由过去的被动执行医嘱，扩展为与医生、心理治疗者、社会工作者共同合作的工作关系。护理人员的知识层次和业务水平快速提高，大专学历得到普及，不少人员在攻读硕士、博士学位，毕业后继续教育已经成为护理人员的必修课。

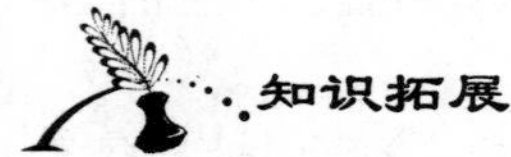

《全国精神卫生工作规划(2015—2020年)》关于心理健康促进的目标

精神卫生专业机构应当配备心理治疗人员，为精神障碍患者及高危人群提供专业的心理卫生服务。综合性医院及其他专科医院要对就诊者进行心理健康指导，基层医疗卫生机构要向辖区内居民提供心理健康指导。各级各类学校应当设置心理健康教育机构并配备专职人员，建立学生心理健康教育工作机制，制订校园突发危机事件处理预案。高等院校要与精神卫生专业机构建立稳定的心理危机干预联动协调机制，并设立心理健康教育示范中心。用人单位应当将心理健康知识纳入岗前和岗位培训，创造有益于职工身心健康的工作环境。监狱、看守所、拘留所、强制隔离戒毒所等要加强对被监管人员的心理咨询和心理辅导。

第四节　现代精神科护理工作的内容与要求

精神科护理工作的对象是有各种精神疾病的患者，关注的是精神与行为方面的异常及精神疾病与躯体疾病相互影响的问题。因此，精神科护理的工作内容与要求有一定的特点。

一、护理工作的内容与特点

精神科护理工作的特点如服务对象的特殊性、管理模式的特殊性、执业环境的特殊性等，工作内容如基础护理、临床护理、危机状态的防范与护理、特殊治疗的护理、安全护理、康复护理等，本书均列专章介绍，此处仅强调几项精神科护理的特殊内容。

(一)心理护理

精神科护理工作的内容和特点有哪些?

精神障碍患者由于出现各种异常的心理活动，很难得到别人的理解和同情，甚至会遭到亲人和(或)他人的误解和指责。护理人员不仅要理解患者异常的心理活动，还要通过心理护理启发和帮助患者以正确的态度对待疾病和认识疾病；不仅护理人员要知道患者的哪些表现是异常的，还要通过各种心理护理技术让患者认识到哪些是异常表现，如有可能还要利用现有的理论知识帮助患者认识为什么会有这些异常的表现，如何以坚强的意志和乐观的精神去战胜疾病过程中出现的各种困难。对于有躯体疾病的患者，还要通过心理护理来减少躯体疾病对心理的影响，预防精神疾病的发生。

笔记栏
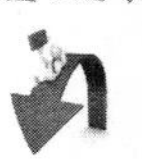

(二)睡眠护理

精神疾病患者几乎都存在不同形式的睡眠障碍,患者的睡眠质量与其病情、服药的情况、治疗效果等有关。护理人员不仅要注意观察患者的睡眠情况,提高安全意识,还要掌握睡眠的基本知识,为患者入睡创造良好的环境。发现有睡眠障碍的患者要耐心介绍正确的睡眠方法,如白天尽可能少睡、不躺在床上看电视、维持习惯的睡眠姿势、学会使用放松技术等。

(三)保证医嘱的执行

一些精神障碍患者缺少对疾病的自知力,否认有病,无治疗要求,甚至拒绝治疗;还有一些患者可能因为意识障碍或智力问题而无法料理自己的生活。因此,如何使医嘱得以执行,让患者接受治疗是精神科护理的一个重要内容。

服药是最常用的治疗方法,必须时刻关注并保证患者按医嘱服药,在治疗效果不佳时还要考虑患者是否按医嘱服药,是否有吐药或藏药现象。对于拒不服药者,应及时向医师报告,改换给药途径或治疗方法。

(四)做好护理风险评估

精神疾病患者由于受精神症状的影响常出现冲动伤人、自杀、自伤、出走等行为。不仅严重影响了患者自身的健康与安全,对他人和周围环境也造成一定的威胁,而这些危险行为的发生具有突发性、多变性、难以预测性和隐匿性的特点,增加了护理的难度。因此,对每一位新入院患者都要从患者的危险行为史、住院依从性、治疗依从性、精神症状和应对方式、社会功能及家庭支持系统等方面进行评估,确定其存在或潜在的风险,采取防范措施,控制和减少意外事件的发生。

二、精神科护理人员的基本要求

由于精神疾病的特殊性,从事精神科专业的护理人员应具备良好的素质和规范化的行为准则,具体体现在三个方面,即职业素质、专业素质及心理素质。

(一)职业素质

1. 具备敬业与奉献精神　这是作为一名精神科护士必须具备的素质。由于精神障碍患者在病态心理支配下,难以控制自己的言行,常出现一些伤害自己及他人的行为,有时护理人员也可能受到伤害,因此,要充分理解患者的痛苦,正确认识精神障碍所造成异常行为的病态性。要有同情心和责任感,热爱本职工作,甘于奉献。

2. 尊重、关爱患者　与患者建立良好的护患关系,尽力维护患者的尊严,保护患者的隐私,满足患者的合理要求。不得把患者的一切行为都贴上“精神病”的标签,不得将患者的病态言行当作谈笑的资料,更不得对患者进行人格侮辱、讽刺、讥笑和变相虐待。

3. 具有慎独精神　“慎独”一词的意思是在独处、无人注意时自己的行为也要谨慎不苟。精神科护理工作的独立性很强,在严格执行制度、按时巡视、主动观察病情、处理问题等方面都需要具有慎独精神。

4. 维护患者的权益　当患者丧失自理能力时,应给予人道主义的待遇,为患者提供像正常人一样的住院生活条件,不得歧视患者。

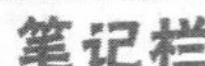
笔记栏
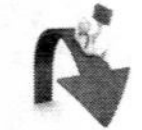

(二)专业素质

1. 具有丰富的知识和广泛的兴趣　精神科护理工作不同于内、外、妇、儿科，技术操作相对较少，注重的是与患者的沟通和交流。面对不同层次、不同背景、不同职业的患者，精神科护理人员不仅要掌握精神医学和生物医学的基础理论知识，还应掌握心理、社会等多学科知识。通过有效的交流和沟通，了解患者的心理状态和需求，为患者提供帮助。

2. 具有敏锐的观察力　护士敏锐的观察力对于从患者身上获取直观的资料，判断患者的需求、评价治疗和护理的效果、预料可能发生的问题有重要的意义。要从患者的言语、表情、行为、姿势和眼神中，预测患者的心态，防范意外事件的发生。

此外，精神科护理人员还要培养自己的兴趣，如了解或擅长音乐、舞蹈、绘画、体育运动等，以便指导患者开展康复活动。

(三)心理素质

1. 具有健康的心理和稳定的情绪　护士积极的情绪、和蔼的态度、温和的言语不仅能够调节气氛，还对患者的情绪有安抚的作用，有利于增加患者的安全感。因此要求护士能够调节自己的情绪，保持稳定愉快的心情，遇事做到沉着、冷静，不能让患者的情绪影响自己。

2. 具有果断、灵活的心理品质　由于患者的精神症状复杂多变、异常的行为不可预测，要求护士要具有良好的心理品质，果断处理问题的能力，工作中善于分配自己的注意力，及时应对突发事件。

3. 要有一定的忍耐力和自我控制力　如有的患者处于幻觉、妄想状态，难以沟通，有的患者出现自伤和伤害他人行为，有的患者对护士大喊大叫、无端谩骂等。因此，护理人员要正确对待患者的异常行为表现，控制自己的情绪，做好患者的心理疏导工作。

三、精神医学相关的伦理学与法律问题

精神科护理服务的对象是一类特殊人群，护士在为患者提供护理服务的同时还要考虑相关伦理和法律问题。在护理工作中遵守伦理法则和法律规范，确保安全执业，避免护理纠纷、差错和事故的发生，进而维护患者和自身的权益。下面简要介绍几个在精神科常遇到的法律和伦理问题。

(一)人身自由权

精神障碍患者最基本的权益就是人身自由权，但作为社会中的弱势群体，无论是在医疗机构中还是机构外，患者的这一权益都很容易受到伤害。因为在公众的传统观念中，精神疾病患者通常是对他人有暴力危险的个体，由于偏见和歧视的存在，许多精神障碍患者难以得到公正的待遇和人权保障。《中华人民共和国精神卫生法》明确规定:“精神障碍患者的人格尊严、人身和财产安全不受侵犯”,“除法律另有规定外，不得违背本人意志进行确定其是否患有精神障碍的医学检查”。当然，保护精神病患者的人身自由，强调其自主权，并不意味着对精神病患者放任自流。当精神病患者辨认控制能力受损而给自身或他人造成伤害，或因疾病而表现出严重紊乱时，为了治疗需要或保护患者自身和他人安全的需要，有必要暂时对其采取合理的人身自由限制措施，包括非自愿住院治疗和保护性约束隔离。

笔记栏

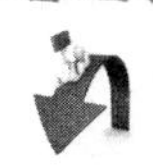

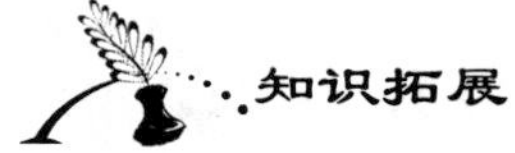

《中华人民共和国精神卫生法》关于保护性约束的规定

《中华人民共和国精神卫生法》第四十条:精神障碍患者在医疗机构内发生或者将要发生伤害自身、危害他人安全、扰乱医疗秩序的行为,医疗机构及其医务人员在没有其他可替代措施的情况下,可以实施约束、隔离等保护性医疗措施。实施保护性医疗措施应当遵循诊断标准和治疗规范,并在实施后告知患者的监护人。禁止利用约束、隔离等保护性医疗措施惩罚精神障碍患者。

(二)治疗权

保障精神障碍患者获得医疗服务是维护患者权益的一项重要内容。妨碍精神障碍患者获得医疗服务的原因很多,包括因资金投入不足带来的精神卫生服务能力匮乏、慢性精神障碍患者及其家庭无力承担医疗费用、患者对住院和治疗的知情同意权被忽视等。要改变这些状况,需要立法和建立完善的社会保障制度,确保精神障碍患者有能力支付治疗费用。用法律去规范非自愿医疗的条件和程序。

(三)知情同意权

知情同意权是指在医疗过程中具有决定能力的患者在充分知情的基础上自愿做出同意或拒绝的决定的权利。精神障碍会影响患者的知情同意能力,但并不意味着患者自动丧失了做决定的权利。

精神障碍患者在接受医疗护理或参与医学研究的知情同意过程中,有两点特别值得注意。第一,有做决定能力的精神障碍患者应由自己完成知情同意过程,这是患者应该享有的权利。第二,没有做决定能力的精神障碍患者的知情同意过程应由合法的代理人来完成。合法代理人的等级一般为配偶、父母、其他直系亲属、一般亲属等。

判断患者对知情同意过程有无做决定的能力包括四个方面:①能否正确地理解相关信息;②能否明了自己的状况;③能否理性分析接受医疗过程的后果;④能否正确表达自己的决定。怎样判断患者有无做决定的能力呢?理论上讲,许多精神障碍患者往往有注意力、记忆力、自知力、思维能力的损害,正确理解信息的能力和正确判断自己状况的能力受损。重性抑郁、急性躁狂、紧张性兴奋、思维障碍或痴呆等都可能会导致患者不能正确地表达自己的决定和选择。

(四)隐私权

精神障碍患者对其自身以及疾病和治疗的信息有保密的权利,精神卫生专业人员有义务遵守行为准则,未经患者同意,不得将患者的信息透漏给第三方。《中华人民共和国精神卫生法》规定:医疗机构及其医务人员应当将患者在诊断、治疗过程中享有的权利告知患者或者其监护人,并应"向精神障碍患者或其监护人告知治疗方案和治疗方法、目的及可能产生的后果"。特殊的治疗还须获得书面的知情同意。因学术

笔记栏

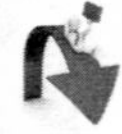

交流等需要公开患者的病情资料时,应当隐去能够识别该患者身份的标志性资料,如家庭地址、工作单位、联系电话等。当患者受疾病影响,产生一些非理智的想法和行为,且这种想法和行为可能给其自身或他人造成严重的损害后果(如试图自杀或杀害身边的人)时,精神卫生专业人员通常被赋予在紧急情况下将患者的信息(试图伤害他人的信息)向相关方披露的权利。

(五)非自愿医疗

近年来已有多起关于精神病患者住院后否认自己有病,转而起诉医院侵害名誉权的民事诉讼,即所谓的"被精神病"现象。《中华人民共和国精神卫生法》明确规定,精神障碍的住院治疗实行自愿原则。同时法律还将严重精神障碍患者如"已经发生伤害自身或有伤害自身危险"以及"已经发生危害他人安全的行为或有危害他人安全的危险"作为实施非自愿住院治疗的前提条件。

非自愿住院在程序上首先要有人提出申请,申请者可以是患者的家庭成员、近亲属、监护人,也可以是政府指定的人员(如居委会等)。医疗机构在接到申请后指定专业人员对患者进行检查和评估,提出是否住院的建议。

小 结

1. 国外精神医学起源于古希腊的医学家希波克拉底,中世纪精神医学受宗教影响出现了严重的倒退。随着工业革命的兴起,精神医学的发展也从黑暗走向复兴。19 世纪以后国外精神医学开始蓬勃发展,精神医学经历了四次革新运动。

2. 我国第一所精神病医院是 1897 年由克尔医生在广州建立的,床位 30 张。

3.《中华人民共和国精神卫生法》于 2013 年 5 月 1 日正式实施。

4. 精神科护理工作的特点为服务对象的特殊性、管理模式的特殊性、执业环境的特殊性等,工作内容涵盖了基础护理、临床护理、危机状态的防范与护理、特殊治疗的护理、安全护理、康复护理、心理护理、睡眠护理等。

5. 涉及精神科的法律和伦理问题的内容主要有:人身自由权、治疗权、知情同意权和隐私权等。

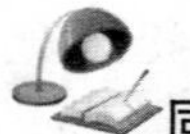

同步练习题

1. 我国最早建立精神病医院的地方是(　　)

A. 长沙　　B. 北京

C. 广州　　D. 南京

E. 上海

2. 美国第一位从事精神科护理工作的先驱者是(　　)

A. 南丁格尔　　B. 琳达·理查兹

C. 克雷丕林　　D. 希波克拉底

E. 皮内尔

3. 关于精神医学的学科地位，以下哪种说法正确(　　)
A. 精神医学是生物医学的分支学科　　B. 精神医学是行为医学的分支学科
C. 精神医学是社会科学的分支学科　　D. 精神医学是临床医学的分支学科
E. 精神医学是心理学的分支学科
4. 被称为精神医学之父，并提出“体液学说”的是(　　)
A. 希腊医学家希波克拉底　　B. 德国精神病学家克雷丕林
C. 法国医生皮内尔　　D. 瑞士医学家阿道夫·麦尔
E. 精神分析学派创始人弗洛伊德
5. 被称为现代精神病学之父，并提出“描述性精神病学”的是(　　)
A. 希腊医学家希波克拉底　　B. 德国精神病学家克雷丕林
C. 法国医生皮内尔　　D. 瑞士医学家阿道夫·麦尔
E. 精神分析学派创始人弗洛伊德
6. 每年的哪一天为“世界精神卫生日”(　　)
A. 3 月 21 日　　B. 6 月 26 日
C. 10 月 10 日　　D. 12 月 3 日
E. 4 月 7 日
7. 精神分析学派创始人是(　　)
A. 弗洛伊德　　B. 华生
C. 阿道夫·麦尔　　D. 马斯洛
E. 皮内尔
8. 关于精神科护理学的发展，下列哪些说法正确(　　)
A. 1814 年美国的希区在精神病疗养院使用受过专门训练的女护士进行专门的看护工作
B. 南丁格尔于 1860 年在英国伦敦创办了世界上第一所护士学校
C. 1873 年美国护士琳达·理查兹提出了要像对待内科疾病患者一样护理精神障碍患者
D. 1882 年美国第一所培养精神科护士的学校在麻省的马克林医院成立
E. 1877 年精神科护理学从责任制护理模式发展到整体护理模式
9. 精神科护士应具备的基本素质有(　　)
A. 职业素质　　B. 身体素质
C. 专业素质　　D. 心理素质
E. 政治素质

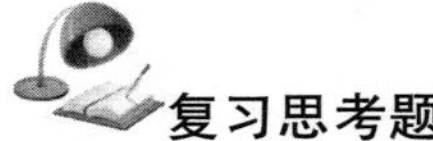

复习思考题

1. 简述精神医学的四次革新运动。
2. 简述精神科护理学的发展历程。
3. 精神科护士应具备哪些素质和要求？
4.《中华人民共和国精神卫生法》关于精神病患者的隐私保护权是怎样规定的？

(新乡医学院第二附属医院　李拴荣)

第二章 精神障碍的基本知识

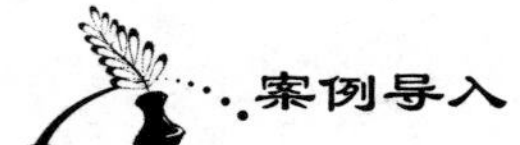
案例导入

患者,男,42岁。1年前因生意失败回北京借居在父母家。入院半年前的一个深夜,患者发现对面楼里有灯光照在自己的房间。此后渐渐发现街坊邻居常常"话里有话",内容涉及患者隐私,患者开始怀疑自己的房间被人录像。入院前3个月,患者听到脑子里有一个自称"国家安全部少校"的人同自己讲话,声称他已成为"全国一号嫌疑犯",正在对他实施全面监控。后又出现一个自称是"老书记"的女声为自己辩解说他是个好同志,"少校"与"书记"在许多方面都发表针锋相对的意见,令患者非常烦恼。入院前半个月,患者多次走访政府部门,要求为自己"澄清事实""洗脱罪名",并计划给各大报社写信,申诉自己"被迫害"的经过。

请结合案例思考:①患者精神活动的哪些方面出现了异常?②患者存在哪些精神症状?

第一节 精神障碍的病因学

精神障碍的病因有哪些?

精神障碍的病因学是精神医学的一个重要课题,近年来学术界对精神疾病的病因展开了多学科的综合探讨,研究结果表明,精神疾病的发生与个人的遗传因素、易感性、病前个性特征、机体的功能状态、精神创伤及社会文化背景等因素都有着广泛的联系。精神障碍与其他躯体疾病一样,均是生物、心理、社会(文化)因素相互作用的结果。当然,就不同疾病而言,三个层面各有不同程度的侧重,如精神分裂症的生物学因素偏重,而一般的情绪障碍,则是心理社会因素为主。

笔记栏

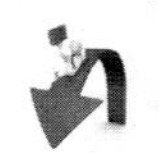

一、生物学因素

1. 遗传因素　遗传因素与某些精神疾病的发生有着重要的关系，通过对所谓的"功能性精神障碍"如精神分裂症、心境障碍、儿童孤独症、神经性厌食、儿童多动症、惊恐障碍等疾病的家族聚集性研究，得出共同的结论：这些疾病具有遗传性，是基因将疾病的易感性一代传给一代。

以精神分裂症为例，对 85 个父母都是精神分裂症患者的家庭调查发现，子女发病率为 35% ~68%，较一般居民高 80 ~100 倍，且血缘关系越近，发病率越高。孪生子遗传因素的研究发现，单卵孪生子同病率为 57%，双卵孪生子为 10%，进一步证实了遗传因素的作用。但目前大多数精神障碍都不能用单基因遗传来解释，而是多个基因的相互作用使危险性增加，加上环境因素的参与，产生了疾病。

目前，基因与环境的相互作用产生疾病或行为问题已经成为人们的共识。例如研究发现，低单胺氧化酶 A 活性的个体在童年期受到严重虐待较易出现反社会行为。5-羟色胺转运体 *s/s* 基因型个体，在遭受生活事件后较易发生抑郁症。这也提示我们，在不改变遗传基因的前提下，通过调控环境因素可能达到预防精神疾病的目的。

2. 神经发育异常　感染、创伤、营养不良等因素可能通过影响个体早期的神经系统发育，导致成年以后精神障碍的发生。神经发育学说认为，神经发育障碍患者的大脑从一开始就未能正常地发育，由于遗传和某些神经发育危险因素的相互作用，在胚胎期大脑发育过程中就出现了某些神经病理改变，这些病理改变的即刻效应并不显著，随着青春期和成年早期的到来，在外界环境因素的不良刺激下，最终导致疾病的发生。科学家们发现，神经发育异常可能是重大精神障碍的共同发病机制。精神疾病共同表现为脑结构和功能的可塑性改变，包括额叶、颞叶内侧及海马等脑区的灰质和白质减少及体积缩小，临床上共同表现为发育迟滞、认知功能损害等。

3. 躯体疾病　急慢性躯体感染和颅内感染，或一些内脏器官、内分泌、代谢、营养等躯体疾病，如果引起水和电解质平衡失调、衰竭、缺氧、毒性中间代谢产物等，会影响脑功能或脑器质性改变，如肝性脑病、肺性脑病、肾性脑病、脑膜炎、甲亢、系统性红斑狼疮等均可导致精神障碍的发生。

4. 理化因素　颅脑外伤引起的脑组织损伤，可导致短暂的或迟发而持久的精神障碍。精神活性物质如镇静药、催眠药和阿片类物质的应用，有毒物质如一氧化碳、农药的接触与使用，重金属及某些食物中毒等，均可影响中枢神经系统，导致意识障碍的发生和精神症状的出现。

二、心理社会因素

应激性生活事件、情绪状态、人格特征、父母的养育方式、社会阶层、社会经济状况、种族、文化宗教背景、人际关系等均可构成影响疾病的心理社会因素。心理社会因素既可作为原因因素在精神障碍的发病中起重要作用（如创伤后应激障碍），也可作为相关因素影响精神障碍的发生（如神经症），还可以在躯体疾病的发生、发展中起重要作用（如心身疾病）。

1. 应激因素　精神应激通常是指生活中某些事件引起个体精神紧张和感到难以

笔记栏

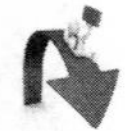

应付而造成心理压力。任何个体都不可避免地会遇到各种各样的生活事件，这些生活事件常常是导致个体产生应激反应的应激源。其中恋爱婚姻与家庭问题、学校与工作场所中的人际关系常是应激源的主要来源；社会生活中的一些共同问题，如战争、洪水、地震、交通事故、亲人暴死等灾害事件，及个人的某种特殊遭遇如被强奸、抢劫等则是应激源的另一重要来源。应激的致病作用有两种，一是直接引发某些疾病，二是作为某些疾病的诱发因素。判断应激事件引发心理状态的反应，可根据以下三条标准：①应激事件的严重程度，并且在时间上与精神疾病的发生关系紧密；②心理障碍反映的内容与应激事件本身必须具有明显的联系；③应急事件结束后，心理障碍开始消失。

临床上与急性应激有关的精神障碍主要有急性应激反应和创伤后应激障碍(posttraumatic stress disorder，PTSD)。前者在强烈的精神刺激后数分至数小时起病，持续时间较短(少于1个月)，表现为精神运动性兴奋或抑制；后者主要表现为焦虑、恐惧、事后反复回忆和梦中重新体验到精神创伤的情景等。此外，慢性应激反应可能与人格特征关系更大，临床上可见适应障碍等。

除外来的生活事件外，内部需要得不到满足、动机行为在实施过程中受挫也会产生应激反应。长时间的应激则会导致神经症和心身疾病。

2. 社会文化因素　人类的精神活动与其生活背景有密切关系，如生活习惯、民族文化、社会风俗、宗教信仰等，都可能影响人的精神活动而诱发疾病或使发生的精神疾病刷上文化的烙印。在不同的文化和环境背景下所产生精神障碍的病种、症状表现亦多不相同。如来自农村的精神分裂症患者，妄想与幻觉的内容多简单、贫乏，常与迷信等内容有关；来自城市的患者，妄想与幻觉的内容常与电波、卫星等现代生活的内容有关。从病种上看，农村居民中分离(转换)性障碍与迷信、巫术相关的精神障碍较多见，而城市居民中偏执性精神障碍、妄想性精神障碍和强迫症、疑病症、神经衰弱多见。

3. 人格特征　人格是一个人稳定的行为模式及在日常生活中待人处事的习惯方式，是全部心理特征的总和。人格的形成与先天的生物学基础及后天的生活环境均有密切的关系。如果在一个人的人格特征中，有一种或一种以上的表现强度明显地超过了正常范围，就是异常人格，也称人格偏离。研究认为，不同人格特征的人可能罹患不同的精神障碍。如具有分裂型人格及障碍的人(表现为孤僻、被动、退缩、冷漠、不修边幅、行为怪异、做白日梦及好猜疑等)容易罹患精神分裂症；具有强迫型人格及障碍的人(表现为过分的谨小慎微、犹豫不决、完美主义、主观、固执及不安全感等)容易罹患强迫症；而癔症患者病前的人格特征多具有表演型人格倾向，如过分地感情用事或夸张言行吸引他人的注意，情感反应强烈易变、喜怒形于色、以自我为中心及暗示性强等。

简言之，生物学因素和心理社会因素，即内因与外因在精神疾病的发生中共同起着决定性的作用。但应注意到两者的作用并非平分秋色，在不同的精神疾病中不同的致病因素起的作用大小不同。而且，许多精神疾病的发生是多种因素共同作用的结果。

笔记栏

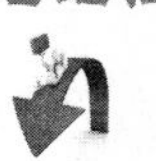

第二节　精神障碍的诊断分类学

疾病分类学的目的是把种类繁多的不同疾病按各自的特点和从属关系划分出病类、病种与病型，并列成系统，这样不但可加深对疾病的研究与认识，而且也有利于诊断、治疗与护理。

一、常用的精神障碍分类系统

当今在中国精神病学界所使用的精神障碍分类系统有3种：

（一）世界卫生组织精神障碍分类系统

精神障碍的分类系统有几种？

世界卫生组织公布的《疾病及有关健康问题的国际分类》（*International Statistical Classification of Disease and Related Health Problems*，ICD）简称《国际疾病分类》，1992年出版第10版（ICD-10）。它涉及各科疾病，其中第五章是关于精神与行为障碍的分类，主要类别如下：

F00～F09：器质性（包括症状性）精神障碍（含痴呆）；

F10～F19：使用精神活性物质所致的精神及行为障碍（含酒、药依赖）；

F20～F29：精神分裂症、分裂型及妄想性障碍；

F30～F39：心境（情感性）障碍；

F40～F49：神经症性、应激性及躯体形式障碍（含焦虑、强迫和分离性障碍等）；

F50～F59：伴有生理障碍及躯体因素的行为综合征（含进食障碍、睡眠障碍、性功能障碍等）；

F60～F69：成人的人格与行为障碍；

F70～F79：精神发育迟缓（智力障碍）；

F80～F89：心理发育障碍[弥漫性发育障碍（含孤独症）、言语和语言发育障碍、学习技能障碍等]；

F90～F98：通常发生于儿童及少年期的行为及精神障碍（多动性障碍、品行障碍、抽动障碍等）；

F99：待分类的精神障碍。

（二）美国精神障碍分类系统

美国的精神障碍分类系统称为《精神障碍诊断与统计手册》（*Diagnostic and Statistical Manual of Mental Disorders*，DSM），1994年出版了第4版（DSM-Ⅳ）。

DSM-Ⅳ将精神障碍分为17大类：通常在儿童和少年期首次诊断的障碍；谵妄、痴呆、遗忘及其他认知障碍；由躯体情况引起、未在他处提及的精神障碍；与成瘾物质使用有关的障碍；精神分裂症及其他精神病性障碍；心境障碍；焦虑障碍；躯体形式障碍；做作性障碍；分离性障碍；性及性身份障碍；进食障碍；睡眠障碍；未在他处分类的冲动控制障碍；适应障碍；人格障碍；可能成为临床注意焦点的其他情况。

（三）中国精神障碍分类系统

《中国精神疾病分类与诊断标准》（*Chinese Classification and Diagnostic Criteria of*

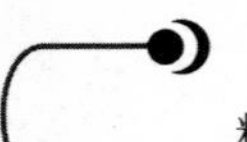

笔记栏

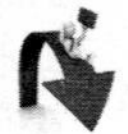

Mental Disorders）于2001年出版了第3版（CCMD-3）。主要类别如下：器质性精神障碍；精神活性物质所致精神障碍或非成瘾物质所致精神障碍；精神分裂症和其他精神病性障碍；情感性精神障碍（心境障碍）；癔症、严重应激障碍和适应障碍、神经症；心理因素相关生理障碍；人格障碍、习惯与冲动控制障碍和性心理障碍；精神发育迟滞与童年和少年期心理发育障碍；童年和少年期的多动障碍、品行障碍和情绪障碍；其他精神障碍和心理卫生情况。

二、精神障碍的诊断原则

精神障碍的诊断主要依靠病史和精神检查所获得的资料，第一步，确定患者的症状，将相关的症状聚类，得出症候群或综合征，也就是症状学诊断；第二步，结合发病的有关因素及病程特点，遵循诊断分类系统规定的标准，进行疾病诊断，再与具有类似临床表现的疾病相鉴别。

附：《中国精神疾病分类与诊断标准》第3版中精神分裂症的诊断标准

本症是一组病因未明的精神病，多起病于青壮年，常缓慢起病，具有思维、情感、行为等多方面障碍，及精神活动不协调。通常意识清晰，智能尚好，有的病人在疾病过程中可出现认知功能损害。自然病程多迁延，呈反复加重或恶化，但部分可保持痊愈或基本痊愈状态。

1. 症状标准　至少有下列2项，并非继发于意识障碍、智能障碍、情感高涨或低落，单纯型分裂症另规定：

（1）反复出现的言语性幻听。

（2）明显的思维松弛、思维破裂、言语不连贯，或思维贫乏或思维内容贫乏。

（3）思想被插入、被撤走、被播散、思维中断，或强制性思维。

（4）被动、被控制，或被洞悉体验。

（5）原发性妄想（包括妄想知觉，妄想心境）或其他荒谬的妄想。

（6）思维逻辑倒错、病理性象征性思维，或语词新作。

（7）情感倒错，或明显的情感淡漠。

（8）紧张综合征、怪异行为，或愚蠢行为。

（9）明显的意志减退或缺乏。

2. 严重标准　自知力障碍，并有社会功能严重受损或无法进行有效交谈。

3. 病程标准　①符合症状标准和严重标准至少已持续1个月，单纯型另有规定。②若同时符合分裂症和情感性精神障碍的症状标准，当情感症状减轻到不能满足情感性精神障碍症状标准时，分裂症状需继续满足分裂症的症状标准至少2周以上，方可诊断为分裂症。

4. 排除标准　排除器质性精神障碍，及精神活性物质和非成瘾物质所致精神障碍。尚未缓解的分裂症病人，若又罹患本项中前述两类疾病，应并列诊断。

笔记栏

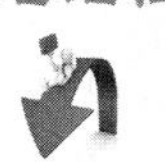

第三节　精神障碍的症状学

人类正常的精神活动按照心理学概念，分为认知活动、情感活动、意志和行为活动（简称知、情、意）。异常的精神活动是大脑功能障碍的表现，同样体现在这三方面。精神症状是异常精神活动的表现，它涉及精神活动的各个方面，并通过人的外显行为如言谈、书写、表情、动作等表现出来，称为精神症状。研究精神症状及其产生机制的学科称为精神障碍的症状学，又称精神病理学。

精神症状在精神障碍诊断中具有重要的地位。由于目前精神障碍诊断还没有客观的定量标准，也无法依靠客观的仪器，主要以精神症状结合病史作为诊断、治疗和护理精神障碍患者的主要依据，因此，学习正确辨识精神症状是做好精神科护理工作的第一步，也是精神科护士应掌握的基本技能之一。此外，护理人员学习精神障碍症状学的侧重点与医生不同，医生重在诊断，而护理人员重在了解精神症状影响下患者可能发生的危险行为，以便采取防范措施。

虽然每一种精神症状均有各自不同的表现，但往往具有以下共同特点：①症状的内容明显与周围客观环境不相符；②症状的出现与消失不受患者意志的控制；③症状使患者感到痛苦；④症状会给患者带来不同程度的社会功能损害。

精神症状的检查方法主要是交谈和观察，能否发现患者的精神症状，特别是某些隐蔽的症状，常常取决于良好的护患关系和检查技巧。在观察精神症状时，不但要观察精神症状是否存在，而且要注意其性质、出现的频度、强度、持续时间和严重程度。①性质，即异常现象属于知、情、意中哪个方面，具体表现和内容如何。②频度、强度：症状每天或最近 1 周出现的次数，每次持续的时间，对患者其他精神活动和日常生活、工作的影响程度，以及影响症状加重或减轻的因素。③持续时间：症状何时开始，持续多长时间等。此外，还要关注患者对症状的感受以及在症状支配下所表现出的情感和行为变化。

一、认知障碍

认知是指人脑接受外界信息，经过加工处理，转换成内在的心理活动，从而获取知识或应用知识的过程，也就是信息加工的过程，包括感觉、知觉、记忆、思维、注意等心理活动。认知障碍主要包括感知觉障碍、思维障碍、注意障碍、记忆障碍、智能障碍、定向力和自知力障碍等。

> 简述认知的定义及认知障碍的内容。

（一）感知觉障碍

感知觉障碍主要包括感觉障碍、知觉障碍和感知综合障碍。

感觉是客观刺激作用于感觉器官所产生的对事物个别属性的反映，如形状、颜色、大小、重量和气味等。知觉是大脑对客观事物的各种不同属性进行综合，并结合以往经验形成对事物的整体印象。如根据苹果的形状、颜色、气味等，结合既往对苹果的认知，在大脑中产生对苹果的印象就是一种知觉。

1. 感觉障碍（sensory disability）　感觉障碍多见于神经系统器质性疾病和分离性

笔记栏
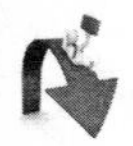

障碍。

(1)感觉过敏:是指对外界一般强度的刺激感受性增高。如对感到阳光特别刺眼,声音特别刺耳,普通的气味感到异常浓郁而刺鼻等。多见于神经系统疾病,精神科多见于神经症、更年期综合征等。

(2)感觉减退:与感觉过敏相反,对外界刺激的感受性降低,感觉阈值增高。如强烈的疼痛或者难以忍受的气味都只有轻微的感觉。严重时,对外界刺激不产生任何感觉(感觉消失)。多见于神经系统疾病,精神科常见于抑郁发作、木僵状态、意识障碍和分离性障碍。

(3)感觉倒错:对外界刺激产生与正常人不同性质或相反的感觉。如对凉水的刺激感到烫手,用棉签轻触皮肤感到刺痛难忍。多见于分离性障碍。

(4)内感性不适:又称体感异常,指躯体内部产生各种不舒适或难以忍受的异样感觉。如感到某种牵拉、挤压、游走、蚁爬、气流上涌等特殊感觉。性质难以描述,没有明确的定位,可继发疑病观念。多见于疑病症、躯体化障碍、精神分裂症和抑郁发作等。

2. 知觉障碍(perception deficit)　最常见,是许多精神障碍患者的主要症状。常见的知觉障碍有:

(1)错觉:是对客观事物歪曲的知觉,即把实际存在的事物歪曲地感知为与实际完全不相符的事物。

正常人在特定条件下,如光线暗淡、视听觉减弱、精神紧张、恐惧及期待等情况下也可产生错觉,如杯弓蛇影、草木皆兵等就是错觉的生动表现等。但正常人的错觉是偶然出现的,经验证很快能够自知和纠正。病理性错觉常在意识障碍时出现,多表现为错听和错视,并常带有恐怖色彩。如将窗外的树看成人、把输液管看成蛇、将天花板上的圆形罩灯看作是魔鬼的眼睛或悬挂着的人头等,多见于器质性精神障碍的谵妄状态。

(2)幻觉:虚幻的知觉,即没有相应的客观刺激作用于人的感觉器官而出现的知觉体验。幻觉可以根据其所涉及的感觉器官、来源和产生的条件进行不同的分类。

1)按幻觉所涉及的感觉器官不同可分为幻听、幻视、幻嗅、幻味、幻触、内脏性幻觉等。

幻觉的分类有哪些?

幻听:临床上最常见。幻听的内容多种多样,有非言语性幻听如噪声、机器声、音乐声、鸟鸣声等,最多见的是言语性幻听,幻听的声音可以是直接与患者对话,也可以是以患者作为第三者听到他人的对话。幻听的内容通常与患者有关且多对患者不利,如对患者的言行品头论足、议论患者的人品、命令患者做一些危险的事情等。因此,患者常为之苦恼和不安,并产生拒食、自伤或伤人行为。幻听可见于多种精神疾病,其中评论性幻听、议论性幻听和命令性幻听为诊断精神分裂症的重要症状。

[病例 2-1]

患者,男,26 岁,精神分裂症。1 个多月来频繁听见一个自称是“仙女”的陌生女声命令他:“杀了你老婆,然后和我结婚!”他和妻子感情很好,不愿遵从声音指令,遂向“仙女”辩解和求情,招致愈加严厉的命令和斥责:“还不动手?我亲自动手时就杀你全家老小。”他最终只好用刀背将妻子砍伤以便向“仙女”有个交代。

幻视:为常见的幻觉形式。幻视内容可从单调的光、色、各种形象到人物、景象、场

笔记栏

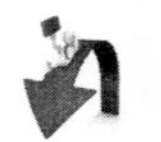

面等。内容丰富多彩,形象清晰生动,在意识清晰时多见于精神分裂症,在意识障碍时多见于器质性精神障碍的谵妄状态,且多具有恐怖性质。如看到墙上或床上有虫在爬、房间内有龙在飞舞等。

幻嗅:多为难闻的气味,常继发妄想性解释,如腐败的尸体气味、化学物品烧焦味等,往往引起患者产生不愉快的情绪体验,常与妄想结合在一起。如患者坚信他所闻到的气味是坏人故意放的,从而加强了被害妄想,可见于精神分裂症、颞叶癫痫。

幻味:较多见于精神分裂症,多为令人难以忍受的怪味,易继发被害妄想。如患者常因尝到食物中有奇怪和特殊的味道,认为有人要害他而拒绝进食。

幻触:患者感到皮肤或黏膜上有某种异常的感觉,如虫爬感、针刺感等,也可有性接触感。可见于精神分裂症或器质性精神障碍。

内脏性幻觉:患者感到躯体内部某一部位或某一脏器的一种异常的知觉体验。如感到肠扭转、肝破裂、心脏穿孔、腹腔内有虫爬行等,常与疑病妄想、虚无妄想或被害妄想伴随出现,多见于精神分裂症和抑郁发作。内脏性幻觉应注意与内感性不适相区别。

2)根据体验的来源,幻觉可分为真性幻觉和假性幻觉,它们之间的区别见表2-1。

表2-1　真性幻觉与假性幻觉的区别

真性幻觉	假性幻觉
幻觉形象鲜明,与真实事物完全相同	幻觉形象模糊、不清晰、不完整
幻觉形象位于客观空间(病房或院外)	幻觉形象位于主观空间(脑内或体内)
直接通过患者的感官获得,是亲眼所见、亲耳所听的	不是通过患者感官获得,不需要用眼或耳就能看到或听到

3)根据幻觉产生的条件,可分为功能性幻觉、反射性幻觉、心因性幻觉和入睡前幻觉。

功能性幻觉:是一种伴随刺激而出现的幻觉。即当某一感官处于功能活动状态时,出现涉及该器官的幻觉。常见的是功能性幻听,如患者在听到脚步声的同时听到议论患者的声音,前者是真实存在的声音,后者是幻觉,二者同时产生、同时消失,而且互不重叠,多见于精神分裂症或心因性精神病。

[**病例2-2**]

患者,男,22岁,精神分裂症。患者向医生诉说:"经常听见别人的脚步声在说话,很烦人。"原来每当有人经过时,他就听到别人的脚步中发出一个陌生的声音在骂他"笨蛋,笨蛋……"节奏和脚步声一致,脚步声消失,幻听也消失。

反射性幻觉:当某一感官处于功能活动状态时,出现涉及另一感官的幻觉。如听到广播声音的同时就看到播音员的人像站在面前等。多见于精神分裂症。

心因性幻觉:是在强烈心理因素影响下出现的幻觉。幻觉的内容与心理因素有密切联系,如看到亡故亲人的影子在房间里走动等。多见于应激相关障碍、分离性障碍等。

入睡前幻觉:是出现在入睡前的幻觉,多为幻视、幻听,与睡梦时的体验近似。

笔记栏

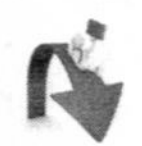

3. 感知综合障碍(psychosensory disturbance) 指患者对客观事物能够感知,但对某些个别属性如大小、形状、颜色、距离、空间位置等产生错误的感知。多见于精神分裂症、癫痫所致精神障碍、抑郁症等。常见的感知综合障碍有:

(1)视物变形症:患者感到周围的人或物体在大小、形状、体积等方面发生了变化。看到的物体的形象比实际增大称作视物显大症,反之,称为视物显小症。如患者看到飞着的蚊子像麻雀一样大,而大象却像老鼠一样小。

(2)空间知觉障碍:患者感到周围事物的距离发生改变,如候车时汽车已驶进站台,而患者仍觉离自己很远。

(3)时间感知综合障碍:患者对时间的快慢出现不正确的知觉体验,如感到时间在飞逝或时间凝固了,岁月不再流逝。

(4)非真实感:又称现实解体。患者感到周围事物和环境发生了变化,变得不真实,视物如隔一层帷幔,像是一个舞台布景,多见于抑郁发作、分离性障碍和精神分裂症等。

错觉、幻觉及感知综合障碍的区别见图 2-1。

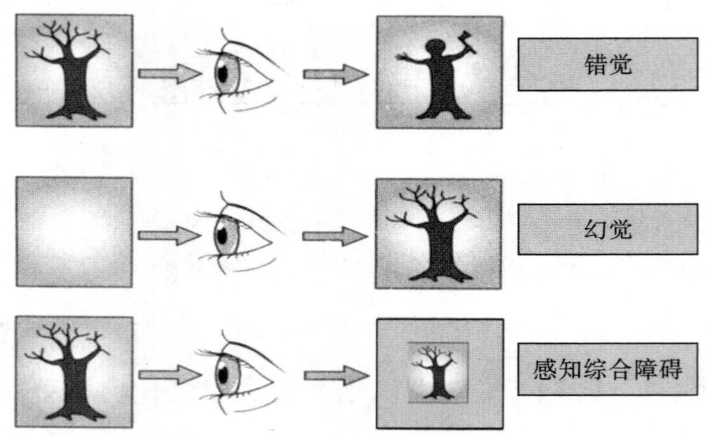

图 2-1 错觉、幻觉及感知综合障碍的区别

知觉障碍是常见的精神症状,在不同的精神障碍中内容有所不同。知觉障碍常常对患者的思维、情感和行为产生影响。①对思维的影响:患者在知觉障碍的基础上可产生各种妄想,如幻嗅、幻味的患者会觉得有人下毒对他进行迫害,从而产生被害妄想。②对情感的影响:可引起患者恐惧、紧张、发怒、哭泣、喜悦等情感反应,如听到赞扬声时表现喜悦,听到咒骂声时表现愤怒。③对行为的影响:患者可有凝视、倾听或堵住双耳、对骂、伤人、自伤、控诉等种种行为,而幻嗅的患者可因嗅到食物中的异味而采取拒食行为。对患者行为影响最严重的是命令性幻听,患者常会无条件地执行幻听的命令,而做出危害他人或自身的危险行为,如攻击他人、自杀自伤等。

(二)思维障碍

思维是人脑对客观事物间接概括的反映,是人类认识活动的最高形式。由感知所获得的材料,经过大脑的分析、比较、综合、抽象和概括而形成概念,在概念的基础上进行判断和推理,这整个过程称为思维。

笔记栏
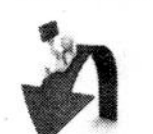

正常的思维活动具有以下特征:①目的性,即思维总是指向一定的目的,要解决某一问题;②连贯性,指思维过程中的概念是前后衔接、相互联系的;③逻辑性,指思维过程符合思维逻辑关系;④实践性,正确的思维是能通过实践检验的。

思维障碍的临床表现多种多样,主要包括思维形式障碍和思维内容障碍。其中思维形式障碍以联想障碍为主,思维内容障碍则主要表现为妄想。以下分别叙述。

思维障碍临床表现有哪些?

1. 思维形式障碍　主要为思维过程的联想和逻辑障碍,常见的症状如下:

(1)思维奔逸:又称意念飘忽,是一种兴奋性思维联想障碍。联想的速度加快,患者对此的体验是"脑子就像抹了油的机器,转得太快了",并可出现随境转移、音联、意联及心境高涨、意志活动过多等现象。常见于躁狂发作。

[**病例 2-3**]

患者,男,28 岁,临床诊断为躁狂症。医生几乎无法打断他的话,问他姓什么,他答:"姓王,大王的王,王者之气,气冲霄汉直捣黄龙,杨子荣打虎上山,(唱)唱不上去了,老了,夕阳无限好,只是近黄昏。昏头昏脑,婚姻是爱情的坟墓,医生你结婚了吧,我猜你老婆一定很漂亮,就像你的这条领带一样,是她送的还是情人送的?咦?外面什么声音,我去看看……"

(2)思维迟缓:是一种抑制性思维联想障碍,联想的速度减慢,患者体验到的是"脑子就像生了锈的机器,转不过来了",思考问题吃力,反应迟钝,并可出现言语动作反应迟缓、心境低落等现象。多见于抑郁发作。

(3)思维贫乏:不同于思维迟缓,思维贫乏指的是联想数量减少,概念与词汇贫乏,患者常表现出对提问回答"没有""嗯"等简短词语,有的患者会有"脑子里空空的"感受。在精神分裂症中,往往与情感淡漠、意志缺乏相伴随出现。多见于精神分裂症。

(4)思维松弛:又称思维散漫,指患者的思维活动表现联想松弛、内容散漫。谈话或回答问题时,每句话完整、通顺,意义可以理解,但整段谈话没有中心,缺乏主题,给人以东拉西扯、答非所问的感觉。常见于精神分裂症及精神发育迟滞。

(5)思维破裂:患者在意识清晰的情况下,概念之间联想断裂,缺乏内在意义上的连贯与逻辑,单独语句在结构与文法上正确,但语句之间缺乏内在意义上的联系,使人无法理解其用意。严重时,言语支离破碎,个别词句之间也缺乏联系,成了语词杂拌。如问患者叫什么名字时,答:"苏联解体了,我要回家,很好,怎么办?"多见于精神分裂症。

(6)思维不连贯:在意识障碍的背景上出现破裂性思维的表现,但是言语上表现为杂乱无章、支离破碎。例如:……我……吃……过来……你哭……神仙……鬼。多见于谵妄状态。

(7)思维中断:又称思维阻滞。患者在意识清晰的情况下,谈话中思路突然中断,感到脑子一片空白,片刻又重复说话,但所说内容不是原来的话题。患者主观体验为思维被夺,为精神分裂症的重要症状。多见于精神分裂症。

(8)思维插入:患者认为头脑中有某种思想不是自己的,是在思考过程中别人通过种种方法强加于他的,即脑子里插入了别人的思想(有别于强制性思维)。多见于精神分裂症。

(9)强制性思维:又称思维云集,是思维联想的自主性障碍。患者感到脑内突然

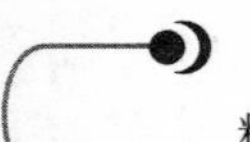
笔记栏
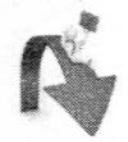

涌现大量无现实意义、不属于自己的联想，是被外力强加的，这些联想常突然出现，突然消失。如一患者主诉："突然脑子很乱，自己控制不了自己，想的事毫无意义、毫无联系，从南到北，从北到南，一件事刚想一点又想另一件事。"多见于精神分裂症。

（10）强迫性思维：又称强迫观念，是指患者脑中反复出现的某一概念或相同内容的思维。明知不合理和没有必要，但又无法摆脱，常伴有痛苦体验。强迫性思维的内容和形式可多种多样，如对某些想法或事件反复回忆（强迫性回忆），反复思索无意义的问题（强迫性穷思竭虑），脑中总是出现一些对立的思想（强迫性对立思维）或总是怀疑自己的行为是否正确（强迫性怀疑）。强迫性思维常伴有强迫动作。多见于强迫症，也可见于精神分裂症。

强迫性思维与强制性思维不同：前者属于自己的思想，往往同一内容的思维反复持续出现，多见于强迫症；后者则是外力强加的不属于自己的思想，内容变化多端，且突然出现，突然消失，多见于精神分裂症。

（11）病理性赘述：是指联想活动迂回曲折，联想枝节过多。做不必要的、过分详尽的累赘描述，无法做到简明扼要，但最终可以表达其意。多见于癫痫、脑器质性精神障碍及老年性痴呆。

［病例 2-4］

患者，男，72 岁，血管性痴呆。医生问："你退休几年了？"患者答："要讲退休得从我工作说起。我刚参加工作才 2 年就当上了科长，是局里最年轻的科长。我是高中文化，在那个时候算是高学历了，当然和现在没法比。大夫，您是博士了吧，至少也是个大学生……"（医生再次重复问题）"您别着急，我得把前后经过讲清楚"，"我退休的时候是副局级，像我这个级别的干部没几个，连新上任的部长也是我的部下，大家都很尊重我，说办退休只是个形式，我要是愿意，每天都可以到单位坐坐，我就这样断断续续又干了好几年，前年才真正退下来了……"

（12）病理性象征性思维：属于概念转换，患者以一些很普通的概念、词句或动作来表示某些特殊的、除患者外旁人无法理解的意义。它是形象思维和抽象思维之间的联想障碍。如患者反穿棉衣表示"表里如一"，带白手套为"清清白白"，躺在车轮下解释为"重新投胎"。多见于精神分裂症。

（13）语词新作：指概念的融合、浓缩以及无关概念的拼凑。患者自创一些新的符号、图形、文字或语言并赋予特殊的概念。如"%"代表离婚，"犭市"表示"狼心狗肺"。多见于精神分裂症青春型。

（14）逻辑倒错性思维：即逻辑推理过程的错误。主要特点是推理缺乏逻辑性，既无前提又无根据，或因果倒置，逻辑推理十分荒谬，不可理解。例如一个患者解释为什么不吃肉时说：因为人是动物，肉类是动物的尸体，所以我不能吃自己的尸体。这其中"因为"的前提是对的，但推理错误，用"动物的尸体"等同了"人的尸体"。多见于精神分裂症。

2. 思维内容障碍　思维内容障碍主要表现为妄想，它是在病态推理和判断的基础上形成的一种病理性歪曲的信念。妄想具有以下特征：①妄想的内容与事实不符，没有客观现实基础，但患者坚信不疑，说服教育无效；②妄想内容均涉及患者本人，总是与个人利害有关；③妄想是一个人所独有的信念；④妄想内容因文化背景和个人经历的不同而有所差异，但常带有浓厚的时代色彩。

笔记栏

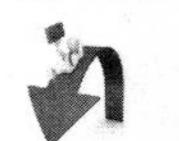

妄想是精神科临床上常见且重要的精神病性症状之一，可根据其起源、结构和内容进行分类。

（1）根据妄想的起源分类：可分为原发性妄想和继发性妄想。

原发性妄想：是没有发生基础的妄想。表现为内容不可理解，不能用既往经历、当前处境及其他心理活动等加以解释。是精神分裂症的典型症状，具有重要的诊断价值。

继发性妄想：是发生在其他病理心理基础上的妄想，或与某种经历、情景等有关的妄想。如在抑郁基础上产生的自罪妄想；因亲人死于某种疾病后过分关注自己的身体健康，而逐渐产生的疑病妄想等。

（2）按照妄想的结构分类：可分为系统性妄想和非系统性妄想。

妄想的定义与特征有哪些？

系统性妄想：妄想的内容前后相互联系，结构严密，形成过程漫长，逻辑性较强，与现实具有一定的联系或围绕某一核心思想，如不仔细辨别，往往难以发现。多见于偏执性精神障碍。

非系统性妄想：是一些片断、零散、内容不固定、结构不严密的妄想。此类妄想往往产生较快，缺乏逻辑性，内容明显脱离现实，易发生变化，甚至自相矛盾。多见于精神分裂症。

（3）按照妄想的内容分类：是临床上常用的分类方法，可分为如下：

关系妄想：患者将环境中与他无关的事物都认为与他有关，如认为周围人的谈话是在议论他，别人吐痰是在蔑视他，人们的一举一动都与他有一定关系。常与被害妄想伴随出现。主要见于精神分裂症。

被害妄想：是最常见的一种妄想。患者坚信他被跟踪、被监视、被诽谤、被隔离等。如患者认为他吃的饭菜和家里的饮水有毒，使他腹泻，邻居故意要害他等。患者受妄想支配可拒食、逃跑、控告，或采取自卫、自伤、伤人等行为。主要见于精神分裂症。

［**病例 2–5**］

患者，男，26 岁，偏执型精神分裂症。近半年来，患者不敢在家里吃饭喝水，总是买袋装的食品吃。晚上睡觉时总要反复检查自己的房间，认为有人安装了监控器在监视自己。精神检查时，患者解释说："我父母和我单位的人合伙要害我，在饭里放了迷幻药，想把我弄成傻瓜或者植物人，所以我只能自己买袋装食品吃。另外，他们还在我房间安装了监视器，想监控我的一言一行，所以我得处处小心。"

夸大妄想：指自我夸耀和自视过高的妄想。才智、容貌、体力、财富、名誉、权势和血统等都可以是夸耀的内容，常因时间、环境、患者的文化水平和精力不同而表现各异。可见于躁狂症、精神分裂症及某些器质性精神障碍。

罪恶妄想：患者毫无根据地坚信自己犯了严重错误或不可宽恕的罪恶，应受到严厉惩罚，或认为自己罪大恶极，死有余辜。多见于精神分裂症、抑郁症。

疑病妄想：患者毫无根据地坚信自己患了某种严重的躯体疾病或不治之症，因而到处求医，虽经反复检查，仍不能纠正患者的错误信念。如认为自己得了艾滋病、癌症、心脏病等，将不久于人世。多见于抑郁发作和精神分裂症。

钟情妄想：患者坚信自己被异性所钟情，即使遭到严词拒绝，仍毫不置疑，而认为对方羞于示爱或在考验自己对爱情的忠诚，仍纠缠不休。多见于精神分裂症。

嫉妒妄想：患者无中生有地坚信自己的配偶对自己不忠，另有所爱。因此对配偶

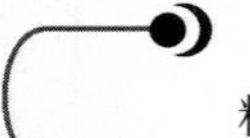

笔记栏

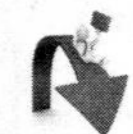

的行为加以检查和跟踪，以寻觅“婚外情”的证据。多见于精神分裂症、妄想性障碍等。

非血统妄想：患者毫无根据地坚信自己不是父母亲生的，虽经反复解释和证实，仍坚信不疑。多见于精神分裂症。

物理影响妄想：又称被控制感。患者觉得自己的思想、情感和意志、行为都受到外界某种力量的控制而身不由己。如受到电波、超声波、红外线或某种特殊的先进仪器的控制。此为精神分裂症的特征性症状。

内心被揭露感：又称被洞悉感。患者认为其内心所想的事未经语言文字表达就被别人知道了，但是通过什么方式知道的则不一定能描述清楚。是精神分裂症的特征性症状。可与假性幻觉、被控制感相结合出现，称康金斯基综合征。

［**病例** 2-6］

患者，男，26岁，偏执型精神分裂症。3年来认为自己想什么，别人马上就有反应。“我想吃饭，别人就用筷子敲碗。我心里想某某是坏人，他就用不满的眼光看着我，好像说：‘我不坏’。广播、报纸、电视以及我身边的人，他们的言行都和我的思想是一致的。”

附体妄想：又称着魔妄想。患者认为神灵鬼怪附在他身上，或钻入他体内，指挥他的言行，并致使他的身体不适。主要见于癔症性精神障碍，也可见于精神分裂症。

3. 超价观念　是一种具有强烈情感色彩的错误观念，其发生具有一定的事实根据，不十分荒谬离奇，也没有明显的逻辑推理错误。它与妄想的区别在于，其形成有一定的性格基础和现实基础，内容比较符合客观实际或有强烈的情感需要，多见于人格障碍和应激相关障碍。

（三）注意障碍

注意（attention）是指个体的精神活动集中地指向一定对象的过程。注意不是一种独立的心理过程，它是一切心理活动的共同特性，与感知觉、思维、记忆、智能及意识活动密切相关。可以分为主动注意和被动注意两类。正常人的注意具有集中性、指向性和稳定性三大特征。临床上注意障碍包括以下几种：

1. 注意增强　为主动注意的增强，如有妄想观念的患者，对环境保持高度的警惕，过分地注意别人的一举一动，认为都是针对他的；有疑病观念的患者注意增强，指向身体的各种细微变化，过分地注意自己的健康状态。多见于焦虑症、偏执型精神分裂症、抑郁症等。

2. 注意减退　主动及被动注意的兴奋性减弱和稳定性降低，表现为注意力难以唤起和维持。多见于神经症、脑器质性精神障碍及意识障碍。

3. 注意涣散　为被动注意兴奋性增强和注意稳定性降低，表现为注意力不集中，容易受到外界的干扰而分心。多见于注意缺陷多动障碍、神经症和精神分裂症。

4. 注意转移　为注意转换性增强和稳定性降低，表现为主动注意不能持久，很容易受外界环境的影响而注意的对象不断转换。多见于躁狂发作。

5. 注意狭窄　为注意广度和范围的显著缩小，表现为当注意集中于某一事物时，不能再注意与之有关的其他事物。多见于意识障碍、智能障碍。

（四）记忆障碍

记忆是既往事物、经验在大脑中的重现。记忆是在感知觉和思维的基础上建立起

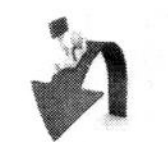

来的精神活动,包括识记、保存、再认和回忆三个基本过程。①识记:是指对事物的反复感知在大脑内留下痕迹的过程。②保存:是指避免识记留下的痕迹消失,识记的内容在头脑中巩固的过程。③再认和回忆:再认是指把现实刺激与以往的痕迹联系的过程,回忆是指脑中痕迹重新再现的过程。记忆是人类重要的精神活动。但人也不可能把所有感知与体验都记住,越是新近识记的事物越易发生遗忘,遗忘总是由近事遗忘逐渐向远事遗忘发展。

记忆障碍通常涉及记忆的各个部分,临床上常见的记忆障碍包括以下几种:

1. 记忆增强　是病理性的记忆增强,表现为对病前不能够回忆且不重要的事都能回忆起来,甚至包括细节。主要见于躁狂发作和偏执状态。

2. 记忆减退　是指记忆的三个基本过程普遍减退。轻者表现为回忆的减弱,如记不住刚见过面的人;严重者远记忆力也减退,如回忆不起个人经历等。此多见于神经症、脑器质性精神障碍,也可见于正常老年人。

3. 遗忘　是记忆痕迹在大脑中的丧失。表现为对既往感知过的事物不能回忆。按其程度可分为完全性遗忘与部分性遗忘。一段时间的全部经历的丧失称完全性遗忘,仅仅是对部分经历或事件不能回忆称部分遗忘。按遗忘发生的时间阶段可分为以下几种。①顺行性遗忘:紧接着疾病发生后一段时间的经历不能回忆。②逆行性遗忘:指回忆不起疾病发生前某一阶段内的事件。③进行性遗忘:指记忆的丧失随着病情的发展而发展,而不仅仅是存在某一时间阶段的遗忘。④界限性遗忘:指对生活中某一特定阶段的经历完全遗忘,通常与这一阶段发生的不愉快事件有关,又称选择性或阶段性遗忘。

4. 错构　是记忆的错误,对过去曾经历过的事件,在发生的地点、情节,特别是在时间上出现错误回忆,并坚信不疑。错构多见于老年性痴呆和酒精中毒性精神障碍。

5. 虚构　是指由于遗忘,患者以想象的、未曾亲身经历过的事件来填补自身经历的记忆缺损。由于有虚构症的患者常有严重的记忆障碍,因而虚构的内容自己也不能再记住,所以其叙述的内容常常变化,且容易受暗示的影响。多见于各种原因引起的痴呆。当虚构和近事遗忘、定向障碍合并存在时称为科萨科夫综合征(Korsakoff syndrome),又称遗忘综合征。虚构多见于酒精(乙醇)所致精神障碍和颅脑外伤所致精神障碍等。

(五)智能障碍

智能(intelligence)是人们获得和运用知识解决实际问题的能力。包括在经验中学习或理解的能力,获得和保持知识的能力,迅速而又成功地对新情境做出反应的能力,运用推理有效地解决问题的能力等。智能是一个复杂的综合精神活动,包括观察力、注意力、记忆力、想象力、分析综合能力、判断力、一般知识的保持和计算力等。它涉及感知、记忆、注意和思维等一系列认知过程。临床上将智能障碍分为精神发育迟滞和痴呆两大类。

1. 精神发育迟滞(mental retardation)　是指先天或在生长发育成熟以前(18 岁以前)由于各种致病因素,如遗传、感染、中毒、头外伤、内分泌异常或缺氧等,使大脑发育不良或受阻,智能发育停留在一定的阶段。随年龄增长智能明显低于正常同龄人。

2. 痴呆(dementia)　指智力发育成熟后,由于各种原因损害原有智能所造成的智力减退状态。其发生具有脑器质性病变基础,如脑外伤、颅脑感染、脑缺氧、脑血管病

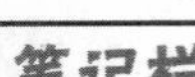
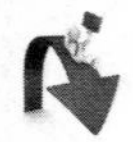

变等。主要表现为创造性思维受损，抽象、理解、判断推理能力、记忆力、计算力下降，后天获得的知识丧失，工作和学习能力下降或丧失，并伴有精神和行为异常，如思维贫乏、情感淡漠、行为幼稚和本能意向活动亢进等。根据大脑病理变化的严重程度及性质不同，可分为全面性痴呆和部分性痴呆。

(1)全面性痴呆：大脑呈弥漫性器质性损害，患者智能活动全面减退，常伴有其他精神活动的异常。如人格改变、定向力障碍、自知力缺乏。此见于阿尔茨海默病和麻痹性痴呆等。

(2)部分性痴呆：大脑病变范围局限，出现智能部分障碍，一般人格改变较小。记忆力减退，理解力、分析综合能力降低。此见于脑外伤后及血管性痴呆的早期。

临床上在强烈的精神创伤后可产生一种类似痴呆的表现，而大脑组织结构无器质性损害，经治疗后智能可完全恢复正常，称假性痴呆。可见于分离性障碍及应激障碍等。有以下特殊类型：

心因性假性痴呆(psychogenic pseudodementia)：又称甘瑟综合征。即对简单问题给予近似而错误的回答，给人以故意做作或开玩笑的感觉。如一位20岁的患者，当问到她一只手有几个手指时，答“4个”，对简单的计算如“2+3=6”给以近似回答。行为方面也有错误，如将钥匙倒着开门，但对某些复杂问题反而能正确解决，如能下象棋、打牌，一般生活问题都能解决。

童样痴呆(puerilism)：以行为幼稚、模仿幼儿的言行为特征。即成人患者表现为类似一般儿童稚气的样子，学着幼童讲话的声调，自称自己才3岁，逢人就称阿姨、叔叔。

(六)定向力障碍

定向力是指一个人对时间、地点、人物以及自身状态的认识能力，包括对周围环境的认识和对自身状况的认识两方面。定向力障碍是指对周围环境或自身状况认识能力的丧失或认识错误，是判断意识障碍的一个重要标志。多见于脑器质性精神障碍和躯体疾病所致精神障碍伴有意识障碍时。

1. 对周围环境的定向障碍

(1)时间定向障碍：指患者对当时所处时间如白天或晚上、上午或下午的认识，以及年、月、日的认识出现错误。

(2)地点定向或空间定向障碍：是指对所处地理位置的认识出现错误。

(3)人物定向障碍：是指辨认周围环境中人物的身份及其与患者的关系障碍。

2. 自我定向障碍　包括对自己姓名、性别、年龄及职业等状况的认识发生障碍。

临床上引起定向障碍的原因很多，如意识障碍、严重记忆障碍、智能障碍、注意障碍、思维障碍等，有定向力障碍不一定就有意识障碍，如科萨科夫综合征(常见于慢性酒精中毒)有定向力障碍，但意识清晰。精神分裂症患者也可在意识清晰状态下出现定向障碍，通常表现为双重定向。如一住院患者感到病房既是医院又是看守所，工作人员既是医生又是迫害他的人。

(七)自知力障碍

自知力又称领悟力或内省力，通常是指患者对自身精神状态的认识和判断能力。自知力是精神科临床上进行诊断、鉴别诊断、预测疗效、判断预后的一个必不可少的重

笔记栏

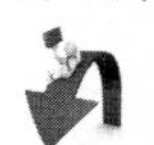

要指标。

重性精神障碍患者的自知力一般是缺乏的，即患者不能认识到自己的病态表现，否认存在精神方面的问题，认为自己的幻觉、妄想等都是客观事实，故往往拒绝就医治疗。而神经症患者的自知力一般保持完整，对疾病及症状有充分的认识，有强烈的求治要求。

自知力的完整程度及其变化常作为判断精神障碍恶化、好转或痊愈的一个标准。临床上一般以精神症状消失，并认识到自己的精神症状是病态的，为自知力恢复。

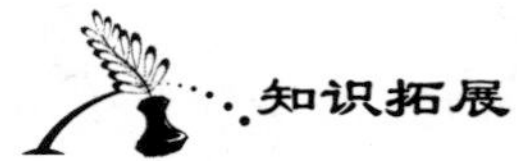

知识拓展

自知力检查提纲

1. 您觉得您现在或原来有精神方面的问题吗？如果有，体现在哪些方面？
2. 您周围的人是否认为您有精神方面的问题？如果有，请举例。
3. 您认为这些现象正常吗？是什么原因引起的？和别人有关吗？
4. 您觉得需要服药吗？
5. 您觉得需要住院治疗吗？
6. 出院后会坚持服药吗？

二、情感障碍

情感（affection）和情绪（emotion）是指个体对客观事物的态度及因之而产生的相应内心体验。两者既有联系又有区别：情感主要是指与人的社会性需要相联系的体验，具有稳定性、持久性，如爱与恨等；情绪则主要是指与人的自然性需要相联系的体验，具有情境性、暂时性和明显的外部表现，如喜与怒等。在精神医学中，情感和情绪常作为同义词使用。情感活动的产生来自对事物的感知及所持的态度，情感能影响人们的思维和行为，引起自主神经、内分泌等功能活动的改变，并可通过面部表情、姿势和音调反映出来。

人类情感的发展总是从低级原始的情绪反应开始，逐渐发展到初级情感，再发展到高级的复杂细腻的情感。而情感障碍则相反，往往从高级情感出现问题开始，如常见精神分裂症患者的情感障碍从亲情和友情的冷淡开始，即使发展到情感淡漠也可能保持原始情绪反应。

情感障碍通常包括情感性质的改变、情感稳定性的改变和情感协调性的改变。

（一）情感性质的改变

情感性质的改变可表现为躁狂、抑郁、焦虑和恐惧等。正常人在一定的处境下也可表现出上述情感反应，因此，只有当此种反应不能依其处境及心境来解释时方可作为精神症状。

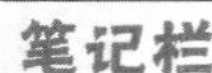

笔记栏

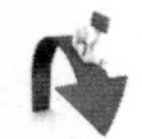

1. 情感高涨　情感活动明显增强，表现为不同程度的病态喜悦。自我感觉良好，动作行为增多，言语激昂，眉飞色舞，表情丰富，常伴有与情感高涨相一致的思维奔逸、意志活动增多，并与周围环境保持一定的联系，有较强的感染力，易引起周围人的共鸣。多见于躁狂发作。而脑器质性精神障碍患者表现为不易理解的、自得其乐的情感高涨，称为欣快症。

2. 情感低落　是负性情感增强的表现。患者表情忧愁，心境苦闷，兴趣缺乏，悲观失望，自我评价过低，自责自罪，甚至出现自杀观念及自杀行为。常伴有思维迟缓，动作减少及某些生理功能的抑制，如食欲缺乏、闭经等。多见于抑郁症。

3. 焦虑　是指在缺乏相应客观刺激情况下出现的内心不安状态。表现为患者顾虑重重，紧张恐惧，坐立不安，严重时可表现搓手顿足、惶惶不可终日，似有大祸临头的感觉，常伴有心跳加快、紧张性出汗、手抖、尿频等自主神经功能紊乱症状。焦虑多见于焦虑症，按其发作的典型形式可分为惊恐发作与广泛性焦虑。

4. 恐惧　是指面临不利或危险处境时出现的情绪反应。恐惧可见于正常人，如对危险动物或处境的恐惧等。病态的恐惧是指与现实威胁不相符的恐惧反应，表现为过分地紧张害怕、提心吊胆，常伴有自主神经功能紊乱症状，如心悸、气急、出汗、发抖，甚至大小便失禁等。恐惧的内容很多，例如：怕脏，怕感染，怕尖锐物件，怕空旷的广场、高地或深渊等。患者自己也意识到是过分的、没有必要的，但不能自控，为了摆脱这种恐惧不安而出现回避和逃离现象。多见于恐惧症。

（二）情感稳定性的改变

1. 情感淡漠　是指对外界刺激缺乏相应的情感反应，对周围发生的事情漠不关心，即使对与自身有利害关系的事情也如此。患者面部表情呆板，内心体验贫乏，与周围环境失去情感上的联系。多见于精神分裂症，也可见于器质性精神障碍。

2. 情感不稳定　是情感活动的稳定性障碍，表现为患者的情感反应极易发生变化，常常从一个极端波动到另一个极端，显得喜怒无常，变幻莫测。一会儿兴奋，一会儿伤感，不一定有外界诱因。常见于脑器质性精神障碍，也可见于人格障碍。

3. 易激惹　是情感活动的激惹性增高，表现为极易因一般小事而引起强烈的情感反应。患者极易生气、激动、愤怒，甚至大发雷霆，与人争吵不已。易激惹是一种持续时间较短，但剧烈的情感反应。多见于疲劳状态、人格障碍、神经症或妄想性障碍、器质性精神障碍等。

4. 病理性激情　是一类突然发作、非常强烈、短暂的情感障碍。患者既不能自控，也不能意识到自己行为的后果，往往导致严重的冲动伤人等破坏性行为。多见于癫痫、颅脑损伤性精神障碍或中毒性精神障碍、精神分裂症等。

5. 情感麻木　指由强烈精神刺激所引起的短暂而深度的情感抑制状态，患者虽处于极度悲痛或惊恐的境遇中，但缺乏相应的情感体验和表情反应，表现为呆若木鸡。常见于急性应激障碍、分离性障碍。

（三）情感协调性的改变

1. 情感倒错　指情感表现与其内心体验或处境不相协调，伴有表情倒错。如听到令人高兴的事时反而表现伤感，或在描述他自己遭受迫害时却表现为愉快的表情。多见于精神分裂症。

笔记栏

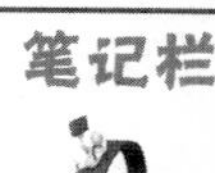

2. 情感幼稚　指成人的情感反应如同小孩一般幼稚，缺乏理性控制，反应迅速而强烈，没有节制和掩饰。多见于分离性障碍或痴呆。

3. 矛盾情感　指同一时间出现两种截然相反、相互矛盾的情感体验。如对同一事物产生又喜又厌的情感体验，对同一人既爱又恨的态度，并意识不到两者是相互矛盾的，也不能判断哪种态度是对的。多见于精神分裂症。

4. 病理性心境恶劣　指无外界任何原因而出现的短暂的心境低沉、苦闷、怨恨，可伴有强烈的敌意、攻击、自伤和自杀行为，持续数日。主要见于癫痫所致的精神障碍，也见于人格障碍。

三、意志行为障碍

意志是指人们自觉地确定目标并克服困难，用自己的行动去实现目标的心理过程。受意志支配和控制的行为称意志行为。意志对行为具有发动、控制和调节作用。意志与认识活动、情感活动及行为紧密相关又相互影响。认识过程是意志的基础，而人的情感活动则可能成为意志行为的动力或阻力。意志具有指向性、目的性、坚强性、自觉性、果断性和自制性的特征。

（一）意志障碍

1. 意志增强　指意志活动增多。多伴有情绪高涨、思维奔逸，在病态情感或妄想的支配下，患者可以持续坚持某些行为，如疑病妄想的患者到处求医；有嫉妒妄想的患者坚信配偶有外遇，而长期对配偶进行跟踪、监视、检查等；有被害妄想的患者坚信别人迫害他而反复上诉。多见于偏执型精神分裂症、妄想性障碍和躁狂发作等。

2. 意志减退　指意志活动减少。表现出动机不足，常与情感淡漠或情感低落有关，缺乏积极主动性及进取心，对周围一切事物无兴趣以致意志消沉，不愿活动，严重时整日呆坐，日常生活都懒于料理。常见于抑郁症及慢性精神分裂症。

3. 意志缺乏　指意志活动缺乏。表现为对任何活动都缺乏动机、要求，生活处于被动状态，处处需要别人督促和管理，严重时行为孤僻、退缩，对饮水、进食等本能的要求也没有，且常伴有情感淡漠和思维贫乏。多见于精神分裂症、精神发育迟滞及痴呆。

4. 意向倒错　指患者的意向要求与一般常理相违背或为常人所不允许，令人难以理解。如患者吃脏物、伤害自己的身体等。可在某些幻觉和妄想的支配下产生，患者对自己的行为解释荒谬。主要见于青春型和偏执型精神分裂症。

5. 矛盾意向　指对同一事物同时出现两种完全相反的意向和情感，患者未感到这两种意向的矛盾和对立，没有痛苦和不安。如碰到朋友时，一面想去握手，一面却把手马上缩回来。多见于精神分裂症。

（二）动作和行为障碍

简单的随意和不随意行动称为动作，有动机、有目的而进行的复杂随意运动称为行为。两者既有区别又有联系，往往被同时联合使用，称为动作行为。正常人的行为活动与认知、情感及意志活动相协调，同时与个人处境及客观环境相适应。动作和行为障碍又称为精神运动性障碍。

1. 精神运动性兴奋　指言语活动及动作行为显著增加。包括协调性和不协调性两类。

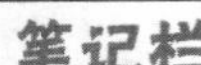

笔记栏

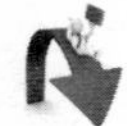

(1)协调性精神运动性兴奋:指患者动作行为的增加与其思维、情感、意志活动及周围环境协调一致。主要为躁狂性兴奋,临床特点是以情感高涨为主导,兴奋遍及精神活动的各个方面,患者的动作和行为是有目的的,可以被周围人所理解。多见于躁狂发作。

(2)不协调性精神运动性兴奋:指患者的言语动作的增多与思维、情感等不相协调。动作和行为杂乱无章,缺乏动机和目的性,使人难以理解,与外界客观环境也不相适应。主要有青春性兴奋、紧张性兴奋和器质性兴奋。多见于精神分裂症、谵妄状态。

2. 精神运动性抑制　指动作行为和言语活动减少,临床上典型表现主要包括木僵、蜡样屈曲、缄默症和违拗症。

(1)木僵:指言语活动和动作行为的完全抑制或明显减少。患者长时间保持一种固定的姿势,或整天卧床,或呆立呆坐,不言不语不动。若偶尔翻身、坐起、走动或有少量的言语则称为亚木僵状态。根据发病机制不同可将木僵分为:

紧张性木僵:是紧张性综合征中最常见的一类运动抑制。轻时患者的言语、动作和行为显著减少。严重时运动完全抑制,缄默不语,不吃不喝,唾液储积口腔,大小便潴留,对刺激缺乏相应的反应,保持一个固定的姿势僵住不动。白天一般卧床不起,但往往在夜深人静时可稍有活动或自行进食,询问时也可低声回答。患者意识一般清晰,对外界变化仍能感知。多见于紧张型精神分裂症。

抑郁性木僵:由急性抑郁引起。患者反应极端迟钝,无任何要求及行动,缄默不语,呆坐不动或卧床不起。有时尚能对外界刺激做出相应轻微的反应。

简述木僵的表现及分类。

心因性木僵:在突然而强烈的精神创伤作用下所产生的反应状态。患者表现为呆若木鸡,不语不动。常伴有自主神经功能失调症状,有时也可有轻度意识障碍。多见于急性应激障碍。

器质性木僵:有脑器质性病变基础及明显的意识障碍。

(2)蜡样屈曲:是在紧张性木僵的基础上,患者的肢体任人摆布,如将四肢抬高并弯曲不同的角度,即使是不舒服的姿势,也能维持较长时间保持不动,这种现象称为蜡样屈曲。如将患者头部抬离床面,仍能长时间维持悬空的位置而不变,即所谓的"空气枕头"。此时患者的意识一般清晰。多见于紧张型精神分裂症。

(3)缄默症:指患者缄默不语,反复提问也不说一句话,有时可用书写或手势示意。但并非由神经系统器质性病变所引起。多见于癔症及紧张型精神分裂症。

(4)违拗症:指患者对别人要求做的动作不予执行,且做出抗拒或相反的行为。若患者做出与对方要求全然相反的动作,称主动违拗。如让患者张开嘴其反而把嘴紧闭,让他闭嘴他却张开嘴。若患者对别人的要求一概拒绝,均无相应的行为反应,则称被动违拗。多见于紧张型精神分裂症。

3. 刻板动作　指患者机械刻板地反复重复某一单调的动作,如长时间地将苹果拿起又放下。常伴有刻板言语。常见于精神分裂症、孤独症等。

4. 模仿动作　指患者毫无目的,毫无意义地模仿别人的动作,如医生动一下头发,患者也跟着动一下自己的头发。常伴有模仿言语。常见于精神分裂症。

5. 作态　指患者做些古怪的、愚蠢的、幼稚的表情、动作和姿势,虽不离奇,但使人感到是故意装出来的。如做怪相、扮鬼脸、尖声怪气地与人说话,走路扭扭捏捏等。常见于青春型精神分裂症。

笔记栏
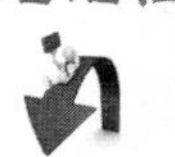

6. 强迫动作　指患者明知没有必要，却难以克制地去重复做某种动作和行为。如果不重复，患者往往焦虑不安。如强迫性洗涤、强迫性检查等。强迫动作常与强迫性思维有关，多见于强迫症，也可见于精神分裂症。

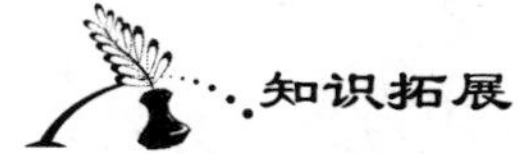

关于自杀与自伤行为

自杀（suicide）与自伤（self-injury）行为被认为是指向自身的攻击行为。自杀是一个复杂的精神卫生问题，临床上较多出现自杀的精神障碍是抑郁障碍，精神分裂症患者在命令性幻听或妄想的支配下自杀的情况也不少见。自伤则没有结束生命的企图，常见于人格障碍、精神分裂症和精神发育迟滞患者。仔细询问和分析自伤的目的对诊断有一定帮助。情绪不稳型人格障碍（冲动型或边缘型人格障碍）患者常出现自伤行为，是释放内心空虚和焦虑感的一种方式；反社会型人格障碍患者在流氓斗殴时，不惜自伤自残来达到震慑对方的目的；表演型（癔症型）人格障碍患者的自伤多数是出于要挟来达到内心的目的。精神分裂症患者的自伤应考虑是否由于幻觉、妄想的支配。精神发育迟滞患者自伤多与智能水平有关，可能是幼稚的模仿行为，或者在旁人引诱、唆使下出现。

四、意识障碍

意识是指个体对周围环境和自身状态感知的清晰程度和认识及反应能力。大脑皮质及网状上行激活系统的兴奋性对维持意识起着重要作用。

意识障碍是指对周围环境及自身状态认识能力的障碍。临床上意识障碍可表现为意识清晰度的降低、意识范围缩小及意识内容的变化。意识清晰度下降时，患者可出现感觉迟钝、注意力不集中、理解困难、判断力下降、记忆减退、情感反应迟钝、定向力障碍等。其中定向力障碍是判断意识障碍的重要指标。意识障碍主要见于脑器质性精神障碍、躯体疾病所致精神障碍及中毒所致精神障碍等。意识障碍包括周围环境意识障碍和自我意识障碍。

（一）周围环境意识障碍

周围环境意识障碍可表现为意识水平的降低、意识范围的缩小及意识内容的改变。

1. 以意识清晰度下降为主的意识障碍

（1）嗜睡：意识清晰度降低较轻微。表现为患者在安静环境中经常昏昏入睡，但给予刺激后可以立即醒转，并能简单应答，但刺激停止后又入睡。

（2）意识混浊：意识清晰度轻度受损。表现为患者反应迟钝、思维缓慢，注意、记忆、理解都有困难，能回答简单问题，但对复杂问题则茫然不知所措；存在时间、地点、人物等周围环境定性障碍。可出现原始反射如强握、吸吮和病理反射。多见于躯体疾

笔记栏

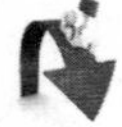

病所致精神障碍。

(3)昏睡:意识清晰度较意识混浊更低。表现为患者的周围环境定向和自我定向力均丧失,没有言语功能。对一般刺激没有反应,对强痛刺激才引起防御性反射,如压眶反应。可有不自主运动及震颤。患者角膜反射减弱,瞳孔对光反射、吞咽反射存在,深反射亢进,病理反射阳性。

(4)昏迷:意识完全丧失,以痛觉反应消失为特征,任何刺激均不能引起反应。吞咽、防御,甚至瞳孔对光反射均消失,可出现病理反射。

2. 以意识内容变化为主的意识障碍

(1)朦胧状态:指在意识清晰度降低的同时伴有意识范围的缩小。表现为患者在狭窄的意识范围内,可有相对正常的感知觉,但除此以外的事物却不能正确感知。患者表情呆板或迷茫,联想困难,有定向障碍,可有片断的幻觉、错觉、妄想及相应的情绪反应并影响其行为,可出现冲动、伤人及自我伤害等行为。常突然发作与终止,持续数分至数小时不等,事后遗忘或部分遗忘。多见于癫痫所致精神障碍、脑外伤、脑缺氧和癔症。

(2)梦样状态:指在意识清晰程度降低的同时伴有梦样体验。表现为外表好像清醒,但患者完全沉湎于幻觉、幻想中,就像做梦一样,与外界失去联系。一般持续数日或数月,意识恢复后完全遗忘或部分遗忘。常见于中毒性精神障碍和癫痫所致精神障碍。

(3)谵妄状态:是在意识清晰度降低的同时出现大量的错觉、幻觉,以幻视和错视多见。内容多为形象鲜明的恐怖性景象,如毒蛇、猛兽等。因此,患者紧张、惊恐不安。出现喊叫、逃跑、双手在空间不停地抓摸等不协调性精神运动性兴奋。谵妄状态往往有昼轻夜重的特点,症状持续数小时至数日,意识恢复后可有部分或全部遗忘。常见于中毒性精神障碍及躯体疾病所致精神障碍。

(二)自我意识障碍

1. 人格解体　是指患者对自我和周围环境的一种不真实的感觉。多突然产生,常伴有紧张、恐惧及昏厥感。患者觉察不到自己的精神活动或躯体的存在,丧失了“自我”,觉得自己已经“魂飞魄散”或“我只是一个灵魂”等。多见于精神分裂症、抑郁症、颞叶癫痫、器质性精神障碍。

2. 双重人格　属意识统一性障碍。患者在同一时间内体验到完全不同的两种自我。体验着两个不同的内心活动,同时表现出两种完全不同的个性行为特征。患者体验到两个以上的自我同时存在时称为多重人格。多见于癔症和癫痫所致精神障碍,也可见于精神分裂症。

3. 交替人格　是指同一患者在不同时间内表现为两种完全不同的个性特点和内心体验,在不同时间内可以交替出现。多见于癔症,也可见于精神分裂症。

4. 人格转换　是指患者否认原来的自我,把自己当成另一个人或某种动物,但没有相应的语言和行为的转变。如称自己是“父亲”,有时产生附体妄想,如“我是观世音下凡,你们都快叩头吧!”等。多见于癔症、精神分裂症。

笔记栏

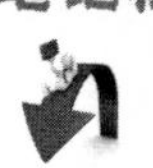

小　结

1. 认知过程障碍包括感知觉障碍、思维障碍、注意障碍、记忆障碍、智能障碍、自知力障碍和定向力障碍等。其中感知觉障碍和思维障碍是学习的重点，知觉障碍中以幻觉最常见，思维障碍包括思维形式和内容障碍。思维形式障碍以思维联想和逻辑障碍为主，思维内容障碍则主要表现为妄想。临床关系妄想、被害妄想、物理影响妄想较多见。

2. 情感障碍包括情感性质、稳定性和协调性的改变。情感高涨、情感低落、焦虑和恐惧等属于情感性质的改变，情感淡漠、情感不稳定、易激惹、情感麻木和病理性激情等属于情感稳定性的改变，情感倒错、情感幼稚、矛盾情感、病理性心境恶劣等属于情感协调性的改变。临床上应注意区分。

3. 精神运动性兴奋和抑制属于动作和行为障碍的范畴。精神运动性兴奋包括协调性和不协调性两种。协调性兴奋常见于躁狂状态，而不协调性兴奋常见于器质性精神障碍。精神运动性抑制主要包括木僵、蜡样屈曲、缄默症和违拗症，常见于紧张型精神分裂症。

4. 意识障碍主要见于脑器质性精神障碍、躯体疾病所致精神障碍及中毒所致精神障碍等。包括周围环境意识障碍和自我意识障碍。

5. 谵妄状态在精神科临床较常见，是在意识清晰度降低的同时出现大量的错觉、幻觉，内容多为形象鲜明的恐怖性景象，如毒蛇、猛兽等。因此患者紧张、惊恐不安，易发生意外事件。

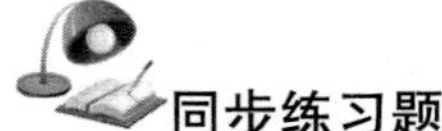

同步练习题

1. 下列关于精神活动的说法，哪项是错误的(　　)

A. 精神活动是大脑功能的产物
B. 精神活动是以客观现实为基础的
C. 病态精神活动与客观现实脱离，因此与客观现实无关
D. 精神活动包括认知、情感、意志等过程
E. 精神症状是异常精神活动的表现

2. 关于心理、社会因素与疾病的关系，下列说法不正确的是(　　)

A. 可以作为相关因素影响精神障碍的发生、发展
B. 与躯体疾病毫无关系
C. 可以在躯体疾病的发生、发展中起重要作用
D. 可以引起心身疾病
E. 可以作为原因因素在疾病的发生、发展中起重要作用

3. 关于精神疾病，下列说法错误的是(　　)

A. 精神疾病具有遗传性，是基因将疾病的易感性一代传给一代
B. 精神疾病的病因包括生物学因素和心理、社会因素
C. 精神疾病是遗传性疾病
D. 大多数精神疾病病因与发病机制目前还不清楚
E. 基因与环境因素相互作用产生疾病或行为问题已成为人们的共识

4. 幻觉的定义为(　　)

A. 人脑接受各种客观刺激所产生的知觉
B. 人脑在没有客观刺激的情况下所产生的知觉体验

笔记栏

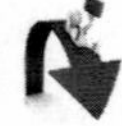

C. 客观刺激作用于各感觉器官后所产生的知觉
D. 人脑对客观事物的歪曲和错误的知觉
E. 是歪曲的知觉

5. 下列哪项不属于思维形式障碍( )
A. 思维迟缓　B. 思维散漫
C. 病理性赘述　D. 关系妄想
E. 思维云集

6. 关于思维迟缓,下列哪个说法较正确( )
A. 是强迫症的典型症状　B. 是精神分裂症的典型症状
C. 是抑郁症的典型症状　D. 是癔症的典型症状
E. 是焦虑症的典型症状

7. 某男,28岁,以前精神正常,到某地出差刚下火车,突然感到要爆发战争了,因为好多人都往出口处跑。最可能的症状是( )
A. 错觉　B. 幻觉
C. 感知综合障碍　D. 原发性妄想
E. 被害妄想

8. 脑内突然涌现出大量异己的奇怪念头,患者对此也感到莫名其妙,且不能控制,这种症状可能是( )
A. 思维奔逸　B. 思维散漫
C. 强制性思维　D. 强迫性思维
E. 思维插入

9. 医生问患者为什么住院了,患者答道:"我有2个孩子,红桃代表我的心,你放开手,是计算机病毒,保养自己。"这属于什么症状( )
A. 思维奔逸　B. 病理性赘述
C. 刻板言语　D. 持续言语
E. 思维破裂

10. 关于思维奔逸,下列哪种说法正确( )
A. 是精神分裂症的常见症状　B. 是躁狂症的常见症状
C. 是反应性精神病的典型症状　D. 是神经衰弱的常见症状
E. 是焦虑症的常见症状

11. 在判定某一精神活动是否异常时,一般从以下几个方面考虑( )
A. 纵向比较,与其过去的一贯表现相比较
B. 横向比较,与大多数正常人的精神状态比较,差别是否具有显著性,持续时间是否超出一般限度
C. 结合当事人的心理背景进行分析
D. 结合当事人所处的具体环境进行具体分析和判断
E. 精神症状是否持续存在,随时随地地表现出来

12. 木僵常见于下列哪些疾病( )
A. 精神分裂症　B. 抑郁症
C. 神经衰弱　D. 脑器质性精神障碍
E. 急性应激障碍

13. 关于情感淡漠的说法,正确的是( )
A. 指面部没有表情　B. 指对与自身利益有关的事情漠不关心
C. 指患者内心体验减弱或缺乏　D. 常见于精神分裂症单纯型
E. 常见于抑郁症

笔记栏

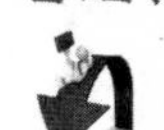

14. 病因尚不明确的精神疾病包括(　　)

A. 精神分裂症　　B. 抑郁症

C. 脑炎所致精神障碍　　D. 焦虑症

E. 强迫症

15. 每一精神症状均有明确定义,并具有以下特点(　　)

A. 症状的出现不受患者意识控制　　B. 症状是否出现可以受意识控制

C. 症状可以通过转移的方法使其消失　　D. 症状内容与周围环境不相称

E. 症状会给患者带来不同程度的社会功能损害

复习思考题

1. 幻觉根据其所涉及的感觉器官、来源和产生的条件如何分类?
2. 知觉障碍对患者思维情感和行为会产生哪些影响?
3. 常见的思维形式障碍和思维内容障碍有哪些?
4. 简述内感性不适和内脏性幻觉、真性幻觉和假性幻觉的区别。
5. 简述木僵的分类。

(新乡医学院第二附属医院　李拴荣)

第三章 精神科基本护理技能

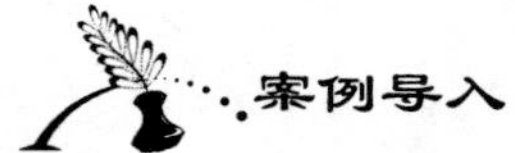

案例导入

李某,男性,28 岁,企业职员。半年前因与女朋友分手,加之工作压力大,逐渐出现失眠、情绪不稳、易发火等症状,上班时提不起精神,不想与人交往。近 1 个月上述症状加重,在父母的劝说下同意住院治疗。责任护士与之交谈时患者不语,且回避与护士接触。

第一节 治疗性护患关系的建立

治疗性护患关系(therapeutic nurse patient relationship)是指在治疗护理活动中护士与患者之间形成和发展的一种专业性、工作性和帮助性的人际关系,是整个护理服务过程中护士利用专业知识和技能,有目的、有计划地与患者沟通的过程。在精神科护理当中,护士经常面对的都是认知、情感、意志受损的精神障碍患者,正确处理这种特殊的护患关系,保持护患双方的和谐共处,无论是对精神障碍患者疾病的发展转归、精神科护理工作的实际开展,还是防范医疗纠纷,都具有非常重要的现实意义。

一、建立治疗性护患关系的要求

接触患者作为精神科护理工作的重要内容之一,是了解患者病情的主要途径。接触精神障碍患者不单单是完成治疗及护理任务,更重要的是对精神障碍患者开展更深入的精神治疗,在门诊、入院、住院乃至出院的全过程,无不渗透着精神治疗的作用及效应。缺乏良好的精神治疗,所有的医疗护理措施都会缺乏生命力,甚至降低治疗、护理效果,延长治疗时间。

护理人员和患者长期接触,在临床工作中,如果擅长利用沟通技巧,和患者建立良好的关系,帮助患者改善行为、安定情绪,其所发挥的成效可能超过其他治疗的效果。

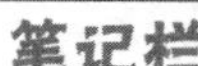

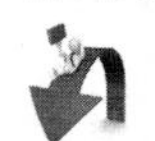

(一)了解与掌握患者的基本情况

护士与患者接触首先应了解患者的基本情况，从而采取适合与患者接触的方式，选择适当的会谈内容，主动提供患者所需要的帮助。

1. 一般情况　患者的姓名、性别、年龄、面容、职业、民族、籍贯、宗教信仰、文化程度、兴趣爱好、个性特征、生活习惯、婚姻状况、经济状况、居住情况等。

2. 疾病情况　患者的病史、症状、诊断、治疗、护理要点、特殊注意事项等。

(二)与患者共情，体会患者的感受

精神障碍患者的内心体验一般多表现在情绪与行动上，多数患者不愿主动向医护人员倾诉，医护人员要做到动之以情，晓之以理，导之以行，与患者共情，这也是医护人员与患者和谐相处的基础和平台。比如，某严重抑郁的患者出现了自杀倾向，直至其康复时才对医护人员吐露心声："当时我觉得我的内脏、大脑以及所有的器官都要烂掉了，治疗有什么用，活着有什么意义，所以自杀其实是一种解脱。"另外一位患者曾表达："我总是听到有人说我的坏话，在背后要杀掉我，在我的饭菜里下毒，所以我要先下手为强。"通过这些表述，可以发现患者的一些反常行为是被其特殊的精神痛苦所影响，医护人员应该站在患者的角度考虑问题，护士要设身处地为患者着想，根据其言谈举止分析患者的情绪、思想、感受及需求，同时积极采取有效措施，帮助患者解决现实问题。

(三)尊重患者的人格，讲究说话的艺术

平等对待、不歧视、不嘲笑是与患者接触过程中最基本的要求。精神障碍患者产生的一些反常行为是疾病的表现，无好坏对错的界定，与个人人品亦无关，护士应该努力去理解患者的行为，关心患者，尊重患者，肯定患者仍然是一个有价值的人，同时要讲究说话的艺术，患者可以通过谈话时的内容、语气、眼神、表情和动作等方面感受到来自护士的态度，进而产生欢喜、开心、厌恶、悲伤及恐惧等复杂的内心体验。让患者体会到温暖，接收到来自外界的鼓励，是精神科护士需要重点掌握的沟通技巧。

(四)树立良好的自我形象

护士在护患关系中占有主导地位，因此在护理工作开展的过程中，要注意自己仪表端庄，态度和蔼，举止稳重，精神饱满，情绪乐观，给患者以振奋和愉快的感觉。此外，护士应该在语言、行为等方面注意自身修养，给人以完美的印象，让患者感觉护士是可信任、可信赖的，只有建立了这种安全感，治疗性护患关系才能真正建立。

(五)遵守保护性医疗制度，保持持续性与非批判性的态度

精神障碍患者在精神症状的支配下，常表现出多疑、敏感等异常行为。因此，在与患者沟通的过程中要遵守保护性医疗制度，保持和蔼的态度，不与他人耳语，避免引起患者猜疑。在患者住院期间由相对固定的责任护士与患者经常接触，保持持续有效的沟通。另外，对于患者应该保持中立的态度，对患者的妄想症状不予评价。这种持续性与非批判性的态度可以避免患者产生不确定感，促进患者改变现有行为，学会适应新的环境。

二、建立治疗性护患关系的过程

佩普劳(Peplau)的人际关系模式重点强调患者与护士之间的关系是在护理过程

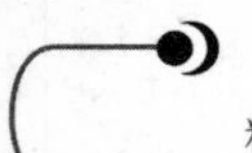

笔记栏

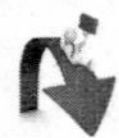

中形成的。佩普劳认为，护理是帮助人们满足现有需要，建立重要的、治疗性的人际关系的过程。他认为，护患关系在整个护理过程中起关键性作用，是护士与患者为了患者的健康（共同目标）互相理解，并共同努力解决患者健康问题的治疗性关系。该过程一般可以分为熟悉期、确定期、开拓期和解决期。

1. 熟悉期　护士与患者相互认识的阶段。该期的主要目标是与患者建立信任关系，使患者产生安全感。在此期间，护士需要注重与患者的沟通，了解患者就医的原因，做好入院评估，制订护理计划，建立彼此可接受的护患关系。此期患者有寻求专业性帮助的需要，护士通过收集患者资料增进双方了解。另一方面，护士在评估患者的同时，患者也在评估护士，他们会依据护士的言行举止来决定是否愿意与该护士配合。

2. 确定期　护士确定适当的专业性帮助的阶段。此期患者对护士做出选择性反应，可有独立自主、不依赖护士或与护士相互依赖或被动地完全依赖护士 3 种情况，并表达其对健康问题的认识；护士通过观察患者精神症状、收集相关资料找出患者现存的问题。确定为患者提供何种帮助，制订护理计划。此期建立在熟悉期的基础上，前提是护患之间加深了解，患者对护士已经很信任和有安全感，护患双方才可以共同讨论治疗和护理的目标、护理计划及实施。

3. 开拓期　该期患者可从护理过程中获益，疾病状况得到控制，健康逐渐恢复。此期患者易出现依赖与独立的冲突，护士应帮助患者适应和解决这种冲突，肯定患者的努力，承认其自我价值，重建患者的自信和社会适应能力，巩固治疗的效果。

4. 解决期　此期为治疗性护患关系的最后阶段，护患双方通过协调配合达到了预期的目标，患者的各种症状均得到了较好的管控与改善，患者的社会功能增强，自知力恢复，可以出院，标志着这段治疗性护患关系进入了解决期。此期的主要标准为与患者共同制订的治疗和护理目标已经实现，患者的需要得到满足，身体基本康复，情绪良好，护士评估患者自我照顾和适应社会的能力、独立工作与生活的能力，帮助患者恢复生理上和心理上的自理能力。护士可坦诚地与患者沟通伴随出院而产生的一系列不适甚至焦虑，加强健康宣教，促进患者尽早回归社会。

护患关系是一个动态连续的过程，护患双方都应该及时评价和调整双边关系中出现的矛盾与冲突，护士与患者的关系决不能在应该完成的事情还未结束的时候就结束，防止出现不良后果与偏差，包括在出院后也要注意观察患者的病情。

三、建立治疗性护患关系的技巧

沟通，有语言性和非语言性沟通两种方式。治疗性沟通是一般性沟通在临床护理实践中的具体应用，其不同于健康教育和心理咨询，沟通的事物属于护理范围以内的专业性事物，作为一种双向的沟通，其目的是帮助患者满足各种需要，对患者的心身起到治疗作用。治疗性沟通属于治疗范畴，可作为药物、手术等治疗方式的一种辅助治疗，因此，关于治疗性沟通的定义可囊括下列具体内涵：第一，治疗性沟通的受众仅限于患者及其家属；第二，治疗性沟通的执行者是具体的医护人员，他们必须具备专业的医学、护理学等相关知识技能，良好的职业态度，掌握沟通技巧；第三，治疗性沟通的内容围绕生理性疾病及与之互为因果的心理、社会、环境的问题；第四，沟通的目的在于治疗、缓解患者生理性疾病的同时消除其心理、社会、环境适应性压力。

精神障碍的患者，通常会呈现出较多的人际关系冲突与心理问题，精神科护士必

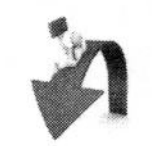

须掌握治疗性沟通技巧并正确运用到与精神障碍患者的沟通中去。整个沟通过程可分为四个阶段：

（一）准备与计划阶段

1. 目标

（1）确立相互了解、彼此信任的工作环境及基础。

（2）明确患者入院的原因。

（3）做好入院护理，准确评估患者，制订相应护理计划。

2. 主要内容　了解患者的一般情况，安排会谈环境，确定会谈目的，制订会谈计划，了解患者住院的原因、想要解决的问题、对治疗的期待等，在入院评估中，需要收集有关患者躯体、心理、社会文化及精神层面等方面的信息和资料，制订出相应的护理计划。

（二）开始会谈阶段

1. 目标　给患者留下一个良好的首次印象，使患者愿意主动说出自己的愿望。

2. 护士需要注意做好准备工作

（1）衣着得体，表情自然，姿态稳重大方，态度和蔼，语言要有修养，眼神专注。

（2）做好自我介绍，有礼貌地称呼对方。

（3）向患者解释本次会谈的目的、大约所需要的时间以及会谈的意义。

（4）告诉患者在会谈过程中可随时提问，护士会随时解答和澄清问题。

（5）提供一个隐私性好又轻松的环境。

（6）详细了解患者的基本资料，制订有针对性的会谈提纲。

（三）会谈阶段

1. 目标

（1）讨论患者潜在的需求和功能性失调的原因。

（2）鼓励患者参与制订治疗目标和达标协议。

（3）鼓励患者学习新的行为方式，进行自我护理。

2. 主要内容　与患者较深入地谈论其感知觉、情感、行为以及个人期望等，并讨论问题的处理方法及住院护理的计划与要求。计划的内容包括护患双方的责任、对彼此的期望、达到了目标应怎样奖赏、没有达到目标应怎样处理、会谈内容、计划终止及保密。依据奥瑞姆的自理理论，护士应与患者共同分析其潜在能力，提供保健指导，鼓励患者开展自护。

3. 会谈技巧

（1）共情：又称移情、同理心。作为一个心理学概念，共情要求共情者从对方的角度去感受和理解他人的感情，分享他人的感情而不是表达自我情感。通俗地说，就是“换位思考”。共情被认为是沟通过程中最重要、最复杂的要素，能影响所有类型的沟通结果。共情不同于“同情”，同情是对他人的担忧、怜悯乃至关心，是个人对他人所处困境的自我感情的表达。简言之，共情是从对方的角度来观察世界。

共情在治疗性护患关系中发挥着重要作用。对于护士来说，共情是基本的情感，可帮助护士了解患者及其健康问题，更好地与同事相处，这也要求护士在与患者沟通过程中，应有意识地向患者介绍护理工作的目的、内容、方式和作用，介绍护理工作的

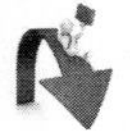

难度及可能需要的协助,期待患者的理解和支持。对于患者来说,最重要的便是需要被人理解的强烈的社会心理需要,通过共情可减少患者的被冷落感及孤独感,有助于患者感受到来自他人的关心,促进自我接受感的形成。

(2)倾听:是指接受口头及非语言信息、确定其含义和对此做出反应的过程。倾听是有效沟通的基础,能促进沟通双方达到思想一致。医护人员应该倾听患者及其家属的诉说,帮助其排解矛盾、宣泄感情。优秀的倾听者是真诚的朋友或辅导者,应具备耐心、虚心和诚意,帮助倾诉者排忧解难,这样的倾听是具有治疗效应的。倾听的技巧包括以下几条:①少说话,专心致志地听,给患者自由表达思想和意见的机会。②延迟判断,不要轻易打断对方的谈话,学会控制自己,在适当的时机提出自己的问题,体会“弦外之音”,便于了解对方想要表达的真实内容,不对患者的言行举止和价值观进行道德层面的评价。③及时反馈,将注意力集中于对方谈话的要点,根据自己掌握的有效信息,及时做出相应的反应,确定对方谈话的实质。④注意非语言性沟通,包括音调、流畅程度、选择用词、面部表情、眼神、身体姿势和动作等。

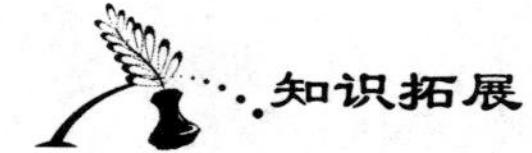

共情的概念及维度

共情(empathy),最早可以追溯到德文术语“einfühlung”。利普斯(Lipps)是将共情应用于心理学的重要人物之一。1909 年,铁钦纳(Titchener)在《关于思维过程的实验心理学讲稿》中首次提到英文“empathy”一词,自此后共情才出现在《心理学大辞典》中。人本主义心理学创始人马斯洛(1957 年)阐释了其相关概念,即能够设身处地体验他人处境,对他人情绪、情感具备感受力、理解力。

共情可以至少分为 4 个维度,依次是情绪共情、认知共情、道义共情和行为共情,而行为共情则是实现高级共情的必备要素。心理学家认为,共情是人际交往的核心准则,是人际交往中获取相互信任的最佳途径。

共情利于医(护)患信任关系的建立,对构建和谐的医(护)患关系至关重要。共情是医护人员与患者沟通的精髓,是医护人员与患者沟通的基础与平台。可以说,共情既是一种态度,也是一种能力。

参考文献:王维利. 治疗性沟通系统[M]. 北京:人民卫生出版社,2013.

(3)核实:护士在与患者沟通的过程中,需要核实自己的感觉,可以运用重述、归纳、澄清、小结等方法,理解患者想要表达的信息内容、情感,用合理的方式陈述。此外,可以对患者所述内容进行归纳总结,帮助患者整理混乱的思绪,对于一些模棱两可、含糊不清的陈述给予澄清,最终在核实后留有一段停顿的时间进行小结。

(4)引导:除了上述会谈技巧,护士还有必要对话题展开适当的引导和发散,如

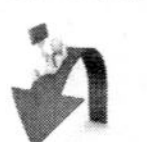

"然后呢""还有吗"等简短的语句鼓励患者描述内心感受以协助医护人员了解患者的病情。对于述情困难的患者,需要护士积极领会,不可表现出不耐烦或敷衍,应以期待的眼神来鼓励患者。

(5)事实呈现:对于感知觉障碍的精神病患者,尤其是有幻觉症状的,针对患者的病态思维,通过呈现事实的方式让患者知道此情况不可能存在。在此过程中,护士应该注意自己的态度,不必过分坚持己见,但也不能为了讨好患者而违心地赞同或支持不利于其康复的言语。

(6)沉默:针对情感、思维障碍的患者,沉默可给患者考虑的机会,给患者足够的时间去思考,足够的空间来调节,也给患者足够的时间去观察。对于抑郁患者,护士的沉默可以表达理解、支持和尊重,利于治疗性沟通关系的建立。另外,当护士不明确该如何对待患者时,保持沉默是一种比较安全的做法,因此,护士保持一段时间的沉默是十分必要的。

(7)触摸:护士适当地运用触摸可以起到加强沟通的作用。触摸会产生两级效应,因此如果触摸不当,可能会产生不良反应。影响因素主要有性别、年龄、触摸的环境、形式及双方的关系。所以,在实际工作开展的过程中应根据不同情况区别对待。

(8)与不同精神障碍患者沟通的技巧:针对不同的精神障碍患者,护士在沟通中应使用不同的沟通技巧。对于妄想患者,护士要注重启发,通过患者诉说可以了解患者的病情,对患者陈述的内容不给予道德和价值层面的认同或反驳,避免引起患者不满或猜疑,待其病情好转时,再帮助其认识。对于抑郁患者,护士要引导其说出内心的痛苦,给予安慰鼓励,启发患者回忆自己过往的成功或快乐,并表示赞誉和敬重。对沉默寡言的患者,即使患者一言不发,护士也可以关切地静坐在其身旁,使患者感觉到被安慰和被尊重。对于有攻击行为的患者,护士尽量避免与患者共处一室,避免激惹性语言,防止刺激患者造成伤害。对木僵患者,虽然患者看似对外界毫无反应,但其实他的内心是清楚的,因此护士仍需要避免在患者面前随意谈论病情,做任何护理治疗前仍然需要事先向患者解释清楚,征得患者同意或认可。对异性患者,护士需要保持自然、谨慎和稳重的态度。

(四)结束会谈阶段

1. 目标　顺利地结束会谈可为下一次会谈打下良好的基础,是治疗性护患关系的重要步骤。

2. 主要内容　在开始会谈时就需提前告知患者会谈的大致时间及计划,最好在事先约定结束的时间结束会谈,不可突然终止或自行离开。另外,不要在结束前提出新问题,但应该对整个会谈的内容做简明小结,并要求患者提出意见,帮助患者接受和经历结束的过程,并相约下次会谈的内容和时间。

四、影响治疗性护患关系的相关因素

在沟通的过程中,有不少因素可能会造成沟通障碍。如果想要达到有效的沟通,护士需要提前了解与沟通障碍有关的因素。有关因素可归纳如下:

1. 事先准备问题　会谈前护士并未就此次会谈进行事先沟通,护士与患者彼此都比较陌生,不了解患者的情况、会谈目的和内容不明确等,导致会谈缺乏针对性,这对

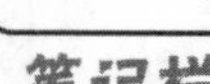
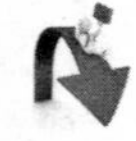

于治疗性护患关系的建立是一个不利的因素。

2. 护士自身问题　护士如果自身心理调适能力不佳,就容易将生活当中的一些问题带到工作中,在交谈中将一些负性情绪转移给患者,使患者产生不确定感和不安全感。另外,护士如果不具备良好的沟通技巧,不能很好理解患者的意思,以自己的感受来判断患者的感受,就会阻碍交流的正常进行。比如患者在表达意思时,特别在谈及一些病态的想法时,护士用了“你不应该……”的话语,阻碍了沟通的深入。

3. 护患双方信任欠缺　护患双方在价值观、知识层面、处世态度等方面存在较大差异,在会谈进行的过程中一些善意的谎言或不切实际的保证会导致护患双方的信任危机,从而阻碍沟通的进行,促使护患双方的信任缺失。

4. 其他　环境嘈杂、喧闹,或有其他工作人员在场,会分散患者的注意力,侵犯患者的隐私,护士的注意力不集中、谈话态度不一致等都是影响治疗性护患关系的不利因素。

第二节　精神疾病的护理观察与记录

在临床中,精神障碍患者表现各异,很多表现并非时刻能够显露出来,需要通过仔细观察,才能做出明确判断。密切观察病情,及时掌握病情变化并书写护理记录,是护理工作的重要内容。护士可以通过对患者的言语、表情、行为、生命体征等方面的观察,及时掌握病情信息,采集患者症状变化的第一手资料,进而修订护理计划,提高护理质量。护理记录是医疗文件的重要组成部分,可以反映患者病情动态变化的过程,也可以体现出治疗护理措施的效果。

一、精神疾病的护理观察

(一)观察的内容

1. 一般情况　患者的仪表、服饰、个人卫生情况;个人生活自理能力;全身有无外伤;饮食、睡眠、排泄情况、女性患者特殊生理周期情况;患者接触交谈的态度;对医护人员及周围环境的态度;对工娱康复训练的参与度及积极性等。

2. 躯体情况　患者一般健康状况;患者生命体征;肢体活动有无异常;有无脱水、水肿、呕吐或外伤等。

3. 心理状况　包括患者的心理负担和心理需要;患者对治疗的态度如何;目前急需解决的问题以及心理护理的效果评价。

4. 周围环境　患者有无携带危险品(刀、剪、打火机等)入院,周围环境中有无危险物品;医疗设备有无安全隐患;患者之间有无暴力和意外行为发生的苗头;患者有无违反相关安全规定的行为。此外,还需要注意病房的环境是否安全、整齐、卫生、舒适。

5. 精神症状　患者有无自知力;有无意识障碍;有无感知觉障碍;能否正确认识时间、地点、人物等;有无思维内容及形式异常,有无妄想;情感稳定性和协调性如何;症状有无周期性变化等。

6. 治疗情况　了解患者对治疗的态度如何;治疗效果及药物不良反应如何;有无

笔记栏

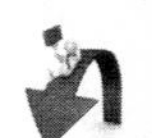

拒绝服药或藏药行为，及药物不良反应；患者对用药治疗的顾虑和信心如何等。

7. 社会功能　包括患者的学习、工作、人际交往能力，以及参与集体活动、社交情况，亲朋好友对患者的关心程度、来院探望的次数等。

（二）观察的方法

精神疾病患者临床症状复杂多变，护士在工作中应有针对性地开展护理观察，通过视觉、听觉、嗅觉、触觉等感觉功能，及时有效地获取患者最全面、真实的信息。护理观察的方法包括直接观察法和间接观察法。

1. 直接观察法　护士与患者直接接触、面对面交谈，了解患者的所思所想，运用共情、倾听、沉默、信任等沟通技巧，启发患者自己诉说，便可以通过谈话了解患者的精神状况、定向力及思维状态是否正常。同时，还可以观察患者的动作、表情和行为来了解患者的症状，从而进一步了解患者的思想情况和心理状态。通过直接观察法获得的资料相对客观、真实、可靠，对制订符合患者自身特点的护理计划十分重要。

2. 间接观察法　护士不正面与患者接触，从侧面观察患者或采用量表评定方法获取信息，以了解患者精神状况、心理状况以及躯体状况的一种观察方法。具体而言，可从侧面观察患者独处或与人交往时的精神活动表现，护士可通过患者的亲朋好友、同事及病友了解患者的情况，或通过患者的绘画、手工制品、舞蹈动作、日记、娱乐活动等了解患者的思维内容和病情变化。通过间接观察法获取的资料是直接观察法的补充。这种方法适用于观察那些不善于或不肯表露自己思维内容或不合作、情绪激动的患者。

此外，对比观察也经常用于护理观察中，比如：当出现病情变化时，是疾病本身的变化还是药物不良反应导致的？老年患者出现智能改变，是老年期抑郁还是痴呆的表现呢？由此可见，护士需要结合多方面知识及临床经验来综合判断病情变化。护士在观察、评估患者的病情时，直接观察法和间接观察法的使用并非是单一的，两种方法是共同使用、相互补充的。

（三）观察的要求

1. 客观性　在观察病情时，护士应将所观察的现象如实记录和交班，内容必须真实、客观、严谨，避免主观判断或先入为主，以免误导其他医护人员对患者病情的了解。

2. 目的性　护士在观察病情时必须有一定的目的，应根据诊疗需要，在工作日程中合理安排时间和内容，确定合适的时机，对不同患者有不同的观察目的。如开始治疗时要重点观察患者对治疗的态度、治疗的效果及不良反应；治疗期要重点观察其精神症状和心理状态；疾病缓解期要观察患者对疾病的认知情况和稳定程度；恢复期需要观察症状消失情况和自知力恢复的程度等。

3. 整体性

（1）对某一患者的整体观察：护士在进行护理观察的时候，必须结合某一个患者从入院到住院期间各个方面的表现来综合判断，给予一个整体的全面分析，进而制订出与之相适应的护理计划。按照整体护理的要求，通过观察法对患者进行全面的评估，从健康状况、躯体情况、精神症状等方面观察。

（2）对整个病房进行整体观察：除了对一个患者的整体观察外，护士也需要对病房里所有患者进行全面的观察，掌握每个患者的主要特点。既要对重症患者或特殊患

笔记栏

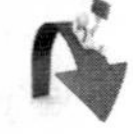

者做到心中有数，又不能疏忽一般的、少说少动的患者。

4. 隐蔽性　护理观察的过程中，如果能给患者提供一个轻松的环境，则患者的表现会相对真实。护士可以通过做活动、聊天等方式不知不觉地开展观察。观察过程中也有技巧，护士在交谈时尽量不要记录，否则可能让患者感到紧张与焦虑。如有自杀观念的患者上厕所时，护士应该入内查看，此时护士可以问“需要手纸吗”“需要帮助吗”等，让患者感到护士的关心，而不是被监视、不被信任的感觉。

(四) 观察的要点

严密观察病情，及时掌握病情变化，是疾病护理的重要环节。精神疾病患者临床表现各异，情况复杂，轻重程度不一，很多症状并非随时随地都能显露出来，因此要求护士能够通过与患者的沟通、交流获取到的信息（言语、表情、行为、眼神、肢体动作、空间距离等）来进行病情观察，同时结合精神医学、护理学、精神疾病临床特征等，进行动态护理记录，及时发现并反映患者病情变化的全过程，为疾病的诊断、治疗、护理及科研等提供第一手资料，进而促进各项医护活动的顺利开展，促进患者的康复和回归社会。作为病情观察的重点，要做好这项工作，护士应注意以下几个关键环节：

1. 确立重点观察对象　护士应在科室里甄别患者类型，对于新入院，有自杀、自伤、冲动、毁物、出走意图的患者，生活不能自理的患者，正在进行联合治疗或刚结束这些治疗的患者，老年期或合并其他严重躯体疾病的患者，做电休克等特殊治疗的患者，年少、年老体弱的患者等，均应作为主要对象，进行重点观察。

简述精神科护理观察的要点。

2. 掌握重点观察内容　护士应针对不同患者的具体情况拟订不同的观察指标，按照疾病的不同阶段确立观察的重点内容。对于新入院患者或未确诊的患者，护士应全面分析其病史，严密观察其精神症状和躯体状况；对有自杀、自伤、冲动、毁物、出走意图的患者，应对其情绪、行为和发生意外的可能性进行重点观察，尤其关注其异常的表现和行为，总结其异常言语背后的“潜台词”；对生活不能自理的患者，加强生活护理；对正在进行联合治疗或刚结束这些治疗的患者，重点观察其自知力恢复的情况、治疗的依从性、出院的态度以及出院后的规划等；对老年期或合并其他严重躯体疾病的患者，重点关注其生理和心理的双重感受，尤其是躯体疾病伴随而来的疑病妄想问题；对年少、年老体弱的患者，护士应加强患者与家属的联络，促进患者的康复。

3. 接触观察真实有效　在接触观察的同时，护士应保持端庄大方的举止，表情柔和自然，给患者安全感和信任感。护士需要根据不同患者不同病情运用不同的接触方法，采取治疗性沟通技巧，引导患者讲出或从侧面了解所需的内容，达到治疗病情的目的，确保观察的效果。

4. 分析意外事件的发生　对于一些特殊的患者，护士需要严密观察患者的表情、言语、动作、行为甚至情绪，通过其异常反应，展开合理推测并综合分析判断，有效地进行诊断、治疗及预防意外事件发生，确保患者安全。

二、精神科常用评估量表及其应用

评估是精神科工作的关键。评估量表是对自己主观感受和他人行为的客观观察进行量化描述的方法，具有可量化、客观、可比较和简单易行等特点，现广泛应用于临床和科研领域。

笔记栏
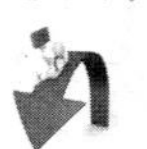

(一)量表的分类

1. 按其内容及功能分类　常用的有精神疾病筛选及调查表、诊断量表及症状分级量表、药物副作用量表等。

2. 按结构及标准化程度分类

(1)自我评定量表:由患者填写修订好的问卷,完全排除了检查者的主观影响。主要用于评定抑郁、焦虑、神经症及人格障碍患者,如焦虑自评量表、抑郁自评量表。这种方式一般不适合用于重症精神障碍患者,因其缺乏自知力而影响评定效果。

(2)定式检查量表:采用标准化的问题和问话方式来检查,如精神疾病筛选表、神经症筛选表等。

(3)半定式检查量表:检查程序相对固定,但也可根据患者的言语酌情提问,相对真实可靠,如汉密尔顿(Hamilton)抑郁量表、简明精神病评定量表等。

(二)临床常用量表

1. 护士用住院受检者观察量表(nurse observation scale for inpatient evaluation, NOSIE)　护士最常用的量表之一。在 NOSIE 中,每个条目均为描述性短语,按照具体现象或症状的出现频率,分为 0 ~ 4 分的 5 级评分法,分别为"无"至"几乎总是如此"。NOSIE 由经过培训的护士来进行评定,每位患者均有 2 位护士评定,统计结果分数相加。

2. 简明精神病评定量表(brief psychiatric rating scale,BPRS)　精神科应用最广泛的量表之一。目前多采用 18 条目版本,主要用于精神分裂症患者,每条目采用 1 ~ 7 分的 7 级评分法。本量表无评分指导,主要根据症状定义及临床经验评分。

3. 大体评定量表(global assessment seale,GAS)　目前临床应用最广泛的一种量表。该量表可评估被检者的病情严重程度、治疗效果、功能水平或不良反应情况。GAS 的项目,即病情概况,分为 100 个等级,分数越低,病情越重。1 ~ 10 分最危险,最严重,最需要被监护。

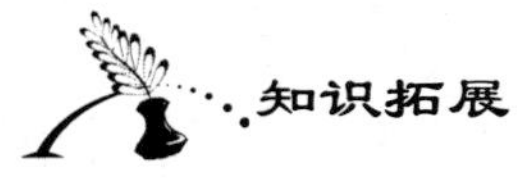

非精神科住院患者心理状态评定量表

临床上对非精神科住院患者实施心理护理时,需要适宜的评估工具对患者进行心理量化评估,以便及时将有严重心理问题的患者从诸多较适宜心理状态的住院患者中甄别出来。目前临床上一般使用精神卫生学科的国际通用量表,其信、效度较高,但大多不是针对非精神科住院患者的。

齐艳等编制了非精神科住院患者心理状态评定量表(mental status scale in non-psychiatric settings, MSSNS),形成了 4 个因子,38 个项目(依次为焦虑 13 项、抑郁 10 项、愤怒 8 项和孤独 7 项)。每个项目根据患者的心理感受按 5 级评分法计为 0 ~ 4 分,38 项累计得分为量表总分,各因子项目得分之和为各因子分。得分越高,表明患者的负性情绪

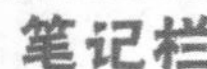
笔记栏
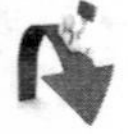

越强。

MSSNS 包括 4 个因子，可以同时测量患者的焦虑、抑郁、愤怒和孤独情绪，能综合地反映非精神科住院患者的心理状态，便于护理人员全面地掌握患者的心理状态。MSSNS 的信、效度良好，评分简单，易于实施和掌握，有较强的甄别性，是临床评估非精神科住院患者心理状态较理想的一种评定工具。

参考文献：齐艳，刘晓红，邓光辉，等. 非精神科住院患者心理状态评定量表编制及试用[J]. 第二军医大学学报，2003，24(6)：673-675.

（三）评估量表的意义

精神科常用评估量表可标准化地收集患者信息及临床资料，是病情评估及疗效分析的工具，对初学者而言，可以全面、有序地检查患者，辅助诊断，量表的资料结果可作为疾病分类、患者分组及其他研究资料关联的统计量，作为流行病学的调查工具或初筛工具。此外，量表的设计本身就遵循了一定的编制原则，因此在使用同一量表的时候，即使是持有不同观点的人也可以对评定的结果相互沟通。

三、护理记录

护理文书是医疗文件的重要组成部分，它可以真实地记录患者的病情信息，便于所有医护人员掌握患者病情第一手资料，为医护人员建立治疗护理计划提供证据。与此同时，护理文书也是护理质量监控与工作效果的评价依据，是患者出院后存档的重要医疗文件，更是医疗纠纷评判的重要依据。因此，护士需要严格执行精神科护理文书的书写规范，保证护理记录的完整和有效。

（一）记录的要求

1. 真实　护理记录需要真实、客观，符合实际，避免护士主观描述，遵从患者原意，不可随意杜撰，尽量用患者原话记录，少用医学术语。

2. 及时　护理记录要注意时效性，不可提前或拖延，必须做到及时记录。患者入院后按规定时间或班次书写护理记录，如遇病情变化则需随时记录，不可漏记。

3. 准确　护理记录要表述准确，措辞言简意赅，不可出现产生歧义的词语，护士字迹工整，不得涂改。避免笼统、冗余或过分修饰，使用公认的文字符号和缩写，确保护理文书的准确性。如果书写过程中出现错别字，应当用双横线画在错别字上，保持原错别字清晰可见，将正确字书写在上方并签全名及修改时间。

4. 完整　护理文书要完整填写，包括页眉页脚，记录完毕要签全名并注明时间。

5. 全面　护士应全面了解患者的病史、家族史和发病情况，全面记录直接或间接观察到的情况，并清晰记录与患者及患者家属沟通交谈的情况。

（二）记录的方式和内容

护理记录的种类、方式多种多样，临床上不论采用何种记录方式均与所在医疗机构的相关规定、护理角色功能及患者的实际情况息息相关。主要护理记录包括以下几种：

笔记栏

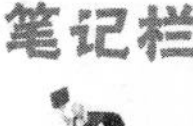

1. 入院护理评估单　入院评估的记录可以表格形式、叙述形式填写，记录内容包括患者的一般资料、简要病史、躯体情况、精神症状、心理状况、临床表现、疾病诊断、入院宣教及护理注意要点等，由当班护士完成，24 h 内由上级护士审阅。

2. 入院后护理记录　又称交班报告，是指当班护士按照整体护理的要求，记录患者的生命体征、临床表现、主要病情变化、临床护理要点等，并且向下一班护士交班。

3. 住院动态护理记录　护士在患者住院期间，根据患者病情，提出护理问题，制订相应护理措施，组织实施，定期评价。记录多以表格形式填写，按时间顺序进行。

4. 高风险评估动态记录　评估患者的高风险行为，包括自杀、自伤、出走、暴力、跌倒、噎食等危机事件，根据风险等次决定书写频率。

5. 出院护理评估记录和出院指导　护士对患者住院期间护理全过程书写的总结和评价，包括出院后健康教育，一般采用文字叙述及表格形式结合记录。

6. 护理记录单　护理记录单把护理问题、护理措施、效果评价融为一体，记录在册。分为一般护理记录单和重症护理记录单，可有文字叙述或表格形式。

7. 其他　如新入院病例讨论记录、阶段护理记录、请假出院记录、转院(科)记录、死亡记录等。

第三节　精神科患者的组织与管理

随着现代医学的发展、人性化护理的提出，护理模式发生了巨大转变。精神科病房管理也逐步由过去的封闭式管理，过渡至半开放式管理，直至现今提倡的全开放管理模式。2013 年 5 月，《中华人民共和国精神卫生法》施行以来，护理工作更加重视精神疾病患者的权益，尊重患者意愿，保障患者安全，并努力营造积极良好的就医环境。因此，作为精神科患者最为重要的生活治疗场所，病房的组织与管理显得尤为重要。如何在精神科护理管理中体现人文关怀，如何开展精神科患者的组织管理，是精神科临床工作的重中之重。做好精神科患者的组织管理，对保障病房医疗秩序，提高患者依从性，促进患者康复，改善医患、护患关系，均具有重要意义。

一、封闭式管理

简述精神科管理模式。

(一)封闭式管理的目的及适应类型

精神科病房的封闭式管理适用于精神疾病急性期、严重的冲动、伤人、毁物、自杀、自伤及病情被动、无自知力的患者。此时，封闭式管理可以有效地组织管理患者，并给予适当的病情观察和护理，可有效地防止意外事件发生。

(二)封闭式管理的实施方法

1. 封闭式管理应有章可循　封闭病房大部分是非自愿住院的重型精神障碍患者，因此，病房的环境设置、设施配备、分级管理都需要符合患者治疗及安全需要。制定并遵守相关的管理制度及护理安全管理规范非常重要，包括患者作息制度、住院休养制度、探视制度等。护士应经常向患者宣传封闭管理相关制度，使患者理解制度的目的，保证患者有一个积极良好的治疗护理环境，促进良好生活习惯的养成，也有利于患者

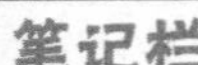

的康复。

2. 针对性开展分级护理　封闭式管理需根据分级管理标准，提供相应的护理措施。重症患者安排在一级护理单元，需配备符合岗位资质的护士来开展护理工作，患者的活动需在护士的监护下完成，防止各种意外事件。恢复期患者安排在二级或三级护理单元，在护士的监管下组织活动。

3. 注重心理护理，落实人文关怀　封闭式护理管理的患者需要集中管理，不可随便出入病房，活动范围受限，特别是当患者的自知力逐渐恢复时，患者可能面临较大的心理压力，引发住院不安心、拒绝治疗、要求出院等情况。护士应关注患者的身心变化，帮助其正确认识疾病，关心患者感受，满足合理需求，及时提供心理帮助。对于有一定特长的患者，护士应发挥其专长，让其体会自身存在的价值，并获取乐趣。

4. 安排丰富的文娱活动　封闭式管理也可根据患者的病情，结合患者的兴趣爱好，在病房或院内适当安排活动，如学习、劳动、体育等。学习活动包括看书、看报、看科普宣传片、听健康知识讲座等，劳动包括手工编织、日常生活活动等，娱乐体育活动包括欣赏音乐、看电视剧、看电影、跳舞、打球、打腰鼓等。这些文娱活动，既能转移患者不良情绪及行为，又可以提高生活乐趣和质量，使其安心住院，配合治疗，促进封闭病房和谐、安定的管理。

二、开放式管理

(一) 开放式管理的目的及适应类型

精神科病房的开放式管理主要适用于自愿住院、主动接受治疗的患者。如神经症、病情稳定、康复期待出院的患者。开放式管理的目的是营造出一种轻松、自由的住院环境，满足心理需要，调动患者的积极性和主动性，促进其早日回归社会，适应正常社会环境。

(二) 开放式管理的类型

1. 全开放式管理　是开放式病房的管理模式，患者有自我管理的权利。这些患者多数是自愿接受治疗的，享有更多的知情权，病房环境是完全开放的，患者可以在家属陪同下随时外出。此外，患者还可以参与到治疗与护理计划的制订与实施中去。这种管理方法增加了患者与外界的接触和情感交流，减少了情感和社会功能的衰退，有利于精神康复。

2. 半开放式管理　是在精神科封闭病房住院的患者，在病情允许的情况下，由医生开具医嘱，进行院内、院外活动的管理方式。患者可以在常规治疗完成后在护士或家属陪同下外出活动，周末可安排患者由家属陪伴回家，周一返院。这些活动可使患者尽可能不脱离社会，保持愉快心情，增强患者生活的信心，促进早日回归社会。

(三) 开放式管理的实施方法

1. 开放式病房管理

(1) 患者收治及病情评估：开放式病房收治的患者须经精神科门诊医生初步诊断后登记入院。患者在被安排相应的病房后，须签署知情同意书等文件，告知患者及家属应承担的责任和义务。

(2) 建立完善的开放式管理制度：开放式病房的自主性比较大，活动空间相对广

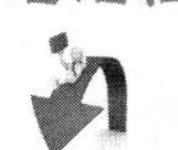

泛，给精神科的安全管理带来难度。因此，护理管理过程中需要建立起完整的制度、规范，加强管理。

(3)加强患者的行为及心理护理：定期举办健康教育及心理护理讲座等，开展文娱活动，指导患者正确面对压力，积极应对人生中的负性生活事件。对于患者的不遵医嘱行为给予指导和弹性管理，劝导无效者转诊至封闭病房治疗，确保治疗护理的正常进行以及患者的安全。

2. 半开放式病房管理　每个护理单元需限制开放患者的数量，选择有能力的患者担任小组组长，鼓励自我管理，配备 1 ~ 2 名工作人员参与管理及组织协调，开展适当的文体休闲娱乐活动。

三、精神科的分级护理

精神科护理在参照综合性医院分级护理指导原则的基础上，根据患者的轻重缓急及其对自身、他人、病室安全的影响，将精神科护理分为特级护理、一级护理、二级护理和三级护理。

(一)特级护理

1. 护理标准

(1)患者伴有严重躯体疾病，病情危急，随时都有生命危险。

(2)患者有严重的冲动、自杀、自伤、伤人、毁物危险。

(3)因精神药物而出现的严重不良反应、病情危重需要进行抢救者。

简述精神科分级护理的标准及内容。

(4)存在意识障碍；严重痴呆、心境障碍(抑郁、躁狂状态)，或伴有严重躯体并发症者。

(5)各种严重外伤或自杀后复苏不全者。

2. 护理内容

(1)将患者安置于重症监护病房，专人护理，随时评估病情，制订护理计划，严密观察生命体征的变化，准确记录出入量，并实施床旁交接。

(2)严格执行各项诊疗和护理措施。

(3)正确执行医嘱，按时完成治疗。

(4)做好生活护理，给予患者舒适卧位，预防并发症，加强导管护理，并进行护理评价。

(5)保持急救药品和抢救器材的良好功能状态，随时做好抢救准备。

(6)履行告知制度并针对疾病开展健康教育。

(二)一级护理

1. 护理标准　精神症状急性期患者；有严重药物不良反应的患者；有严重的器质性精神障碍患者；生活不能自理，病情随时发生变化者；特殊情况需动态观察病情者。

2. 护理内容

(1)将患者安置于护士容易观察到的病室内，24 h 监护，观察患者的病情变化，及时发现危急征兆，便于应急处理。

(2)对随时可能发生自杀、自伤、冲动毁物的患者，遵医嘱采取约束隔离措施，严格执行约束制度，保证患者卧位舒适及功能位。

笔记栏

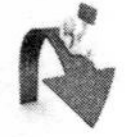

(3)正确执行医嘱,指导患者正确用药。

(4)做好基础护理,保持患者仪表整洁和床单位的清洁。

(5)指导患者饮食,保证患者的营养摄入。

(6)履行告知制度并开展健康教育,做好心理援助和康复指导。

(7)严格交接班,每天评估病情,发现异常及时上报。

(8)及时书写护理记录,并做好抢救准备。

(三)二级护理

1. 护理标准　精神症状缓解期,存在妄想、幻觉但无危险的患者;年老体弱、生活自理能力下降者;轻度痴呆、轻度抑郁患者。

2. 护理内容

(1)正确执行医嘱,密切观察病情。

(2)常规巡视病房,安全护理措施到位,按常规完成临床观察项目。

(3)协助或督促患者进行生活护理。

(4)遵医嘱指导患者进行饮食护理,正确用药,并有针对性地进行健康教育。

(5)执行安全护理规定,严禁危险物品。

(6)履行告知制度并开展健康教育。

(四)三级护理

1. 护理标准　精神症状基本缓解的患者;精神疾病康复期患者;生活能自理;病情稳定,有良好的社会适应,能继续巩固治疗的患者。

2. 护理内容

(1)常规巡视病房,保证护理安全。

(2)按照医嘱完成治疗并指导患者正确用药。

(3)遵医嘱指导患者进行饮食护理。

(4)做好出院指导,了解患者出院前的心理状态。

(5)充分调动患者的积极性,与患者商讨社会康复训练,促进其出院后的社会适应。

(6)履行告知制度并开展健康教育。

四、精神科病房相关制度及护理常规

(一)精神科安全制度

精神科有关护理安全问题是一个长期存在的问题,为了保证精神科患者的人身安全,就需要精神科的全部医护人员参与其中,最主要的是严格执行各项规章制度,尽最大努力达到患者安全的最终目标。

(1)护理人员要熟练掌握精神科工作制度,如精神科安全管理制度、不良事件登记及上报制度、精神科保护约束制度、巡视制度、交接班制度、查对制度、给药制度等,掌握精神科各班护理工作程序、疾病护理常规等,并能够熟练应用。

(2)患者出入病区时,护士需要陪伴并清点人数,防止患者将危险品带入病房。

(3)患者洗澡时,组织专人照顾,防止患者烫伤、跌伤。

(4)患者就餐时,护士应在场,观察患者就餐情况。

笔记栏
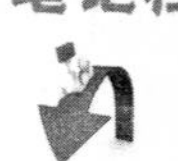

(5)患者吸烟时,需要有固定的时间及地点,打火机等物品由护士保管,患者不得私藏。

(6)病区内的钥匙、体温计、锐利工具、保护带、勺子应有固定数目和存放地点,如有丢失,及时查找。

(7)专人管理药品柜,内服和外服药要用不同标签,分开放置,加强保管。

(8)定期检查病区危险物品和安全设施情况,如电器设备、玻璃门窗、床单位和门锁等。如遇损坏,及时上报维修。

(9)患者不得携带现金、手机等贵重物品进入病房内。

(10)科室的治疗室、配餐室、护士站、抢救室、医生办公室,无人时均需要锁门。各类抢救器械应该专人保管,按要求放置,定期检查。

(11)护士要主动给前来探视的家属介绍科室的安全管理制度。

(12)如果发生意外事件要及时上报。

(二)精神科护理常规

(1)保持良好的病区环境,空气流通,环境舒适安静。

(2)根据病情进行分级护理。

(3)在护理操作前做好患者的告知和解释工作,并认真观察病情和治疗反应。

(4)坚守工作岗位,加强巡视,对重点患者密切观察,防止意外事件的发生。

(5)注意观察患者饮食及排便,对生活不能自理者给予帮助,对拒绝进食和服药的患者设法劝导。

(6)做好晚间护理,督促患者洗脸洗脚,女患者清洗会阴,生活不能自理者护士协助完成,保证患者清洁干净。

(7)户外活动时,护士需陪伴,防止意外发生。

(8)加强心理护理,及时了解患者心理状态并根据具体情况进行咨询安慰,做好说服解释工作,消除患者疑虑。

第四节　精神科安全护理

精神科患者的安全护理是确保疾病康复的先决条件。患者在感知觉障碍、思维紊乱的情况下,可出现自杀、自伤、冲动、毁物行为,进而危及患者或他人的生命安全和周围环境安全。因此,护士需要提高安全意识,警惕不安全因素,谨防意外。

(一)加强与患者的沟通,建立信任关系

精神疾病患者因为其异常的精神活动,沟通存在一定的难度。护士应尊重、关心、同情、理解患者,以真诚、平等、主动的态度,加强与患者的沟通,建立良好的信任关系,使患者感到温和、舒适、愉快。

(二)熟悉病情,采取针对性防范措施

护士要熟悉患者病情,掌握病史,重视患者主诉,掌握病房内每位患者的病情特征,加强重点患者的病情观察,对有自杀、自伤、冲动、毁物的患者重点监护,对新入院患者、意识障碍患者、生活不能自理患者、疾病急性期患者、不配合治疗的患者,应加强

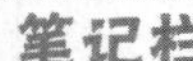

笔记栏

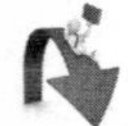

巡视，重点观察，限制患者活动范围，患者外出活动需由专人陪同。

（三）严格执行各项工作制度与护理常规

服药、约束、巡视等工作环节，护士都需要密切关注。在凌晨、夜间、交接班以及开饭前后的时段，病房工作人员较少，护士应特别加强巡视。厕所、走廊尽头、僻静处都应仔细查看，因为患者在这些地方极易发生意外。

（四）做好安全防护工作

安全检查是精神科的常规护理，它直接关系到患者的安全。

1. 防自杀　自杀是直接威胁患者生命安全的行为。因此，护理工作者首先需要评估患者的自杀风险，对自杀风险较高的患者实施严密监控，必要时采取 24 h 监护，同时，积极开展心理护理，帮助患者从自杀的意愿中脱离出来，并且争取家属的配合和支持。

2. 防意外　护士对病房设施做到“四定”，即定期检查、定期维修、定时锁门、定位放置；对病房内特殊区域（办公室、治疗室等）要随时锁门，保管好钥匙；加强危险物品（药品、器械、玻璃制品、易燃品、绳索等）管理并定位放置加锁，班班交接。禁止患者在病房内吸烟。除此之外，沐浴、如厕也是意外发生的高危情况。

3. 防攻击　精神疾病患者因为疾病因素常发生冲动、毁物现象，作为护士，应该加强风险评估并做好预防措施，避免与患者正面冲突，对于有暴力倾向的患者要给予重点防范，必要时实施约束或隔离。

简述精神科护理“四防”。

4. 防出走　精神疾病患者存在自知力不全或丧失的可能，不承认自己有病，拒绝就医，因此可能想方设法地逃离病房，护士应加强管理，每日交接班、外出检查时清点人数，加强病室环境的管理。

附：保护性约束

保护性约束主要用于保护躁动不安的患者，限制身体或约束失控肢体活动，防止自伤或坠床。在精神科治疗护理过程中，使用约束器具对于严重的自杀、自伤、伤人、毁物、兴奋、躁动的患者是一种强制性的保护性措施。根据部位的不同，约束器具包括约束床、约束单、约束带、约束背心及新型的约束工具，如手腕一体保护性约束带、肩胸约束带等。

1. 保护性约束的作用　保护性约束是辅助治疗与安全管理的有效措施之一。不仅可提高患者的治疗依从性，还可避免患者伤害他人、损毁物品或自伤、自杀等，最大限度地减少其他意外因素对患者的伤害。

2. 保护性约束的原则

（1）患者当时有伤害自身或者危害他人的危险性。

（2）为保证患者得到及时的治疗。

（3）其他较少限制的措施在当时无法提供或使用后无效。

3. 临床约束对象　由精神症状导致的行为障碍者，如运动性兴奋、损物、自伤、自杀、口头威胁、徒手攻击和持物攻击伤人的患者。抗癫痫类等药物的不良作用导致患者意识上的混乱，平衡能力受到影响者。

在老年精神科多用于痴呆、运动灵活性欠佳或有行为问题的患者，原因是患者步

笔记栏

态不稳以及有摔伤的危险。此外,针对有意识障碍、躁动、谵妄等症状的老年人,保护性约束可提高其治疗依从性,防止意外的发生。

4. 约束方法　临床上常采用护垫式、磁扣式约束带,保护衣,约束背心等将患者的手腕和踝、肩、膝等部位进行约束后固定在病床或椅子上,限制其活动能力和活动范围。特别值得一提的是,老年患者使用的床栏也作为约束保护方法。

5. 约束性保护的注意事项

(1)使用前要对患者具体情况进行评估,确实符合实施约束条件时才能给予约束措施。

(2)约束前一定要向患者及家属做好解释工作,取得他们的理解和配合,并签署知情同意书,否则可能会为后续的治疗带来不必要的麻烦。

(3)使用的过程中要注意爱护患者,动作要轻柔,力求避免粗暴的拉扯等动作。

(4)约束的方法要明确。约束时肢体要处于功能位置,约束带要有衬垫,松紧要适宜。不能过紧,以免影响肢体远端血液循环;也不能过松,否则可能在解脱后发生意外,达不到控制的意图和目的。

(5)约束期间密切观察或专人看护患者,避免一切可能使患者遭受伤害的因素,每 1 ~2 h 要松解一次,观察肢体血液循环,加强皮肤护理,协助患者大小便。

(6)使用约束带的患者要进行床旁交接班。

(7)患者精神症状好转后,要及时解除约束,做好安抚工作,及时收回约束带。

6. 解除约束后的护理

(1)目前对于何时解除约束尚未有统一标准,有学者提出解除约束应细化、量化,并根据量化后的分值来评估。对于高龄患者约束的解除,我们推荐以下标准:约束时间不宜超过 12 h;非输液患者安静时间超过 2 h;输液完毕后安静时间超过 1 h。

(2)解除保护性约束后要仔细清点约束带数目,避免遗漏;约束带集中清洗消毒,防止交叉感染;对伴有并发症的患者,除积极治疗外,要告知陪护家属并予以解释安慰,避免医疗纠纷发生。

小　结

1. 治疗性护患关系是指在治疗护理活动中护士与患者之间形成和发展的一种专业性、工作性和帮助性的人际关系,是整个护理服务过程中护士利用专业知识和技能,有目的、有计划地与患者沟通的过程。本章应重点学习治疗性护患关系建立的要求、过程及技巧。

2. 精神科护士应该掌握护理观察的要点及方法,并且学会如何运用相应的评估量表对患者精神状况进行评估。

3. 精神科护理管理可分为封闭式管理和开放式管理两类,注意两类管理方式的适用范围和注意事项。

4. 精神科护理强调安全护理,注意“四防”:防自杀、防意外、防攻击、防出走。

笔记栏

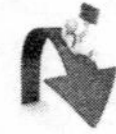

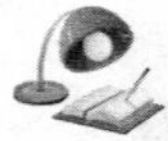

同步练习题

1. 下列哪项交流方式，可能会影响护患之间的沟通(　　)

A. 给予患者反复保证
B. 耐心倾听患者诉说
C. 当患者悲伤时，可运用触摸方法
D. 当患者说话漫无边际时，可适当引导
E. 尊重患者的隐私

2. 护士从患者的书信、日记了解患者的情况，属于(　　)

A. 直接观察
B. 间接观察
C. 全面观察
D. 间断观察
E. 侧面观察

3. 接触精神疾病患者的技巧中，下列哪项是不适当的(　　)

A. 表情要自然
B. 对妄想患者，可通过争辩帮助其认识自身疾病
C. 语气轻柔，语速要慢
D. 对老年患者，可通过触摸使其感到温暖
E. 在治疗性沟通过程中，要通过耐心倾听了解患者的基本情况

4. 某患者认为饭里有毒而拒食，护士正确的护理措施为(　　)

A. 强行喂食
B. 集体进餐
C. 单独进餐
D. 约束后鼻饲
E. 约束后直到同意进餐

5. 精神科安全护理“四防”包括(　　)

A. 防自杀
B. 防意外
C. 防攻击
D. 防伤人
E. 防出走

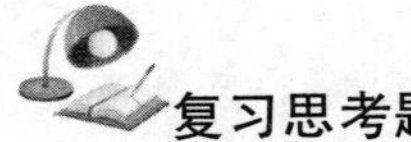

复习思考题

1. 简述对精神科患者病情观察的主要内容。

2. 试述精神科安全管理的主要内容。

3. 案例分析：患者，男，38岁，工人。几日内反复感慨生不如死，活在世上没有意义，表现出沉默寡言、闷闷不乐、食欲减退、入睡困难。针对这种情况，作为护士，你将采取哪些护理措施?

（安徽医科大学　宇　寰）

第四章 精神障碍的主要治疗与护理

第一节 精神药物种类及药物治疗的护理

精神药物的种类繁多,按临床作用特点将其分为四类,即抗精神病药物、抗抑郁药、心境稳定剂和抗焦虑药。

一、抗精神病药

抗精神病药物是指一组主要用于治疗精神分裂症以及其他精神病性精神障碍的药物。这些药物在治疗量合适时,能有效控制精神病患者的精神运动性兴奋,例如,幻觉、妄想、敌对情绪、思维障碍和奇特行为等精神症状,但不影响患者的意识和智能。随着医学的发展,许多非药物治疗法,如电休克治疗、心理治疗、职业治疗、物理治疗、社会干预治疗等也受到重视,因此在采用药物治疗的同时,还需要结合心理治疗和社会功能康复治疗等方式,通过综合的干预帮助患者获得最佳的疗效。护理人员必须熟悉精神药物的基本知识及不良反应的表现,认真细致地观察药物不良反应的早期指征,及时处理,以预防不良后果的产生。

抗精神病药物的作用机制在于阻滞神经递质的受体,适当地阻断信息的通路,不能从根本上解决疾病的问题,基本属于"症状性"治疗,改善和矫正病理思维、心境和行为,预防复发,促进社会适应能力并以提高患者生活质量为最终目标。目前临床使用的抗精神病药物可有效地抑制精神症状,但通常不能清除症状。

(一)抗精神病药物的治疗作用

1. 对中枢神经系统的作用

(1)抗精神病作用:即抗幻觉、妄想作用(治疗阳性症状)和激活作用(治疗阴性症状)。

(2)非特异性镇静作用:患者表现为安静、嗜睡、精神活动缓慢等。

(3)降低体温作用:如氯丙嗪可抑制下丘脑体温调节中枢,降低体温。

(4)致痉作用:诱发癫痫发作。

(5)对神经内分泌的影响:可致泌乳、闭经、性功能障碍等。12 岁以下儿童慎用。

笔记栏

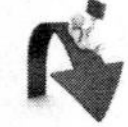

2. 对自主神经系统的作用

(1)对心血管的作用:可致血管扩张、血压下降、代偿性心率加快,易发生体位性低血压,还可引起心电图改变如 Q-T 或 P-R 间期延长、T 波倒置等。

(2)抗胆碱能作用:可引起口干、便秘、视物模糊、多汗、心动过速、肠麻痹、尿潴留等。

(二)抗精神病药物的分类

1. 典型抗精神病药　典型抗精神病药主要与多巴胺 2(dopamine 2,DA_2)受体结合,竞争性地抑制多巴胺功能,通过减弱多巴胺中脑-边缘通路的过度活动,进而改善精神分裂症的幻觉、妄想、兴奋等阳性症状。其代表药如氯丙嗪、氟哌啶醇,目前在临床上很少应用,治疗中可产生锥体外系不良反应和催乳素水平升高。

2. 非典型抗精神病药　非典型抗精神病药除了作用于 DA_2 受体之外,还对其他神经递质受体影响广泛,尤其是对 5-羟色胺(5-hydroxytryptamine,5-HT)受体有阻断作用,它们可以间接降低中脑-皮质和黑质-纹状体多巴胺通路中的 5-HT 活性,增加多巴胺的传递,从而逆转这些药物的 DA_2 拮抗作用,改善精神分裂症的思维贫乏、社交活动退缩、情感淡漠等阴性症状,降低锥体外系不良反应的发生。目前利培酮、奥氮平、齐拉西酮等新一代非典型抗精神病药被用于临床,其治疗量相对较少,或不产生锥体外系不良反应和催乳素水平升高。

(三)抗精神病药的临床应用

1. 适应证　主要用于治疗各种精神分裂症和预防精神分裂症的复发,控制躁狂发作,还可以用于其他具有精神病性症状的非器质性或器质性精神障碍。

2. 禁忌证　严重的心血管疾病、肝脏疾病、肾脏疾病以及有严重的全身感染时禁用,甲状腺功能减退和肾上腺皮质功能减退、重症肌无力、昏迷、血液病、闭角型青光眼、既往同种药物过敏史也禁用。白细胞过低、老年人、儿童、孕妇和哺乳期妇女等应慎用。

3. 应用原则　抗精神病药物治疗时,一般应从小剂量开始,逐渐加量,加量的速度因个人对药物的耐受程度和对药物的敏感性而定,经过 1 ~2 周逐渐加至有效治疗剂量。老年、儿童患者从小剂量开始,一般为成人的 1/3。对于治疗依从性差的患者,可以选择速溶片、口服液或注射针剂。

简述抗精神药物应用原则。

长期服药维持治疗可以显著减少精神分裂症的复发,对于首发病例、缓慢起病的精神分裂症患者,维持治疗的时间至少需要 2 ~5 年,而多次发病或缓解不全的精神分裂症患者则建议终身服药。

(四)临床常用的抗精神病药

1. 氯丙嗪(又名冬眠灵)　主要用于治疗急、慢性精神分裂症,心境障碍的躁狂发作,尤其对精神运动性兴奋、急性幻觉、妄想、思维障碍、躁狂性兴奋、行为离奇等治疗效果显著。氯丙嗪可引起全身多个系统的不良反应,以锥体外系反应最为突出,是临床应用最早的抗精神病药,具有显著的抗精神病作用,镇静作用也较强。

2. 氟哌啶醇　主要特点为抗精神病作用强,能迅速地控制运动性兴奋,有抗幻觉妄想作用,疗效好,显效快,主要用于治疗精神分裂症。对于改善阳性症状疗效显著,常用于治疗不协调精神运动兴奋、幻觉、妄想、思维联想障碍、敌对情绪、攻击行为。锥

笔记栏

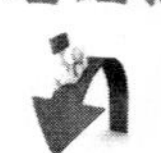

体外系不良反应较明显，长期使用可引起迟发性运动障碍。口服吸收迅速，药理作用与氯丙嗪相同。

3. 氯氮平　因其有明显抗精神病作用，锥体外系不良反应较轻，而开始应用临床。对精神分裂症的阳性症状、阴性症状均有较好的疗效。适用于急、慢性精神分裂症，主要用于治疗难治性精神分裂症。其主要缺点是可出现粒细胞减少甚至缺乏的不良反应，出现率约为1%，需要定期检测。

4. 利培酮　是5-HT_2/DA_2受体平衡拮抗剂。其优点是锥体外系不良反应较轻，口服后迅速吸收、完全，适用于急、慢性精神分裂症，可改善阳性症状、阴性症状、情感症状和认知功能，对激越、攻击行为、睡眠障碍效果较好。出院维持急性期有效治疗剂量的精神分裂症患者其复发率显著低于减量维持治疗的患者。易引起高催乳素血症，体重增加。

5. 喹硫平　能明显地改善精神分裂症患者阳性症状，耐受性好，其治疗精神分裂症阴性症状的疗效与利培酮、奥氮平相当，喹硫平的化学结构类似于氯氮平。

6. 奥氮平　有明显抗精神病作用，较氯氮平的优点是无粒细胞缺乏的严重不良反应，无锥体外系不良反应。对阳性、阴性症状以及一般精神病态均有良好的疗效。

7. 阿立哌唑　是一种喹诺酮衍生物，治疗阳性、阴性症状和改善认知功能，对精神分裂症和分裂情感性精神障碍急性发作有较好疗效。

（五）抗精神病药的常见不良反应及处理措施

由于抗精神病药物具有许多药理作用，其不良反应也多，特异质反应也常见。因此，处理和预防药物的不良反应与治疗原发病同等重要。大多数抗精神病药会产生程度不同的不良反应，特别是长期使用或剂量较大时，更易出现药物不良反应。药物引起的不良反应除了药物因素外，还与患者的年龄、性别、遗传因素、过敏体质等因素有关。

1. 锥体外系反应　是典型抗精神病药物最常见的不良反应之一，发生率为50%～70%。锥体外系反应的主要临床表现有四种：药源性帕金森综合征；急性肌张力障碍；静坐不能；迟发性运动障碍。

（1）药源性帕金森综合征（drug-induced Parkinsonism）：约有15%的患者在用药后5～90 d内发生。主要表现为运动不能、静止性震颤和肌张力增高，此外，还有面具脸、流涎，走路时双手不摆动、前冲步态等。如手部的节律性震颤呈“搓丸样”动作，呈现面具脸，走路呈慌张步态，严重者可出现吞咽困难、构音困难、全身性肌强直类似木僵；有的表现为运动不能，自发活动少，姿势少变。

> 锥体外系主要临床表现及处理措施有哪些？

处理措施：可遵医嘱减少抗精神病药的剂量或更换锥体外系反应较轻的药物，也可加用抗胆碱能药物，如盐酸苯海索、东莨菪碱。

（2）急性肌张力障碍（acute dystonia）：出现最早。绝大多数发生在刚开始用药的三四天内，表现为痉挛性斜颈、角弓反张、动眼危象、躯干或肢体的扭转性运动，似做鬼脸，眼球向上凝视，说话困难和吞咽困难，以儿童和青少年较为多见。

当急性肌张力障碍出现时常伴有焦虑、烦躁、恐惧等情绪，亦可伴有瞳孔散大、出汗等自主神经症状。

处理措施：立即安抚患者，遵医嘱给予抗胆碱药物、抗组胺类药物或苯二氮䓬类药物。如肌内注射东莨菪碱0.3 mg，一般20 min内见效，或口服盐酸苯海索2 mg，

笔记栏

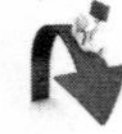

3 次/d;或口服氯硝西泮 0.5 ~4 mg,或肌内注射地西泮 5 ~10 mg。

(3)静坐不能(akathisia):在治疗 1 ~2 周后最为常见。主要是指患者因服药所引起的心神不宁和坐立不安,反复走路或原地踏步,患者主观上想静坐,而客观上表现为不停地运动。严重者可出现易激惹、烦躁不安、恐惧,甚至出现冲动性自杀企图。

处理措施:轻者可安抚患者,转移患者注意力;重症则立即通知医生并遵医嘱减少抗精神病药物的剂量,或遵医嘱使用抗胆碱能药如盐酸苯海索 2 ~4 mg/次,或使用 β 受体阻滞剂普萘洛尔 30 ~90 mg/d、苯二氮䓬类药物如阿普唑仑 0.8 ~1.6 mg/次。

(4)迟发性运动障碍(tardive dyskinesia):多见于持续用药几年后,极少数可能在几个月后发生,用药时间越长发生率越高,以不由自主的、有节律的刻板式运动为特征,以口、唇、舌、面部不自主运动最为突出,称为“口-舌-颊三联症”。有时伴有肢体或躯干的舞蹈样运动。表现为吸吮、鼓腮、躯干和四肢舞蹈或指划样动作。

处理措施:迟发性运动障碍目前尚无有效方法,重在早期预防(如不随意使用盐酸苯海索)、早期发现、及时处理。

2. 体位性低血压　多发生于抗精神病药治疗的初期,以老年体弱、基础血压偏低者多见,表现为突然改变体位时,出现头晕、眼花、心率加快、面色苍白、血压下降,可引起晕厥、摔伤。严重时可呈现出休克症状。

处理措施:①轻者立即将患者放平,取平卧或头低脚高位,松解领扣和裤带,密切观察生命体征,随时监测血压的变化,做好记录;②护士要密切观察服药过程中血压的情况,发生异常应及时联系医生,严重或反复出现低血压者,应通知医生并遵医嘱减药或换药;③严重反应者,应立即通知医生采取急救措施,遵医嘱使用升压药,禁用肾上腺素,因为肾上腺素可使 β 受体兴奋,血管扩张,使血液流向外周及脾,从而加重低血压反应;④患者意识恢复后,及时做好心理疏导和安抚工作,同时还要嘱咐患者改变体位时,动作要缓慢,如感觉头晕时,应就地躺下并呼救,以防意外发生。

简述体位性低血压处理措施。

3. 体重增加　在所有抗精神病药物中均不同程度存在,是治疗依从性差的原因之一,长期治疗时更为明显,并且容易并发糖尿病、高血脂、高血压、动脉硬化,已越来越引起人们关注。

处理措施:①帮助患者树立持续用药的信心,耐心向患者讲解疾病、药物和体重变化三者之间的关系;②指导患者合理摄入饮食,提倡多食高纤维、低能量的食物和叶类蔬菜,限制糖类、脂肪类食物,以减少热量摄入;③鼓励患者增加活动量,加强锻炼;④指导患者消除不健康的生活习惯,矫正不良行为,对饮食、运动制订合理计划,并进行自我监督;⑤如上述措施无效,可遵医嘱减药或换药。

4. 过度镇静　抗精神病药物均可引起过度镇静。多为首次使用镇静作用较强的药物,或剂量过大、服药次数过多而引起,年老体弱患者更易出现。主要表现为睡眠过多,活动减少,思维、行为迟滞,乏力、嗜睡,注意力不易唤起,无欲、主动性降低,对周围环境缺乏关注。严重者影响患者的生活质量和工作效率。

处理措施:轻者可不处理,告知医生,加药速度可减慢,随着治疗时间的延长,患者能够逐渐适应或耐受,重者则遵医嘱予以减药。

5. 胃肠道不良反应　常见有口干、恶心呕吐、食欲缺乏、上腹饱满、腹泻、便秘和麻痹性肠梗阻。系由于药物的抗胆碱能作用和药物的毒性作用所致,多发生在服药的初期。

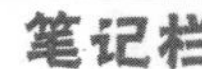

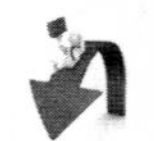

处理措施：多数患者在治疗过程中可自行消失，反应严重者，经减药或停药即可恢复。对于便秘的患者，鼓励患者经常增加活动以促进肠蠕动增加，养成定时排便的习惯，同时提醒他们注意饮食，多吃富含维生素的蔬菜和水果，多饮水，必要时遵医嘱使用药物协助排便或给予灌肠处理。

6. 尿潴留　常发生在治疗的初期，主要是应用抗胆碱能作用强的抗精神病药物，常引起排尿困难，尤其是老年人及前列腺肥大者。具有抗胆碱能作用的药物若联合应用更易发生。

处理措施：①首先鼓励患者尽力自行排尿，或诱导排尿，如听流水声、轻轻按摩腹部；②及时报告医生并遵医嘱给予新斯的明 10～20 mg 口服或肌内注射，若无效时，可遵医嘱行导尿术；③做好心理疏导，消除紧张情绪，对曾经发生过此类症状的患者，必要时换药或停药，更应加强宣教工作；④护士要密切观察患者的排尿情况，及时发现不适，记录处理情况。

7. 白细胞减少症　多数发生在治疗开始 2 个月内。典型抗精神病药物可能会暂时抑制白细胞的形成，但大多数能恢复正常，出现粒细胞缺乏症为罕见不良反应，死亡率高，其中氯氮平发生率最高。表现为白细胞减少症仅有乏力、倦怠、头昏、发热等全身症状，轻重不等的继发感染症状，如咽炎、支气管炎、肺炎、泌尿系感染等。一般预后良好，继续服药可自行恢复。绝大多数患者在 5～30 d 恢复正常。

预防及处理：氯氮平是引起粒细胞减少症最常见的药物。在开始试用阶段，应遵医嘱每周为患者检查一次血常规，如发现体温升高、咽痛、乏力，应遵医嘱随时监测白细胞计数变化。当白细胞计数为$(2\sim3)\times10^9/L$，应遵医嘱立即停药，每天监测血常规，白细胞计数正常后可再用药物，并注意观察，预防感染。白细胞计数$<2\times10^9/L$，应遵医嘱立即停药，每天监测血常规，如有条件，可将患者隔离，医务人员注意预防交叉感染，直至白细胞及分类恢复正常 2 周。应用抗感染药物，慎用/禁用此类抗精神病药物。尽快给予升高白细胞的药物。

8. 恶性综合征　很少见但会危及生命，是一种严重的不良反应，抗精神病药物中几乎所有的药物均可引起恶性综合征，尤其是高效价低剂量的抗精神病药物，其中以氟哌啶醇居多，但新型抗精神病药物也有相关报道。任何给药方法均可引起，但肌内注射及静脉注射时更易于发生。恶性综合征往往出现在更换抗精神病药物的种类或加量过程中以及合并用药时。兴奋、拒食、营养状况欠佳、既往有脑器质性疾病的患者在使用抗精神病药物、抗抑郁症药物时更易发生，男女无差异，各年龄均可发生。恶性综合征的发生率为 0.1%～1%，但死亡率高达 20%～30%。表现为：①高热；②严重的锥体外系症状（木僵、缄默、吞咽困难、肌肉强直、运动不能等）；③意识障碍（意识模糊、大小便失禁等）；④自主神经功能紊乱（多汗、流涎、心动过速、血压不稳）；⑤急性肾衰；⑥循环衰竭。实验室检查可发现白细胞计数增高，氨基转移酶升高、肌酸激酶（creatine kinase，CPK）和肌红蛋白升高。

处理措施：①遵医嘱立即停用抗精神病药物；②遵医嘱给予支持治疗，补液、降温、预防感染，给氧，保持呼吸道通畅，必要时人工呼吸，物理降温，保持适当体位，防止发生褥疮，保证充足营养。目前对恶性综合征尚无有效治疗方法，早期发现、早期处理是治疗原则。当患者出现高热、大量出汗、大小便失禁、心动过速、有肌肉损伤的实验室证据，如 CPK 增高、意识障碍、严重锥体外系症状时，需要警惕恶性综合征的出现，立

笔记栏

即通报医生予以诊治。

二、抗抑郁药

抗抑郁药是一类治疗和预防各种抑郁状态的药物，但不会提高正常人的情绪。其中一些药物还可治疗强迫症、焦虑症和恐惧症等。抗抑郁药物主要分为：传统的抗抑郁药物包括三环类抗抑郁药（tricyclic antidepressant，TCAs），新型的抗抑郁药物包括选择性5-羟色胺再摄取抑制药（selective serotonin reuptake inhibitor，SSRIs）等，目前是临床最常见、发展最快的精神病药物。目前抗抑郁症的起效时间为服用药物后2周左右，故在起效前要加强对抑郁症患者的护理，防止自伤自杀的发生。

（一）抗抑郁药的分类

抗抑郁药按其作用机制可以分为7类，其中2类为老一代药共计20余种。分别为：①单胺氧化酶抑制剂；②三环类抗抑郁药；③去甲肾上腺素（noradrenaline，NE）/DA摄取抑制剂；④SSRIs；⑤5-HT和NE再摄取抑制药；⑥5-HT_{2A}受体拮抗剂和5-HT再摄取抑制药；⑦NE和特异性5-HT抗抑郁药。它们多数通过对5-HT、NE的再摄取抑制作用，阻断突触后膜的相应受体，促使突触前膜的递质释放，提高突触间隙的5-HT、NE的浓度，从而起到抗抑郁的作用，其适用范围还扩大到焦虑症、恐惧症等和5-HT相关的疾患。

（二）抗抑郁药的临床应用

1. 适应证　适用于治疗各类以抑郁症状为主的精神障碍，如内源性、非内源性抑郁及其他抑郁状态，亦可用于治疗贪食症、焦虑症、强迫症、某些儿童焦虑恐惧症等。

2. 禁忌证　严重心肝肾疾病、青光眼、尿潴留、前列腺肥大、粒细胞减少症、妊娠前3个月等禁用。癫痫、老年人慎用。

3. 应用原则　应从小剂量开始，在1～2周内逐渐增加至最高有效剂量。初发患者，当患者抑郁症缓解后，应以有效剂量继续巩固治疗至少6个月。2次或2次以上的复发患者，维持治疗时间应更长。随后进入维持治疗阶段，维持剂量一般低于有效治疗剂量，可视病情及不良反应的情况逐渐减少剂量。

（三）临床常见的抗抑郁药

1. 阿米替林　具有较强的抗抑郁作用和镇静抗焦虑作用，是三环类抗抑郁药物中镇静作用最强的药物之一，适用于抑郁症，尤其是伴有焦虑、激越症状的抑郁症者，对抑郁症伴有失眠者，效果也明显，可提高情绪、改善睡眠、消除焦虑。其代谢物去甲替林也有较强的抗抑郁作用。

常见不良反应有口干、便秘、体位性低血压、心电图改变、视力模糊、排尿困难、心动过速、肝功能异常等。

2. 舍曲林　对5-HT受体有选择性，而且机制单一，是SSRIs类抗抑郁药物，其选择性5-HT再摄取抑制药作用是最强的。适合治疗各种抑郁障碍，包括伴有失眠、精神运动性迟滞或激越的抑郁症患者。

3. 米氮平　其特点是在于加强对去甲肾上腺素、5-HT的神经传导同时具有双重再摄取抑制作用，抗抑郁效果更明显和更为迅速。属于NE和特异性5-HT抗抑郁药，主要用于治疗各种抑郁障碍，尤其适用于伴焦虑、失眠、食欲差的抑郁症患者，在目

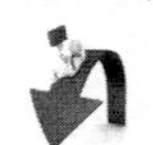

前的抗抑郁药中，是最少引起性功能障碍的药物，米氮平的主要不良反应有镇静、嗜睡、头晕以及疲乏无力，故使用者在驾车或操作机械时需要尤为小心。

4. 文拉法辛　该药在不同剂量下能阻滞5-HT、去甲肾上腺素和多巴胺等单递质的再摄取，其疗效与SSRIs类药物差异不大，但其治疗缓解率优于SSRIs类药物，对各种抑郁症状均有良好效果。常见的不良反应有恶心、性功能障碍、头疼、失眠、嗜睡等。随着用药剂量的增加，可引起血压升高，故高血压患者慎用。如骤然停药，可出现停药综合征（恶心、头晕、失眠、紧张、多汗、腹泻等）。

5. 曲唑酮　曲唑酮是一种非典型的四环类抗抑郁药，具有明显镇静作用和轻微的肌松作用，但没有抗惊厥活性，不适用于焦虑障碍、原发性睡眠障碍以及各种慢性疼痛的治疗。常见的不良反应有嗜睡、头晕、头痛，这些不良反应一般出现在治疗早期。治疗的优点是起效快，抗胆碱和心血管作用的发生率低，口服应从低剂量开始，注意临床反应和耐受性。

（四）抗抑郁药的常见不良反应及处理措施

1. 对神经精神方面的影响

（1）镇静作用：常会出现嗜睡、乏力、软弱等反应，多数患者能很快适应。

（2）诱发癫痫：大剂量三环类抗抑郁剂可以降低抽搐阈值，可能会诱发癫痫。

（3）共济失调：以肌肉的细小震颤较为常见，若药物剂量过大可能会导致共济失调，诱发癫痫发生，精神症状可表现为嗜睡、乏力、焦虑不安。

处理措施：遵医嘱应用抗胆碱药可对症治疗；建议患者应避免从事驾驶、机器操作等任务。

2. 对消化系统的影响　多数抗抑郁药可引起恶心、厌食、消化不良、腹泻、便秘。可饭后服药、小剂量起始可减轻上述反应。这些不良反应与抗抑郁药的剂量有关，多为一过性反应。

3. 对自主神经系统的影响　为最常见的不良反应，是由于抗抑郁药物的抗胆碱能作用所致，常见有口干、便秘、手颤、瞳孔扩大、视物模糊、头晕、排尿困难等反应，严重者可出现尿潴留、肠麻痹等。

处理措施：①不良反应严重者遵医嘱减药或停药；②告知患者多饮水，多吃水果和蔬菜；③向患者积极宣教药物知识，使患者认识到随着机体对药物的适应性增加，躯体不适的感觉会逐渐减轻。

4. 对心血管系统的影响　这是三环类抗抑郁药的主要不良反应，常用剂量即可发生，临床上常见的不良反应有血压升高、体位性低血压、心电图异常等，这些不良反应可能导致年老体弱或伴有心脑血管疾病者发生危险。临床中一旦发生较严重的心血管系统不良反应，应及时报告医生并遵医嘱停药或对症处理。在用药过程中，注意定期复查心电图。

5. 对代谢和内分泌系统的影响　可致体重增加，偶见粒细胞减少，部分患者可出现轻微的乳腺胀满、溢乳，多数抗抑郁药可引起性功能障碍，如性欲减退、异常勃起、勃起困难、性快感缺失、射精困难或月经失调。对敏感体质或大剂量用药可出现阻塞性黄疸、药物性肝炎。突然停药可出现停药综合征。

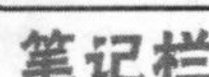

笔记栏

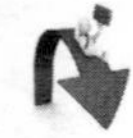

三、心境稳定药

心境稳定药(mood stabilizer)又称抗躁狂药,主要治疗躁狂以及预防双相情感障碍的躁狂或抑郁复发的药物,包括锂剂和某些抗癫痫药物如卡马西平等。最典型的抗躁狂药物为碳酸锂,是一种口服剂。心境稳定剂主要包括锂盐(碳酸锂)和抗癫痫药卡马西平、丙戊酸钠,以及新近开发的拉莫三嗪、托吡酯。

(一)碳酸锂

目前关于锂盐的药理作用及作用机制尚不清楚,研究主要集中在电解质、中枢神经递质、环磷酸腺苷及内分泌方面。锂能置换细胞内钠离子,引起细胞的兴奋性降低。锂能取代钙、镁离子的某些生理功能,如影响钙离子调控的递质释放,参与环磷酸腺苷生成等。对儿茶酚胺、吲哚胺、乙酰胆碱及内啡肽等神经递质传递都有影响。对腺苷酸环化酶有抑制作用,可能抑制脑中肾上腺素敏感性腺苷酸环化酶的活性,从而产生抗躁狂作用。可以阻断甲状腺素的释放和睾酮的合成。有人认为,锂盐的抗攻击作用可能与阻断睾酮的合成和释放有关。锂在体内无代谢,主要由肾脏排出,少量经唾液、汗液、乳汁和粪便排出。锂与钠在肾脏的近曲小管有竞争性重吸收作用,故排出速度和钠盐摄入量有关。

1. 适应证　目前是治疗躁狂症的首选药物,对躁狂和双相情感障碍的躁狂或抑郁发作还有预防作用。分裂情感性精神病也可用锂盐治疗。对精神分裂症伴有情绪障碍和兴奋躁动者可以作为增效药物。

2. 禁忌证　急慢性肾炎、肾功能不全、严重心血管疾病、重症肌无力、妊娠前3个月以及缺钠或低盐饮食者禁用。帕金森病、癫痫、糖尿病、甲状腺功能低下、神经性皮炎、老年性白内障患者慎用。

3. 使用原则　由于锂盐的中毒剂量与治疗剂量十分接近,使用时应从小剂量开始,逐渐增加剂量,饭后口服,使用中要密切监测药物的不良反应,有条件的可监测血锂浓度,以调整药量。急性期治疗最佳血锂浓度为0.8～1.2 mmol/L,维持治疗为0.4～0.8 mmol/L。超过1.4 mmol/L易产生中毒反应。

4. 不良反应及处理措施　锂盐中毒无拮抗药,中毒的处理主要是对症和支持治疗。服用碳酸锂常见的不良反应有手颤、口干、口有金属味、乏力和疲乏感,以及胃肠道反应等。如果出现频繁呕吐或严重腹痛,粗大震颤、共济失调、构音不清、意识障碍等,应第一时间考虑锂盐中毒,并立即采取停药措施,通知主管医生急查血锂浓度,及时对症处理。

处理措施:①护士应密切观察患者的进食、日常活动及其用药后反应,及时识别早期先兆表现,发现异常情况及时记录并报告医生;②用药过程中,护士应鼓励患者多饮水,多吃咸一些的食物,以增加钠的摄入;③用药前,完善各项生化检查,做到心中有数;④定期监测血锂浓度,一般不宜超过1.4 mmol/L,发现异常及时提示医生停减药物;⑤做好对患者的卫生宣教工作,如碳酸锂中毒反应的早期表现及预防方法,使患者主动配合服药;⑥对上述不良反应能耐受者可不做特殊处理,不能耐受者应遵医嘱减药或换药。

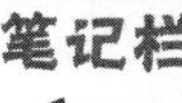

(二)丙戊酸盐

丙戊酸盐包括丙戊酸钠和丙戊酸镁,主要用于急性躁狂发作和双相情感障碍的治疗和预防。对本药过敏者、严重肝肾疾病者、孕妇以及血液病患者禁用。

主要不良反应有嗜睡、手抖、食欲减退、恶心和胃痉挛,一般出现在治疗早期,减药或继续治疗不良反应症状可减轻或消失,还可出现肝功能损害,应定期检测肝功能。有抑制肝药酶作用,联合用药时要注意。

(三)卡马西平

卡马西平对治疗急性躁狂发作和预防躁狂的复发均有效,尤其是躁狂发作锂盐治疗无效者、不能耐受锂盐不良反应及快速循环发作者。

卡马西平具有抗胆碱能效应,治疗期间可出现视物模糊、口干、便秘等不良反应,偶见白细胞、血小板减少及肝功损害,故在治疗期间应定期检测血常规,注意血常规变化。

四、抗焦虑药

抗焦虑药(anxiolytics)是一组用于减轻或消除焦虑、紧张、恐惧情绪,并伴有镇静催眠作用的药物,又称弱安定剂。

(一)分类

临床应用的抗焦虑药有多种类型,苯二氮䓬类的有阿普唑仑(佳静安定)、地西泮(安定)、奥沙西泮(舒宁)、氯硝西泮、劳拉西泮(罗拉)等,非苯二氮䓬类有丁螺环酮、唑吡坦、佐匹克隆、扎来普隆。目前,苯二氮䓬类药物已成为抗焦虑的首选药物。

(二)苯二氮䓬类药物

苯二氮䓬类药物的药理作用主要为抗焦虑、镇静、抗惊厥和中枢骨骼肌松弛等。随着剂量增加还有催眠作用,但大剂量时会引起昏迷。此外,还有增强麻醉药和巴比妥类药物的抑制作用,大剂量时还可引起呼吸抑制、血压降低、反射性心率加快、心排血量减少等。

1. 作用机制　其抗焦虑、镇静、催眠等作用机制,可能与激活边缘系统苯二氮䓬类受体,加强抑制性神经递质γ-氨基丁酸功能,以及降低5-HT活性和直接干扰脑干网状上行激活系统有关。

2. 临床应用

(1)适应证:苯二氮䓬类药物既抗焦虑也镇静催眠,临床上主要用于治疗各型神经症、各种失眠以及各种躯体疾病伴随出现的焦虑、紧张、失眠、自主神经系统紊乱等症状,也可用于各类伴焦虑、紧张、恐惧、失眠的精神病以及激越性抑郁、轻性抑郁的辅助治疗。还可用于癫痫治疗和酒精急性戒断症状的替代治疗。

(2)禁忌证:凡有严重心血管疾病、肾脏疾病、药物过敏、药物依赖、妊娠前3个月、青光眼、重症肌无力、酒精及中枢神经抑制剂使用时应禁用。老年、儿童、分娩前及分娩中慎用。

(3)应用原则:多数苯二氮䓬类药物的半衰期较长,每日1次即可。或因病情需要开始可以每日2~3次,病情改善后,改为每日1次。苯二氮䓬类治疗开始时可用小剂

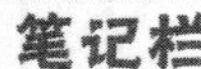
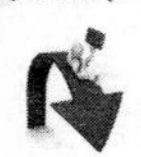

量,3～4 d 加至治疗量。急性期患者开始时剂量可稍大些,或静脉给药,以控制症状。应根据患者的病情特点选择不同特性的药物,不提倡两种以上的药物同时使用。用药不宜超过 6 周,对治疗慢性焦虑患者需长期服用时,长期连续用药不能超过 3～6 个月。急性期患者开始剂量可稍大,药物剂量依病情不同而定,剂量由小到大依次为镇静催眠用药、抗焦虑用药、酒戒断替代治疗。药效高且半衰期短的药比较容易产生依赖和戒断反应,故建议短期使用。

3. 不良反应及处理措施　在治疗剂量时,不良反应轻微,主要为嗜睡、乏力、头晕、眩晕、运动不协调等;剂量过大时可出现震颤、共济失调、视力模糊和意识障碍等。较易产生药物依赖,长期服用可产生耐药性,在各个品种之间,具有交叉耐药性和交叉依赖性,长期用药后突然停药可出现戒断反应。剂量较大时可出现共济失调、吐词不清,严重时出现脱抑制表现,如失眠、出汗、心动过速、恐惧、紧张焦虑、攻击、激动等,甚至出现呼吸抑制、昏迷。长期使用者可引起记忆障碍,表现为长期记忆障碍和顺行性遗忘。苯二氮䓬类药物容易产生耐受性,且对胎儿、婴儿有明显影响,以地西泮最明显。

处理措施:遵医嘱使用苯二氮䓬类药物,避免长期使用,如出现戒断症状及时就诊。

五、精神药物治疗的护理

(一)护理评估

1. 基本生理状况评估　①患者的年龄、性别、体重、生命体征、视力、听力;②患者的进食、营养状况;③患者的睡眠状况;④患者的排泄状况;⑤患者的基础代谢状况;⑥患者步态、姿势、关节活动范围、肢体活动状况以及各种反射与运动协调能力;⑦患者目前的身体状况及日间活动情况;⑧对于女性患者还应注意是否处于月经期、妊娠期或哺乳期等特殊时期。

2. 精神状况评估　①医疗诊断、致病原因和诱因、患病时间;②既往患病的症状表现、严重程度、持续时间、发病次数;③是否接受过系统治疗;④患者的现病史。

3. 药物依从性评估　①患者有无影响治疗依从性的精神症状,如被害妄想、命令性幻听、木僵等;②患者有无拒绝服药、治疗等现象的发生;③患者是否存在隐藏药物的想法或行为;④患者对药物不良反应有无担心或恐惧;⑤患者对药物治疗的信念和关注点;⑥患者对药物治疗的态度,积极的还是消极的;⑦患者对坚持服药的信心如何;⑧是否按时复诊。

4. 药物不良反应的评估　①患者的治疗史、用药史、过敏史、既往用药不良反应;②患者对不良反应的耐受性、情绪变化、是否缓解;③患者本次用药发生不良反应的可能性;④拮抗药物对于缓解不良反应的效果;⑤患者自我处置药物不良反应的经验;⑥哪些不良反应是患者无法接受的。

5. 药物知识评估　①患者对疾病和服用药物认识程度;②患者对所服药物作用的了解程度;③患者对药物维持治疗重要性的认识;④患者是否做好服药的准备;⑤对坚持服药重要性的认识。

6. 社会支持评估　①患者有无经济能力完成服药过程;②患者的亲属掌握精神病药物知识的情况;③家庭成员是否有时间和精力照顾患者的治疗和生活;④家庭支持

笔记栏

力度。

(二)与精神药物治疗相关的常见护理问题

1. 营养失调　与药物不良反应和精神症状有关。

2. 睡眠形态紊乱　与药物不良反应、过度镇静等因素有关。

3. 便秘　与药物抑制肠蠕动、活动减少等因素有关。

4. 尿潴留　与药物不良反应有关。

5. 有感染的危险　与药物不良反应所致的白细胞减少、过敏性皮炎等因素有关。

6. 有受伤的危险　与药物不良反应所致的步态不稳、共济失调、体位性低血压等因素有关。

7. 急性肌张力障碍　与药物不良反应(斜颈、扭转、痉挛等)有关。

8. 迟发性运动障碍　与药物不良反应有关。

9. 有中毒的危险　与服药过量、血锂浓度偏高有关。

10. 皮肤过敏反应　与药物不良反应有关。

11. 不合作　与缺乏自知力、拒绝服药或不能耐受不良反应等因素有关。

12. 焦虑　与知识缺乏、药物不良反应等因素有关。

13. 知识缺乏　缺乏疾病、药物和预防保健相关的知识。

14. 自理(卫生/进食/如厕)缺陷　与药物不良反应、运动障碍、活动迟缓等因素有关。

15. 有对自己、他人施行暴力行为的危险　与药物不良反应所致的激越、焦虑、难于耐受不良反应等因素有关。

(三)护理措施

1. 服药依从性干预　依从性干预是指围绕提高精神障碍患者的药物治疗依从性而采取的综合形式的干预,即针对精神障碍患者的、以动机访谈为基础的认知行为干预。这种干预基于健康信念模式,它强调患者的参与和责任,能帮助患者客观地分析服药的利弊,纠正患者在服药过程中的错误认知,增强患者的服药信心。

2. 给药护理措施　精神障碍患者多因精神症状和缺乏自知力,依从性差,不能主动配合治疗,因此给药时必须严格执行操作规程,防止发生意外事件。

简述给药护理措施。

(1)坚持三查八对一注意。三查:操作前、操作中、操作后都检查。八对:给药时要核对姓名、床号、药品名称、浓度、剂量、时间、用法和容貌。一注意:注意用药后的反应和药物不良反应。经核对无误后才能给药。

(2)服药前准备好温度适宜的开水,看着患者把药服下。在发药前须做好拒药患者的说服解释工作。对劝服无效的患者不可强行灌药,可采取注射给药或鼻饲给药。

(3)服药后在不伤害患者自尊心的前提下检查患者的口腔、舌下、颊部、手和水杯,防止藏药影响疗效和积累顿服自杀。

(4)口服给药时,部分长效缓释片不可碾碎服药,注意查看药品说明书,以免降低药效。

(5)肌内注射时,须选择肌肉较厚的部位(通常选择臀大肌、臀中肌、臀小肌),注射时进针应深,并要两侧交替,注射后勿揉擦(使用长效针剂者可选择“Z”字注射法,减少药液外渗)。如有硬结发生,可湿敷或用红外线照射红肿部位,以减轻疼痛。静

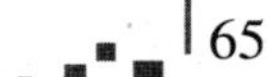

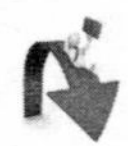

脉注射药物时要缓慢推注,密切观察患者的反应,如有异常情况,立即停止注射,报告医生,采取相应处理措施。

(6)静脉注射给药,速度必须缓慢,密切观察药物不良反应。

(7)治疗期间应密切观察病情,注意药物不良反应,倾听患者的主诉,发现问题及时与患者的主管医生进行沟通。使用多种药物时应注意配伍禁忌。

(8)当患者处于兴奋冲动、意识障碍或者不合作时,可按医嘱强制给药,给药方式以肌内注射为宜,也可选择口腔崩解片或水溶剂。

3. 掌握药物有关知识并严密观察病情变化

(1)精神药物的早期使用和维持用药:一般由小剂量逐渐增量直到症状稳定为止,当主要精神症状消失后逐渐减量至最低量,待病情稳定后仍需长期维持。故护士应掌握常用精神科药物开始剂量、增加幅度、治疗剂量、中毒剂量等有关知识,才能做好患者精神药物治疗的护理工作。

(2)特殊精神药物的使用及观察:例如锂盐治疗量与中毒量十分接近,当患者用量过大或进食不佳时可产生毒性反应。故护士首先应密切注意患者血锂浓度检查结果。其次对有消化道反应的患者,要注意饮食情况,设法补充水分及钠盐,以利于锂盐的排出。注意观察有无锂中毒的前驱症状,一旦发生中毒反应时,要做好基础护理和各项对症护理,观察病情变化,预防并发症的发生。

(3)高度重视精神药物复杂的不良反应:精神药物具有良好的治疗作用,但由于其用药量大,用药时间长,因而会产生许多不良反应,有些严重的不良反应甚至会导致患者死亡或出现难以恢复的后遗症。因此在护理工作中应严密观察药物不良反应的发生,准确无误的记录和反映病情,采取积极的处理,以免给患者带来不必要的痛苦。

4. 加强药物治疗中的基础护理　由于精神科药物不良反应使患者生活自理受到影响,故应加强基础护理以保证药物治疗的效果。

(1)饮食护理:注意观察患者进食情况,特别是兴奋或抑郁患者,应督促进食保证营养摄入。有些药物可以导致吞咽障碍,此时宜给患者进软食,进食进水不要催促患者,以免发生呛咳现象,当吞咽困难明显出现时,应绝对禁止喂饭,可采用静脉输液或鼻饲来保证入量,以免发生意外。一旦发生噎食,应及时配合医生抢救处理。

(2)排泄的护理:尿潴留、便秘是药物治疗中常见的不良反应。对于有排泄障碍的患者,应当对其耐心讲解,必要时汇报医生,从而缓解并解除其上述症状;平时向患者加强健康宣教,指导患者养成良好的饮食、饮水、排泄习惯,预防排泄障碍的发生。

(3)皮肤护理:保持皮肤、头发面部手脚清洁,对于卧床患者应勤换内衣,保持床单平整并定时更换体位,协助患者料理好个人生活。

(4)睡眠情况观察:护士应密切观察患者睡眠情况,保证患者处于良好的睡眠状态。对于夜不眠、早醒、嗜睡等情况均应认真观察记录,并及时向医生反馈,做出相应处理。

5. 藏药行为的识别与预防

藏药行为的识别与预防有哪些?

(1)常见原因:无自知力,出现严重的/难以接受的药物不良反应(如急性肌张力障碍、发胖、月经失调、性功能下降、过度镇静),自杀企图,精神病性症状(如被害妄想、命令性幻听等),对药物治疗存在误区或不信任(如“是药三分毒”“长期服用精神科药物会损伤元气”)等。

笔记栏

(2)临床表现:服药后立即去厕所或待护理人员离开后去厕所,使用浓茶或带颜色的饮料服送药物,服药后回避护理人员的检查,神情警惕,血药浓度降低或测不到,将药物压在舌下,趁乱将药物藏在手中等。

(3)预防措施:护士向患者宣教,使用温开水/凉白开送服药物,服药前排空大小便。要求患者当面服药,对有藏药可能性的患者进行口腔检查。如怀疑患者有吐药的可能性,可以在患者服药后将其安置在病室观察30 min。建议家属为患者配置透明的软塑料水杯。每日进行床单位的安全检查,检查患者有无藏药。对于持续拒药、藏药且血药浓度持续偏低的患者可联系医生,由口服给药改为注射给药。

6. 对患者和家属进行宣教

(1)用药指导:向患者及家属宣传和解释相关精神药物的应用、不良反应及相应的处理措施,出院前要向患者和家属具体交代给药方法,按医嘱服药的重要性,并嘱其定期复查。

(2)指导患者预防和处理药物不良反应:如多饮水,多食高纤维食物;不要突然改变体位以防发生体位性低血压;主动诉说身体的各种不适;配合各项处理措施等。

(3)做好患者家属的指导和教育工作:让他们了解相关精神障碍的诊断、防治知识;让他们意识到药物治疗对预防复发的重要性;了解相关精神药物的给药方法、剂量及对服药的监督、检查的重要性;创造良好的家庭气氛,减少不良刺激;指导患者参加一定的家庭、社会活动,避免其社会功能的丧失。

第二节　无抽搐性电休克治疗与护理

电休克治疗(electronic convulsive therapy,ECT)是使用短暂、适量的电流刺激大脑,降低痉挛阈值,引起患者意识丧失、皮质广泛性脑电发放和全身性痉挛,以达到控制精神症状的一种物理治疗方法。ECT 最早于 1938 年意大利医生 Cerletti 和 Bini 研发,目前仍然是精神科临床治疗上行之有效的治疗方法。1955 年,Saltzman 等报道了在通电以前给予硫喷妥钠,然后再静脉给予肌松剂琥珀酸胆碱的改良方法,减轻了患者的窒息感和恐惧感,使该方法常规用于临床成为可能。

改良电休克治疗(modified ECT,MECT)是在电休克治疗的基础上进行的改良,即在 ECT 治疗前使用静脉麻醉剂和肌肉松弛剂对骨骼肌的神经肌肉接头进行选择的阻断,使电休克治疗过程中的痉挛明显减轻或消失。

一、无抽搐性电休克治疗的适应证与禁忌证

1. 适应证

(1)极度兴奋躁动、冲动、伤人者。

(2)严重抑郁,有强烈自伤、自杀或明显自责自罪者。

(3)拒食、违拗和紧张性木僵者。

(4)精神药物治疗无效或对药物治疗不能耐受者。

2. 禁忌证　无抽搐性电休克治疗无绝对禁忌证,下列为无抽搐性电休克治疗的相对禁忌证:

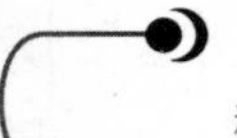

笔记栏

(1)大脑占位性病变及其他增加颅内压的病变。

(2)新发的颅内出血。

(3)出血或不稳定的动脉瘤畸形。

(4)导致心功能不稳定的各类心脏病。

(5)嗜咯细胞瘤。

(6)有视网膜脱落潜在危险的疾病,如青光眼。

(7)各种导致麻醉危险的疾病(如严重的呼吸系统与肝肾疾病等)。

(8)严重骨关节疾病、新近骨折。

(9)严重消化性溃疡、开放性结核,特别是最近有急性症状,如咯血者。

(10)12 岁以下的儿童、60 岁以上的老年人及妊娠期妇女。

二、无抽搐性电休克治疗的护理

在行无抽搐性电休克治疗之前,应征得患者家属同意,并签署知情同意书。同时向患者及家属介绍 MECT 的治疗目的、过程、效果及疗程等,以消除或减轻患者的紧张情绪,取得患者的合作。治疗前,完成必要的辅助检查,如血常规、心电图、脑电图和(或)CT 等。

(一)无抽搐性电休克治疗术前护理

(1)医护人员应及时了解患者及家属的思想状态,耐心细致介绍此项治疗的目的、过程、效果、疗程及优越性,以消除患者、家属对 MECT 治疗的紧张、恐惧心理。必要时可安排与已做过 MECT 治疗的患者见面,让其了解此治疗的疗效和安全性,取得患者及家属的信任,使患者在良好的心理状态下积极主动配合治疗,以达到预期目的。

(2)仔细核对患者的各项辅助检查结果是否符合治疗要求。了解患者的既往史,用药情况及目前躯体疾病状况。术前 12 h 内不要用镇静安眠药和抗癫痫药。

(3)每次治疗前应监测患者的体温、脉搏、呼吸和血压,发现有异常及时向医生汇报(如体温>38℃,或脉搏>130 次/min 或低于 50 次/min,或血压>160/110 mmHg (1 mmHg=0.133 kPa)或低于 90/50 mmHg,暂停治疗 1 次;同时还应观察患者的大便情况,如患者腹泻,应及时通知医生;首次治疗前应测量体重。

(4)治疗前 6 h 内禁食禁水,避免在治疗过程中发生呛咳、误吸、窒息等意外事故;对于不合作者可安置于隔离室,临近治疗前先排空大、小便,取出活动义齿、发夹及各种装饰物品,解开领扣及腰带。

(5)治疗室内保持环境安静,室温应保持在 18 ~ 26℃。避免其他患者及家属进入。

(6)准备治疗所需物品,如牙垫、导电膏、电极片、胶布、安尔碘、酒精、棉签和注射液(生理盐水、葡萄糖)等;准备好各种必要的急救药物和器械(如气管插管等用物、舌钳、开口器等)。

(7)将治疗仪、监护仪打开,除颤仪、心电图处于工作状态,打开氧气总开关(治疗开始时再开流量表)。

(8)为患者静脉注射时应严格执行无菌操作原则,做到一人一带一巾。

(9)医护人员衣帽整齐、清洁,治疗前洗手,进行无菌技术操作时要严格无菌技术

笔记栏

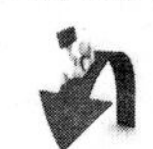

操作规程。

(二)无抽搐性电休克治疗术中护理

(1)治疗时请患者仰卧于治疗台或床上,四肢松弛,并给予患者心理安慰,减轻患者对治疗的恐惧,或嘱患者闭眼做深呼吸,以缓解紧张情绪。为患者监测血氧饱和度、心电图、脑电图等。

(2)固定头部,在两肩胛间相当于胸椎中段处垫一沙枕,使脊柱前突;为防咬伤,应用缠有纱布的压舌板放置在患者一侧上下臼齿间或用专用牙垫放置在两侧上下臼齿间;保护下颌关节和患者的四肢,防止出现并发症,保护患者时不要强行按压。

(3)作为助手协助医师做好诱导麻醉,遵医嘱正确给药。

(4)待患者睫毛反射迟钝或消失、呼之不应、推之不动、自主呼吸停止时,置入牙垫,开始通电治疗。

(5)痉挛发作时,患者的面部及四肢肢端出现细微的抽动,此时注意观察患者血氧饱和度变化,随时使用面罩加压给氧,使血氧饱和度保持在95%以上。

(6)痉挛发作后,取出患者的牙垫,使患者头后仰,保持呼吸道通畅,直至患者自主呼吸恢复、呼吸频率均匀、睫毛反射恢复、血氧饱和度平稳。

(7)待患者自主呼吸恢复并稳定后,取出静脉穿刺针,携带血氧、心电监测仪,将患者转运至恢复室继续观察。

(8)消毒液洗手后,更换治疗巾及止血带,为下一位患者治疗。同时严格执行三查七对制度。

(三)无抽搐性电休克治疗术后护理

(1)保持观察室安静整洁,保证患者卧床休息,侧卧位,观察患者的呼吸、意识情况,躁动不安者可暂予约束,防跌倒、坠床意外发生,直至患者呼吸平稳、意识完全恢复后解除血氧监测,一般监护15~30 min。

(2)待患者完全清醒后方可离开观察室,起床时护士应给予扶持,严防坠床、摔伤。

(3)观察患者治疗后的不良反应,有无头痛、呕吐、背部及四肢疼痛、谵妄等,如有不适立即报告医生处理。如无不适经医生同意方可离开治疗室。

简述无抽搐性电休克治疗的术后护理。

(4)患者意识完全清醒后方可少量进食水,切忌大量、急切进食,尤其是固体食物,由于治疗中使用麻醉剂和肌肉松弛剂的残余作用易导致噎食等严重意外情况,可先进食少量流食,待下顿进餐时间再进食普食。

(5)治疗后少数患者可能会出现较长时间的意识障碍,苏醒后可有遗忘、记忆力减退,住院患者经常会找不到自己的床位,要协助患者料理生活,防止发生意外,同时劝慰患者不要焦虑,一般在停止治疗1周后、记忆力可恢复正常。门诊患者应有家属陪同并细心照顾,以免出现走失、摔伤、交通事故等意外。

(6)做好健康宣教,告知患者及家属请勿开车或操作有危险机械等,否则可能会由于患者的判断力和反应能力不灵敏而发生危险。并且整个治疗过程中勿让患者饮酒和吸烟,酒精与麻药同时使用可能会导致严重问题,吸烟可使分泌物多而增加治疗中窒息和吸入性肺炎的危险。

笔记栏

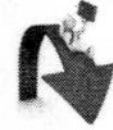

简述无抽搐性电休克治疗的常见不良反应及处理措施。

三、无抽搐性电休克治疗的常见不良反应及处理措施

1. 恶心呕吐　轻者无须特殊处理，严重者需密切观察患者有无颅内压增高的体征，是否有脑血管意外迹象。

2. 机械性呼吸道梗阻

(1)口腔内分泌物及误吸：吸除分泌物，使患者头偏向一侧；床旁备吸引器和气管切开包，配合医生行气管切开术。

(2)舌后坠：采用压额抬颏法打开气道，保持气道通畅，或置入口咽通气道。

3. 骨折与脱臼　脱臼以下颌关节较为多见，常因操作者保护不当所致。骨折以胸椎中上段压缩性骨折较易发生，多因患者卧位不当造成。在操作过程中应按常规执行，安排好患者的体位，保护好患者。

4. 记忆障碍　主要表现为近记忆障碍，部分可逆。一般不需要特殊处理，轻者一般在2周左右恢复，重者一般在1个月左右恢复。

5. 头晕、头痛　可能与患者治疗前紧张，无抽搐性电休克治疗使脑内血管收缩，肌肉、神经等牵拉、挤压有关。

处理措施：①了解头痛的部位、性质、程度、规律，告知患者可能诱发或加重疼痛的因素，如情绪紧张，经常坐起等；②指导减轻头痛的方法，如缓慢深呼吸，引导式想象，冷热敷以及按摩，指压止痛等；③疼痛剧烈的患者遵医嘱给予止痛药物，并观察止痛药物的不良反应及疗效，同时做好心理疏导，鼓励患者树立信心，配合治疗；④保持环境安静，舒适，光线柔和；⑤经休息，停止无抽搐性电休克治疗2～3 d后，头晕、头疼症状可自然好转。

第三节　重复经颅磁刺激治疗与护理

重复经颅磁刺激(repeated trans-cranial magnetic stimulation，rTMS)是利用时变磁场重复作用于大脑皮质特定区域，产生感应电流改变皮质神经细胞的动作电位，从而影响脑内代谢和神经电活动的生物刺激技术，是在经颅磁刺激(transcranial magnetic stimulation，TMS)基础上发展起来的具有治疗潜力的神经电生理技术。

rTMS作用的机制仍不确切，但可能和皮质内兴奋、抑制环路的活动以及局部脑血流灌注的改变有关，rTMS对皮质兴奋性的影响取决于刺激的频率和强度，高频率rTMS(5～20 Hz)则可以提高作用区域皮质的兴奋性，而低频率rTMS(<1 Hz)对治疗侧皮质兴奋性具有抑制作用。高频域上强度的rTMS可能造成运动诱发电位，诱发皮质内兴奋性传播甚至诱发癫痫发作(基于这一发现，目前国外已研制成功磁痉挛治疗仪，并有望取代目前的电痉挛治疗仪)。当rTMS作用于大脑不同区域时，可产生不同的效果，如高频率rTMS刺激左右前额皮质可以增加愉悦感，而刺激左前额皮质可以增加悲伤感。

(一)重复经颅磁刺激治疗的临床应用

rTMS在临床的应用目前还停留在探索和经验阶段，尽管如此，其治疗效果已经被

笔记栏

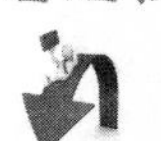

越来越多的研究所证实。

1. 创伤后应激障碍　Cohen 等(2004 年)应用 rTMS 刺激 PTSD 患者的右侧额叶皮质,结果患者的 PTSD 症状明显缓解。而且他们发现,在同样的刺激强度和治疗时间(80% 运动阈值,10 d)条件下,高频率刺激(10 Hz)的疗效明显优于低频率(1 Hz)刺激组。

2. 抑郁症 对抑郁症的治疗研究包括大脑皮质多个部位的刺激,如左背侧前额叶、右背侧前额叶、左前额叶等。刺激的强度多采用运动阈值进行定量,目前一般使用 80% ~110% 的运动阈值进行,刺激的频率范围 0. 3 ~20 Hz。研究发现,rTMS 治疗抑郁证的效果与氟西汀相似,也有研究表明 rTMS 治疗与氟西汀有协同作用,rTMS 合并抗抑郁药(如艾司西酞普兰)治疗难治性抑郁症是安全、有效的。

3. 焦虑症　前额叶背外侧皮质是调节惊恐障碍的脑功能区域之一,研究发现使用 1 Hz 频率的 rTMS 作用于患者右侧前额叶背背外侧皮质 2 周后,焦虑症状得到显著缓解。

4. 躁狂发作　Michael 和 Erfurth(2004 年)发现高频率 rTMS 刺激右侧前额叶背外侧皮质对躁狂发作有一定的控制作用,但是其有效性及治疗参数还需要进一步研究。

5. 精神分裂症　rTMS 目前已经被应用于治疗精神分裂症的幻觉和阴性症状。低频率 rTMS 作用左侧前额叶皮质、左侧颞顶区或者双侧颞顶区可以改善幻听症状,而高频率 20 Hz 的 rTMS 作用于精神分裂症患者的双背侧前额叶可改善患者的阴性症状。

(二)重复经颅磁刺激治疗的不良反应及护理

目前,有关 rTMS 不良反应的报道常见的有头痛、头部不适、纯音听力障碍、耳鸣等。研究者认为 rTMS 引发的头痛是一种紧张性头痛,与头皮及头部肌肉紧张性收缩有关,如出现可采用按摩的方法缓解,或者遵医嘱在治疗前应用镇痛剂(如阿司匹林)进行预防;耳鸣/纯音听力障碍可以通过佩戴耳塞预防。另外,高频率 rTMS(>10 Hz)能诱发癫痫发作,特别对有癫痫家族史者要慎用,因此在治疗前需认真检查患者的脑电图是否异常,如有异常应及时通知医生,尽量避免选择 rTMS 治疗。

第四节　心理治疗及其在护理中的应用

心理治疗(psychotherapy)是一种以助人为目的的专业性人际互动过程,是治疗者运用心理学理论与方法,通过与患者密切沟通,达到治疗患者的心理、情绪、认知与行为问题的过程。心理治疗的目的在于解决患者所面对的心理困难、减少焦虑、忧郁等精神症状,改善患者的非适应行为,包括对人对事的看法和人际关系,并促进人格成熟,能以较有效且适当的方式来处理心理问题及适应生活。

一、心理护理的原则

1. 交往原则　心理护理是以良好的人际关系与人际交往为基础的,通过交往可以协调关系,满足需要,减少孤独,增进感情。交往有利于医疗护理工作的顺利进行,有助于患者保持良好的心理状态。在交往中双方要互相尊重,护理人员应起主导作用。

2. 服务性原则　心理护理同其他医疗工作一样具有服务性,护理人员应以服务的

笔记栏

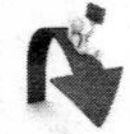

观点为患者提供技术服务和生活服务，以满足患者的生理和心理需要。

3. 针对性原则　心理护理没有统一的模式。护理人员应当根据每个患者在疾病的不同阶段所出现的不同心理状态，分别有针对性地采取各种对策，做到因人而异。为此，护理人员在与患者交往中，要善于观察、交谈、启发患者自述，必要时还可以使用心理测验等手段，及时掌握患者的病情和心理状态。

4. 启迪性原则　护理人员在给患者进行心理护理时，应当应用相关学科的知识，向患者进行健康教育，给患者以启迪，以改变其认知水平，消除他们对疾病的错误观念，使他们对待疾病和治疗的态度由被动转为主动。

5. 自我护理的原则　自我护理是一种为了自己的生存、健康及舒适所进行的自我实践活动，包括维持健康、自我诊断、自我用药、自我预防、参加保健工作等，良好的自我护理是心理健康的表现，有助于维持患者的自尊、自信和满足其心理需求。因此，护理人员应启发、帮助和指导患者尽可能地进行自我护理。

6. 保密原则　保证患者的各种信息不被泄露，在教学/学术活动中同样需要注意保护患者的隐私。

二、临床护理常用的心理治疗技术——家庭治疗

家庭治疗，是指将家庭作为一个整体进行心理治疗的方法。家庭治疗是通过治疗者对某一家庭中的成员定期进行接触与交谈，促进家庭做出某些适应性改变，同时，使家庭中患者症状消失或减轻。家庭治疗的主要出发点，是在于把家庭看成一个群体，需以组织结构、交流、扮演角色等来了解，个人的行为会影响群体，同时群体也会影响个人，这种紧紧相关的连锁反应，可导致许多所谓的病态的家庭现象，个人的症状可能是家庭功能失调的表现，并由家庭内相互作用而保持下来。因此，要改变病态的现象和行为，不能单从治疗个人成员着想，而应以整个家庭群体为对象。家庭治疗所要处理的问题是家庭中产生的，问题可表现为个人的，也可以是家庭共同面临的。其治疗措施着眼于调整家庭成员的相互关系，改变问题产生的家庭动力机制。

1. 家庭治疗的原则

(1)注重“感情和行动”，淡化“理由和道理”：由于家庭是一个特殊的群体，单靠说理或追究原因和责任是不能解决问题的，而应该用感情打开彼此的隔膜。因为都是一家人，只要让对方感觉到诚恳的关心和爱护，问题就会很快得以解决。

(2)忽略过去，重视现在：患者早期的经历可让治疗师对其问题行为有全面的认识，但更应注重目前家庭所遇到的困难和问题，以及如何调整、改善和适应现在他们所面对的情况。因为“过去”只是创造了家庭目前的结构和功能的工具，它自然会在“现在”出现，若透过介入的方法可以改变现在，当然也会改变过去。

(3)无视缺点，强调优点：家人天天共处，看到的都是对方的缺点和不足，往往忽略优点和长处，从而使得态度改变，关系恶化。而同样一件事情，从不同的角度会产生不同的看法。所以，治疗师应让个人体会到家人的良苦用心，协助个体找回与家人之间的良好感情。

(4)保持中立：与其他心理治疗方法一样，治疗师是以改变家庭结构为目标加入家庭的，协助家庭成员使用不同的互动模式，从而使家庭成员的经验都随之改变。治疗师在其中只提供参考意见，帮助家庭成员分析问题的利弊和可能产生的结果，让他

笔记栏

们自己去做决定，而不是代替他们做决定。

2. 家庭治疗的组织与实施

（1）参加的对象：凡是与家庭功能紊乱有关的成员都可以参加，甚至可包括一些有关的社会成员，如监护人、朋友、医师等。要克服参加人员的顾虑和阻力，如怕家丑外扬、互相抱怨、家庭被社会歧视等。

（2）分析问题：家庭可分为破碎家庭（有人死亡或离异）、杂合家庭（一方或双方带有儿女，在受政治迫害的家庭）、不和谐家庭。对家庭的结构和性质先有一个分析和类化，引导出家庭存在的问题；下一步则要找出存在的问题，目前的困境和烦恼产生的根源有哪些。

（3）协商讨论问题：以集体心理咨询和集体心理治疗的形式进行。护士和家庭成员一起共同分析、讨论，找出问题的症结，研究如何摆脱困难，解决家庭成员之间的关系。强调每个成员都应承担义务和责任，都互通信息，互相了解和理解，并能互相尊重和容忍，不能只强调自己的家庭角色，而一味指责他人。

（4）接触交谈技巧：首先要营造和谐的气氛，使每个成员都能自由地、心平气和地发表意见。注意各成员之间的关系，如各人选择座位的方式、谁和谁坐的最近、其他成员的反应和表情、每个人发言的频度。而护理人员则担任启发、指导、协调角色。要让家庭成员之间在思想和情感上直接交流，鼓励互相尊重，相互理解，避免争吵、抱怨，各人多做自我批评，讲"家和万事兴"的道理。

小　结

1. 抗精神病药物是以改善和矫正患者病理思维、心境和行为的药物，可预防复发，以促进社会适应能力并提高精神障碍患者生活质量为最终目标。本章应重点学习抗精神病药物的临床应用、常见不良反应及处理措施。

2. 精神药物的种类繁多，常用的有抗精神病药物、抗抑郁药物、心境稳定药（抗躁狂药物）和抗焦虑药物等。

3. 通过学习精神药物的相关知识，精神科护理人员应重点掌握各类精神药物的分类、代表药物、作用、不良反应及应对方法。

4. 随着医学的发展，许多非药物治疗法，如电休克治疗、心理治疗、物理治疗、社会干预治疗等也受到重视，因此在采用药物治疗的同时，还需要结合心理治疗和社会功能康复治疗等方式，通过综合的干预帮助患者获得最佳疗效。

同步练习题

1. 关于精神疾病患者急性期的治疗，下列描述哪项不正确（　　）

A. 用药前必须排除禁忌证

B. 急性症状常在有效剂量治疗 1 ~2 周就完全改善

C. 首次发作、首次起病或复发、加剧的患者的治疗均可视为急性期治疗

D. 对于合作的患者，给药方法以口服为主

E. 对于不合作的患者，可遵医嘱强制给药，给药方式可以肌内注射为宜

笔记栏

2. 抗精神病药物最常见的不良反应是(　　)

A. 口干　　B. 便秘

C. 视物模糊　　D. 锥体外系反应

E. 体位性低血压

3. 关于三环类抗抑郁药物的不良反应,以下哪项描述不正确(　　)

A. 抗胆碱能不良反应是该药治疗中最常见的不良反应

B. 该药可以诱发癫痫

C. 不引起体重增加

D. 超量服用或误服可发生严重的毒性反应,危及生命

E. 突然停药可出现停药综合征

4. 关于电休克治疗的临床应用,错误的描述是(　　)

A. 治疗前 8 h,停服抗癫痫、抗焦虑药等,禁食、禁水 4 h 以上

B. 必要时,可于治疗前 15～30 min 皮下注射阿托品 0.5～1.0 mg

C. 把专用牙垫放置于两侧上下臼齿间,同时用手紧托下颌,防止下颌脱位

D. 电极安置在大脑的非优势侧,不良反应较大

E. 主要用于治疗抑郁症、躁狂症、精神分裂症、拒食、违拗、紧张性木僵者

5. 某分裂症患者经常有藏药或拒服药行为,护理人员应该(　　)

A. 发药前做好解释工作　　B. 服药时仔细检查患者口腔、舌下等

C. 服药后注意观测患者是否吐药　　D. 把患者保护性约束起来

E. 发现患者持续拒服药要报告医生,建议改变给药途径或治疗方法

6. 关于抗精神病药物所致静坐不能,哪些正确(　　)

A. 患者主观感到必须来回走动,情绪焦虑或不愉快

B. 应增加抗精神病药的剂量

C. 表现为无法控制的激越不安、不能静坐、反复走动或原地踏步

D. 加用苯二氮䓬类药和 β 受体阻滞剂如普萘洛尔(心得安)等常有效

E. 有时需减少抗精神病药剂量

7. 关于抗精神病药物所致恶性综合征的描述,正确的是(　　)

A. 意识波动　　B. 肌肉强直

C. 高热　　D. 自主神经功能不稳定

E. 处理办法是停用抗精神病药物,给予支持性治疗

8. 关于电休克治疗的适应证,下列说法正确的是(　　)

A. 严重抑郁,有强烈自伤、自杀企图及行为和明显自责自罪者

B. 极度兴奋、躁动及冲动伤人者

C. 拒食、违拗和紧张性木僵者

D. 精神药物治疗无效者

E. 对药物治疗不能耐受者

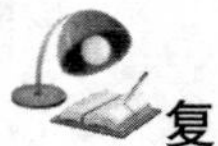

复习思考题

1. 抗精神病药物常见不良反应及处理措施有哪些?

2. 如何做好抗精神病药物的给药护理?

3. 无抽搐性电休克治疗术前后如何护理?

(新乡医学院第二附属医院　张艳萍)

第五章 精神障碍患者危机状态的防范与护理

精神科危机状态指患有精神疾病的患者突然出现的、个体无法自控的、急性疾病和危及他人及自身生命财物的一种急危状态(包括冲动暴力行为、自杀自伤、脱离监护出走、噎食窒息、木僵、昏迷、谵妄状态等)。从事精神科护理的工作人员必须牢牢掌握如何使用各种严密的防范措施来防范各种急危状态的发生,在急危事件发生后能立即进行有效的应急处理。本章介绍精神科实际工作中常见危机状态的防范与护理。

第一节 暴力行为的防范与护理

暴力行为是精神科最常见的急危事件,可能发生在家中、社区、医院等,会给患者、家庭和社会带来危害及严重后果。暴力行为通常是指对他人的攻击或对物的攻击行为。精神科的暴力行为常见于精神分裂症、情感障碍、多种药物和特指精神活性物质所致精神病性障碍、人格障碍等患者,是精神科最常见的危机状态之一。在精神科护理工作中必须对已发生的暴力行为立即采取措施,还要及时发现导致各类暴力行为发生的先兆隐患,例如患者突然有威胁性言语、下颚绷紧、握拳等行为时,应立即采取适当处置措施,有效防范暴力行为发生。

在暴力行为发生时首先应保持镇静,及时取得在场家属的理解和支持,必要时请保安人员以及其他工作人员协助,然后根据实际情况,接触患者,保护患者及他人安全,与医生沟通采取相应的治疗措施及时控制精神症状。

【护理评估】

(一)精神病患者暴力行为危险因素评估

1. 疾病诊断 据国内外文献报道,暴力行为与各类精神疾病的诊断有明显关联,精神分裂症占84.6%,而其他类型精神障碍与15.4%。

2. 个性特征 不是每一个有精神症状的患者都出现暴力行为,也不是每一个受到挫折的个体都表现出暴力行为。所以当个体受到挫折或受精神症状控制时,是采用暴力攻击还是以其他方式来应付(如退缩、压抑、否认等),则与个体的性格、心理应付方式、行为反应方式等有关。许多研究表明,既往有暴力行为史是最重要的暴力行为预测因素。暴力犯罪者具有下列性格特征:①固执、多疑、缺少同情心与社会责任感;

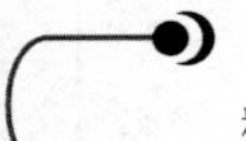
笔记栏
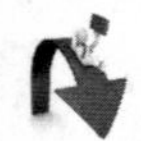

②易紧张，喜欢寻找刺激，情绪不稳定，易产生挫折感；③缺乏自尊与自信，应对现实及人际交往能力较差。习惯以暴力行为来应付挫折的个体最易发生暴力行为。过去有过暴力行为，尤其是最近发生过暴力行为，很可能再次发生暴力行为。

3. 诱发因素　许多因素都可能诱发暴力行为。例如，工作人员与患者交流不当，态度粗暴激惹患者，患者的需求没有得到满足，封闭、拥挤嘈杂的环境，药物不良反应使患者难以耐受等都可能诱发暴力行为。还有约1/3的攻击行为患者无明显的诱因。

4. 其他因素　一般来讲，年轻的男性患者、单身患者、失业和既往有过攻击行为的患者，很可能再次发生暴力行为。另外研究发现，频繁入院、强制入院、近期住院时间长的患者攻击行为发生的可能性明显增加；有头部外伤史的患者住院期间攻击行为的发生率也会增加。

（二）暴力攻击行为发生的危险性评估

1. 评估暴力行为的目标指向　如有无对其他患者、工作人员或环境、物品的攻击倾向，做好针对性保护，必要时转移患者目标，最大限度地降低暴力行为发生的可能性。

2. 评估暴力行为发生的严重程度　依据病史、诱发因素、治疗依从性、情绪稳定性、既往暴力行为史、有无人格障碍等情况，评估患者可能采取暴力行为的方式、程度，患者欲得到的目的等，采取必要的防范措施。

3. 常用的攻击风险因素评估表和攻击风险评估等级见表5-1和表5-2。

表5-1　攻击风险因素评估

科室：　　　　姓名：　　　　诊断：　　　　病案号：

Ⅰ级：有下列情况之一者，若为男性则有两项：①男性；②精神分裂症，伴有幻听或被害妄想；③躁狂；④酒药依赖的脱瘾期；⑤意识障碍伴行为紊乱；⑥痴呆伴行为紊乱；⑦既往人格不良者（有冲动、边缘型人格障碍）。 处理：防冲动，密切观察。遵医嘱，对症治疗。
Ⅱ级：被动的言语攻击行为，表现为激惹性增高，如无对象的抱怨、发牢骚、说怪话。交谈时态度不好、接触、有敌意或不信任；或精神分裂症有命令性幻听者。 处理：防冲动、密切观察、安置在重症监护室。遵医嘱使用抗精神病性药物降低激惹性；对症治疗。
Ⅲ级：主动的言语攻击行为，如有对象地辱骂，或被动的躯体攻击行为如毁物，或在交往时出现社交粗暴（交谈时突然离去、躲避、推挡他人善意的躯体接触）；既往曾有过主动的躯体攻击行为。 处理：防冲动，安置在重症监护室。遵医嘱实施保护性约束，必要时陪护，使用抗精神病性药物降低激惹性。
Ⅳ级：有主动的躯体攻击行为，如踢、打、咬或使用物品打击他人；攻击行为在一天内至少出现2次以上或攻击行为造成他人肉体上的伤害。 处理：防冲动，安置在重症监护室。及时报告医生，遵医嘱实施保护性约束，对症处理，必要时陪护，使用抗精神病性药物降低激惹性。

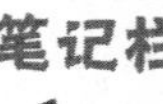

表 5-2　攻击风险评估等级

序号	时间/日期	等级/病情变化	评定者	序号	时间/日期	等级/病情变化	评定者
1				11			
2				12			
3				13			
4				14			
5				15			
6				16			
7				17			
8				18			
9				19			
10				20			

注:1. 攻击风险等级分为:Ⅰ、Ⅱ、Ⅲ、Ⅳ四级

2. 病情变化:指与上一次评估相比情况,a 表示加重;b 表示未变化;c 表示减轻;d 表示未评

(三)暴力行为的征兆评估

(1)当精神疾病患者出现以下状况时,应视为暴力行为发生的先兆,护理人员应高度重视。①躯体方面:踱步、不能静坐、握拳或用拳击物、下颚紧绷、呼吸加快、突然停止正在进行的动作。②语言方面:大声喧哗、妄想性言语威胁真实或想象的对象、强迫他人注意。③情绪方面:愤怒、敌意、异常焦虑、易激惹、异常欣快、情感不稳定。④意识方面:思维混乱、精神状态突然改变、定向力缺乏、记忆力损害、无力改变自身现状。

出现上述部分情况时,就有可能会立即发生暴力行为。为了医护人员的安全,评估患者病情时不要单独检查患者、不能将患者带到密闭的空间如医护办公室、治疗室,不要用刺激性言语行为激惹患者。

简述暴力行为发生的征兆。

(2)评估暴力行为可能导致的损害,目的在于采取合理有效的对策方法减少人员受伤和财产损失。

评估项目包括:①患者所处的位置。例如楼顶、墙头等易于引起重大伤害的位置等。②患者是否持有武器或其他工具是决定引起危害大小的关键因素。一般来说,赤手空拳者,损害较小;持有刀、斧、棍棒等,可能伤人或自杀自伤;持有枪支、炸药、可燃物,可能爆炸伤人毁物,纵火或自焚,危害较严重。

(3)必要时采用暴力行为攻击风险因素表评估,对预测暴力行为危险性有明显的效果。

【护理诊断】

有暴力行为的危险(针对他人):与幻觉、妄想、焦虑、器质性损伤等因素有关。

【护理目标】

1. 短期目标　①保证患者在住院康复期间没有发生暴力行为;②患者能够控制自

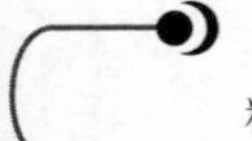

笔记栏

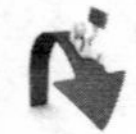

己的行为或积极寻求医护人员的帮助。

2. 长期目标　①患者能够以合理正当的方法来表达和宣泄自己的情绪；②患者能够以健康正确的应对方式处理所遇到的问题。

【护理措施】

(一)预防暴力行为的措施

对有暴力行为患者的护理和防范，重点在于预防暴力行为的发生。对既往存在暴力行为史以及具有某些暴力先兆的患者，应及时采取积极预防措施，防止暴力行为的发生。

1. 减少诱发因素　及时去除噪音、强光等环境刺激；应根据实际情况满足患者的合理需求，如打电话、见医生或家人等；推迟一些可能造成患者不安的治疗或护理项目，如更换病号服、留取标本、检测生命体征、物理治疗等。

2. 及时去除病房中的安全隐患　应有专人负责病房安全检查工作，定期进行安全检查和抽查，随时去除各种安全隐患，如刀、棍、锐器、绳子、玻璃制品、易拉罐、火柴、打火机、燃油等。

3. 提高患者的自控能力　鼓励患者合理表达和宣泄情绪，让患者相信自己有自控能力，明确告知患者暴力行为不能解决任何问题以及患者觉得无法自控时如何寻求医务人员的帮助等。

4. 加强对患者精神症状的控制　及时完成各项检查，随时与医生沟通患者病情，及时做出对症有效的医学处理。临床实践证明有效的抗精神病药物治疗，可控制和减少各种由于精神疾病症状引起的暴力行为。

(二)暴力行为发生时的处理

1. 紧急处理　紧急处理暴力行为的原则“安全为主，劝诱结合，将危害降到最低限度”。安全为主即首先要考虑人员安全：①医护人员的安全，应按照暴力行为处理应急预案，选派有经验的医护人员处理暴力行为，以降低或避免医护人员受到患者伤害的概率。②暴力行为患者的安全，采取措施防止当事患者发生危险，切忌采用用力牵拉或威胁患者的办法，以免患者受到伤害或自杀自伤。③其他患者的安全，应立即疏散围观人群，转移被攻击对象。④亲属的安全，及时与患者亲属沟通，在场的亲属切忌单独行事，应听从医护人员指挥。

发生暴力行为时，一般多采用言语安抚、身体保护性约束以及应用药物三种紧急处理方法，要根据患者具体情况而定。

(1)言语安抚：通过对话沟通劝诱患者放弃暴力行为。由于精神疾病患者发生暴力行为的原因及诱因不同，言语安抚效果也是因人而异，但通过言语劝慰患者，尽量满足患者提出的一些要求，一方面尽可能稳住患者，另一方面为以后各项防范措施赢得充足时间。言语安抚时，用真实恳切的语言安抚患者；用简洁、清楚的语言提醒患者暴力行为无法解决任何问题。必要时可由患者信任的亲属、朋友、主治医护人员出面对话劝诱也有一定的效果。

(2)身体保护性约束：如言语安抚无效，可采用适当的形式对患者进行保护性约束。对患者身体保护性约束的目的，是保护该患者和其他人的安全。在保护性约束的

笔记栏

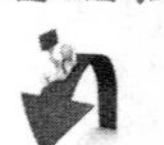

同时，应持续与患者的对话，以温和的口气告知身体约束的原因、目的、时间，包括：

寻求帮助：当发生攻击他人或破坏物品等暴力行为时，第一时间要呼叫当班其他工作人员，集体行动。

控制局面：当暴力事件发生后，应尽快控制病房局面，确保其他人员的安全。一位工作人员转移被攻击对象，疏散其他围观人员离开现场。为了保护其他患者因为这次暴力事件受到刺激，需要在暴力情况发生时或发生后更多地询问和关心。在此过程中护理人员必须用平静、平和的语气与患者交流，任何焦虑与不安的情绪都会传递给患者，从而加重其不安全感。许多患者都害怕有暴力行为的人失去控制，使其受到伤害。如果工作人员能及时控制场面，其他患者一般不会长时间地处于激动不安的状态。同时，接触有暴力行为的患者应注意保持语言及行为的前后一致性，这样患者就不会与工作人员讨价还价或攻击工作人员。

冲动干预技术

解除武装：工作人员应向患者表达保证其安全及对他的关心，并以坚定、冷静的语气，告诉患者，先将危险物品放下，工作人员将其移开并向患者说明此物品是暂时保存，日后一定归还，取得患者信任。可答应患者提出的一些要求，帮助其减轻愤怒情绪，自行停止暴力行为。如果语言制止无效，应一组人员转移患者注意力，同时另一组人员乘其不备快速夺下危险物品。

隔离与约束：如果其他措施均不能控制患者的暴力行为时，可考虑隔离与约束措施，但必须在有医嘱的情况下使用，隔离与约束是为了保护患者，使其不会伤害自己或他人，帮助患者重新建立行为控制能力，减少对整个病房治疗体系的破坏，一旦危险因素消失应立即解除，绝对不能用来处罚患者。

(3)药物治疗：及时与医生沟通，根据医嘱有效地使用药物治疗也可用来代替约束或隔离患者，或与约束隔离同用。适用药物有氟哌啶醇、地西泮(安定)等。一般采用肌内射注或静脉给药。用药后应注意观察患者生命体征、症状消长情况及用药反应等。

2. 行为方式重建　暴力行为控制后，应运用心理治疗等来对患者进行长期性的行为干预。目前应用较多的方式是行为重建，其理论依据是不管惩罚的严重程度如何，如果被惩罚者知道在受惩罚后面临同样的激发情境时，采用哪些新的行为反应方式回报最大，那么原有的攻击行为方式就可能改变。

【护理评价】

患者能否能以合理有效的方法处理不良情绪；能否以建设性的正确方式处理失控行为；患者人际关系是否有所改善；能否预知导致失去自制力的症状。

第二节　自杀行为的防范与护理

自行采取终结自己生命的行为称为自杀。有意采取终结自身生命的行为，并导致了死亡结局，称为自杀死亡。有自杀行为，但未导致死亡结局，称自杀未遂。有自杀的想法，但未采取行动，称自杀意念；如已准备采取行动，但未进行自杀行为称为自杀企图。

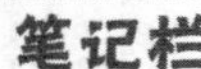
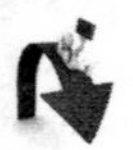

据世界卫生组织报告,在全世界各种人类死亡原因中自杀排名在第5位,仅次于心脑血管疾病、恶性肿瘤、呼吸系统疾病和意外死亡。自杀是精神科较常见的急危事件之一,也是精神疾病患者死亡的最常见原因,因此,防止患者自杀是精神科护理尤其是住院精神病患者护理的一个重要任务。本节着重介绍精神疾病患者自杀行为的防范与护理。

【护理评估】

(一)自杀原因的评估

据国外研究资料报道,精神疾病患者有关的自杀死亡者中,50% ~75%患有抑郁性疾病,其中很多合并各类成瘾物质依赖,25%患精神分裂症,特别是在康复阶段的精神分裂症患者。因而对精神疾病患者自杀原因的分析评估,除了要评估普通人群出现自杀原因外,与精神症状关联的自杀自然是评估的重中之重。

1. 抑郁　抑郁是自杀者最常见的内心体验,抑郁症是自杀率较高的精神疾病。临床研究资料表明,抑郁症患者中自杀死亡率为50%左右;约70%自杀的精神分裂症患者中有中、重度抑郁。抑郁症患者的自杀观念根深蒂固,自杀计划周密无缺,自杀行为十分隐蔽,可出现在抑郁症的多个阶段,因此其自杀死亡率较高。所以对有抑郁发作的患者,应特别警惕,需要仔细评估有无自杀意念及自杀企图。

2. 幻觉和妄想　精神分裂症患者可在听幻觉的命令和指挥下自杀;有迫害内容的幻觉或妄想的患者也可能采取自杀行动来寻求解脱,以避免受到残酷的“迫害”;罪恶妄想的患者,采取自杀的方式达到以死赎罪、“以死谢天下”的目的。

3. 心理因素引起的自杀　心理因素或生活事件可引起自杀,其原因是:①感情受到他人的伤害。②希望对某人表达自己的愤怒或受伤的感情。③对痛苦的情感应对失当。④为了解脱某种困境。⑤为了引起他人的注意。⑥生活事件对患者造成的重大痛苦,因人而异,如失去亲人或被亲人遗弃、失学、失业、失去财产、失去名誉等。国外统计资料表明,精神分裂症自杀者最突出的生活事件是失去家庭亲人的支持被抛弃。上述情况都可能让患者觉得孤立无援,无法应对,而选择以死解脱。

4. 其他生物学与社会心理学因素

(1)遗传因素:家庭的自杀行为历史是自杀的重要危险因素。这可能与对家庭成员自杀的认同和模仿、家庭压力大以及遗传物质的传递有关,如单卵双生子的自杀一致性比双卵双生子要高。

(2)个性特征:不良的心理素质和个性特征与自杀有一定的关系,一般来说,下列心理特征者在精神应激状态下自杀的可能性比较大。①对社会特别是对周围人有敌意,喜欢从阴暗面看问题。敌意与自杀的关系源自弗洛伊德提出的“自杀者是将愤怒转向自我”的学说。②缺乏判断力,表现为没有主见,遇事犹豫不决,总是认为坏事会发生。③从思想上、感情上把自己与社会隔离开来,社会交往减少,自我评价低。④认识范围狭窄,看问题喜欢以偏概全,走极端。⑤行为具有冲动性,情绪不稳定,神经质。

(二)自杀危险性的评估

自杀行为非常复杂,会涉及很多因素,包括生物的、心理的、社会的和文化的因素,而且这些因素间可以互相影响。西方的许多研究显示,超过90%的自杀者在死亡时

笔记栏

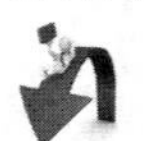

患有一种以上的精神疾病。抑郁患者终生自杀风险为10%～15%，双相障碍者为抑郁症患者的10～20倍，精神分裂症患者在美国终身自杀风险为4%。进食障碍和焦虑障碍也会增加自杀风险。物质滥用会进一步加重精神疾病患者的自杀风险。同时自杀也是患者住院期间较易发生的严重不良事件，对患者、家属、医院都会产生不良影响，容易引发医疗纠纷。

1. 自杀严重程度的评估

(1)自杀意向：有自杀意念者不一定会采取自杀行动，有自杀企图者较大可能会采取自杀行动，有自杀计划者则一有机会就采取自杀行动。

(2)自杀动机：个人内心动机(如出现绝望，必须以自杀求解脱)者危险性远大于人际动机者(如企图通过自杀去影响、报复他人来达到其他目的)。

(3)进行中的自杀计划：如准备刀剪或绳索之类、悄然积存安眠药或其他精神科药品、暗中选择自杀场所或选择自杀的时间，在院患者悄悄观察护理人员巡视规律试图躲避等均是十分危险的征象。

简述自杀严重程度的评估。

(4)自杀方法：自缢、跳楼、大量服用精神科药品、撞车、枪击、割血管、触电、服毒等，其中自缢比其他自杀方式更容易实施，更容易致命，更危险。

(5)遗嘱：事先对后事做好安排，分发自己珍贵物品、财物。留有遗嘱者很可能立即采取自杀行动。

(6)隐蔽场所或独处：隐蔽者危险性大、单独一人时更可能采取自杀行动。

(7)自杀的时间：如选择家人外出或上班时自杀，危险性更大；选择夜深人静之时危险性大；选择医院工作人员交接班时或夜间、午休工作人员少时危险性大。

(8)自杀意志坚决者：危险大，如自杀未遂者为没有死而感到遗憾，表明患者想死的意志坚决。

(三)自杀的危险因素

1. 人口学方面　①中年或老年；②男性；③离婚或单身。

2. 精神病学方面　①有自杀或自伤行为史；②抑郁症；③精神分裂症；④多种药物和特指精神活性物质所致精神病性障碍；⑤人格障碍。

3. 社会方面　①无固定收入或无收入；②孤独。

4. 躯体状况　严重或长期慢性躯体性疾病，各种无良好预后的疾病。

有上述因素同时具备者，发生自杀行为的可能性越大。对有家族精神病史或自杀史、近期内有重大的压力或创伤性事件、病情突然“好转”或突然拒绝治疗者、惯常生活方式突然改变者均要高度警惕该患者近期内可能出现自杀行为。一旦发现蛛丝马迹，应及时查看患者情况，调整和加强药物治疗调整护理级别。加强监护、加强心理护理、严加防范、及时处置。

在临床实际工作中，护理人员还可借助于一些量表(表5-3)及评估技巧，来评估患者的自杀风险和预测自杀的危险性。

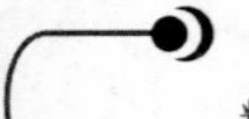

笔记栏

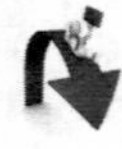

表 5-3　Beck 自杀风险因素评估量表

项目＼时间			评定日期(　　　　年)								
一类危险因素	抑郁症										
	自杀观念	有无									
		频度									
		程度									
		时程									
	自杀企图	频度									
		计划性									
		坚定性									
	自我评价										
	自杀方式	有无									
		可救治性									
	无望										
	无助										
	酒药滥用										
二类危险因素	年龄										
	性别										
	婚姻状况										
	职业情况										
	健康状况										
三类危险因素	人际关系不良										
	性格特征										
	家庭支持										
	事业成就										
	人际交往										
	应激事件										
	自知力										
总　分											
评定者											

注:总体评价 31 ~43 分为极度危险,21 ~30 分为很危险,11 ~20 分为危险,10 分以下为较安全

笔记栏

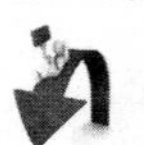

附:评估自杀时的询问技巧

1. 评估自杀史(1) 你原来有过自杀的想法吗?是什么原因导致你产生自杀想法的?什么时候?什么使你没有选择自杀?你告诉过任何人或获得过任何支持吗?

2. 评估自杀史(2) 你原来有过自杀行为吗?几次?什么时候?当时发生了什么?你学到了什么?

3. 评估亲友自杀史 你认识的人当中有过自杀未遂或自杀死亡的吗?是谁?什么时候?发生了什么?这件事目前对你的生活或你的自杀想法有什么影响?

4. 评估情感痛苦 你目前感到痛苦的程度是多少(可以用 0~100 的尺度)?跟问题刚出现时相比怎么样?你能描述一下这种痛苦是怎么样的吗?跟你在其他情况下的经历相比较,这次痛苦的程度怎么样?

5. 评估保护性因素 你认为目前什么会对你最有帮助?你还能为自己做些什么?你认为可能让你活下去的理由是什么?现在谁最有可能而且愿意帮助你?

【护理诊断】

1. 有自杀行为的危险 针对自己。

2. 个人应对无效 与家庭、社会支持不足、处理事务的技巧缺乏有关。

【护理目标】

1. 短期目标 ①患者在住院期间不再出现伤害自己的行为;②能够正确表达自己痛苦的内心体验,并向医护人员讲述;③人际关系有所改善。

2. 长期目标 ①患者不再有自杀意向,无自杀(伤)行为;②对生活有新的正向的认识;③患者能够掌握良好的应对方法和技巧。

【护理措施】

1. 预防自杀 对精神疾病患者伴有自杀意向者,医护人员应高度重视并采取有效措施防止他们采取自杀行动。正确诊断、积极合理、科学正确的护理方法是最好的预防措施。在各项治疗未起作用之前,需要护理人员和亲属对患者进行严密监护。

2. 提供安全的环境 保证病房无危险物品,防止患者接触可用于自杀的各类物品,如刀、剪、绳、玻璃、药物、有毒物品等,吊扇、电灯开关等各类能用于自杀的生活设施应增加安全设施,以免成为自杀工具。

3. 严密监控 对有严重自杀企图的患者尽快送入院,但入院本身不能使患者的自杀行为停止,因此,应采取适当措施,加强监护,将患者安置于精神科中心监护室或一级病室,时刻处在医护人员的视线之内,每 10~15 min 观察一次患者生命体征和状态并做记录,对高度自杀危险者应专人护理。

4. 保证患者能遵医嘱服药,确保治疗顺利进行 保证看到服入口中,并检查是否咽下。应注意防止患者藏药,以防患者悄然积存药物用于自杀。

5. 电休克治疗 完善体检若无禁忌证,可与医生沟通采用电休克治疗。

6. 连续评估自杀危险 必要时 24 h 监测。对已有自杀计划的患者,应加强监护,设法询问其时间、地点、方法、工具以及发生自杀行为的可能性大小。

7. 心理护理 在真诚、尊重、接纳、同情和支持的基础上与患者建立治疗性关系。

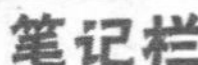
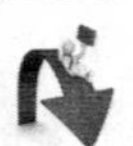

经常了解患者对症状的理解和自身感受,给予支持性心理护理。告诉患者现在的痛苦是暂时的,感觉不会总像现在这样,像其一样的其他人通过治疗都获得了帮助和好转。鼓励其表达自己的负性情绪。训练患者学习新的应对方式。教会患者在无能力应对时如何求助,如告诉医护人员"我已坚持不住了"而不是采取自杀行动。同时,也要向患者表明,医护人员随时准备帮助他战胜疾病。

8. 充分发挥家庭、社会支持系统作用　帮助患者树立战胜病痛的信心,增强对抗自杀的内外在资源。对患者亲属进行与自杀干预有关知识的培训教育,让家属参与干预治疗。

【护理评价】

(1)患者能自己述说不会自杀,并能有效地控制自己的自杀想法和行为。

(2)患者能表示人生是很有意义的,人际关系有所改善。

(3)患者有自杀意念出现时,能够运用正确的应对方式。

(4)患者拥有良好的家庭、社会支持系统,并发挥其积极作用。

第三节　出走行为的防范和护理

出走行为是指忘记或有意不告诉任何亲属突然离家外出。对在院精神疾病患者而言,出走行为是指患者在住院期间,未经医生批准,擅自脱离医护人员视线离开医院的行为。出走会使治疗中断,并且由于精神疾病患者病情及自我防护能力较差,出走可能会给患者或他人造成严重后果。所以,护理人员应掌握患者出走行为的防范和护理,严防出走行为的发生。

【护理评估】

(一)出走原因的评估

1. 精神疾病　①无自知力,否认有病,逃避就医而出走。②妄想和幻觉,认为住院是对其迫害或受幻觉的支配而离开医院。③抑郁状态患者悄悄离开医院到院外实施自杀行为。④意识障碍,有意识障碍的患者常因定向障碍走错路或找不到回路,也可能受到错觉和幻觉的影响为躲避恐怖或迫害而出走,大多数患者心不在焉,清醒后对出走的过程不能完全回忆。⑤智能障碍,如严重精神发育迟滞和严重痴呆患者,出走后往往找不到回家的路,漫无目的而且越走越远,流离他乡。

2. 社会心理因素　对治疗手段恐惧、住院环境不符合患者要求,想念家人亦可导致患者出走。医院管理松懈或工作人员疏忽大意,患者趁外出做检查、洗澡、从事工娱疗法或趁病房门窗破损未及时修补时出走。

(二)患者出走的风险性评估

下列因素可提示患者有出走的危险性:病史中有出走史;有明显的幻觉、妄想;住院依从性差,如为强迫入院者;对治疗不配合,有恐惧情绪;住院不安心或不能适应住院者;患者强烈思念家庭及亲人;患者有寻找出走机会的表现。

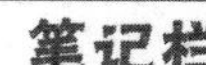

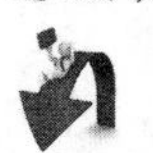

(三)出走患者的表现

意识清楚的患者多采用隐蔽的方法,平时积极创造条件,搞小团体相互配合或取得工作人员的信任,寻找出走的机会。常在门口附近活动,趁门前人员杂乱或工作人员不备时"趁虚而出"。

意识不清楚的患者,不知避讳,会旁若无人地从工作人员身边出走,盲目游荡,一旦出走,寻找困难,且危险性较大。

部分患者出走前表现焦虑、频繁如厕、开小会、东张西望、观察医务人员、失眠等。

由于精神病患者精神症状未得到完全控制且住院期间衣物单薄身无分文,出走后可能给患者或他人造成严重后果,且找回不易。因此护理人员应加强监护,一旦发现上述蛛丝马迹,及时采用相应护理措施,严防住院患者出走成功。

【护理诊断】

1. 有走失的危险　与幻觉、妄想、思念亲人或意识障碍有关。
2. 有受伤的危险　与自我防御能力下降、意识障碍有关。

【护理目标】

患者能安心住院;患者在住院期间不发生出走行为。

【护理措施】

处理原则:加强抗精神病药物治疗、加强监护、安排恰当的室内外文娱活动及心理治疗、防止出走发生。

(1)加强护患沟通、建立良好的护患关系、取得患者信任、关心体贴患者、帮助患者适应医院环境、配合医护人员开展工作。①加强入院介绍指导;②解释住院的意义和重要性;③介绍主要治疗方法及疗效;④鼓励患者参加集体文娱活动,转移其注意力;⑤善待患者,满足合理需求,避免激惹患者。

(2)动态观察病情,对有出走企图或住院不安心的患者,应做到心中有数,重点监护。并给予劝说与解释,力求消除或减轻患者出走的想法。

(3)对有出走企图的患者应适当限制活动范围,更改护理级别。有严重出走企图的患者应安置在工作人员的视线范围内,10~15 min巡视1次患者的活动情况。

(4)严格执行病区安全管理制度,随时锁好门,钥匙不离身,避免患者伺机出走。患者外出活动或做检查要专人陪护,禁止单独外出。

(5)鼓励家属根据病情需要开展探视,减轻患者的孤独感。

(6)当患者出走时,应镇定处置,立即报告门卫、并与患者家属联系,由院方尽快组织力量寻找患者,必要时请公安部门、出租车公司或其他人员协助寻找。

【护理评价】

(1)患者能否适应病区住院环境,是否能安心住院。

(2)患者有无出走的想法。

(3)患者是否对自身疾病有正确的认识,恢复自知力,并表示要安心住院。

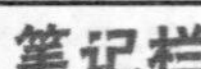

第四节　噎食的防范与护理

进食时,食物误吸入气管可以引起严重呛咳、呼吸困难、呼吸暂停甚至窒息死亡。精神病患者发生噎食窒息者较多。表现为患者在进食中突然发生严重的呛咳、双手乱抓、呼吸困难、出现面色苍白或青紫者即可能是噎食窒息。噎食窒息是一种十分危险的紧急情况,应立即处理。

【护理评估】

1. 噎食发生的原因

(1)精神病患者因服用抗精神病药物出现锥体外系不良反应,出现吞咽肌肉运动不协调,吞咽困难而使食物误入气管。

(2)帕金森病或其他脑器质性疾病患者,吞咽反射迟钝致吞咽困难而发生噎食;癫痫患者进食时如抽搐发作也可能造成噎食。

(3)电休克治疗后患者意识模糊状态下进食也可引起噎食窒息。

(4)躺在床上进食、进食过快、抢食等均能引起噎食。

2. 噎食发生时的表现　精神疾病患者噎食出现突然,及时发现及抢救非常重要。噎食程度轻者会表现呛咳,呼吸困难,面色青紫,双眼直瞪,双手乱抓,四肢抽搐;重者意识丧失,全身瘫软,大小便失禁,呼吸心搏停止。

简述噎食发生时的表现。

3. 噎食的风险性评估　依据患者既往是否发生过噎食,有无锥体外系反应所致的吞咽困难,有无进食过快或抢食行为,是否年老体弱,是否牙齿脱落、咀嚼不便,是否脑血管后遗症致进食饮水容易呛咳,以及中重度痴呆等,评估患者有无噎食的风险及严重程度。

【护理诊断】

1. 有噎食的可能　与药物不良反应、进食急骤或脑器质性疾病有关。

2. 窒息　与进食过急过多有关。

【护理目标】

患者在住院过程中不发生噎食窒息。患者知道细嚼慢咽的重要性,能有效防止噎食。

【护理措施】

1. 噎食的预防

(1)严密观察患者病情及抗精神病药物的不良反应,如锥体外系反应(主要表现为痉挛性斜颈、双目上视、运动不能、静止性颤抖、肌张力增高以及静坐不能、烦躁不安、原地踏步等)。对有严重锥体外系反应的患者,按医嘱给予拮抗药物(口服苯海索或肌内注射东莨菪碱)。

(2)加强饮食护理,对药物不良反应较重、吞咽困难的患者,应给予流质或半流质

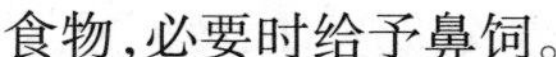

笔记栏

食物，必要时给予鼻饲。

(3)加强饮食的管理，对抢食及暴饮暴食者，应单独进食、限量分次进食。

2. 噎食的急救处理　按窒息患者急救原则处理。就地抢救、分秒必争、畅通呼吸道、防止并发症、预防再次发生噎食窒息。

(1)就地抢救：立即清除口咽部食物，保持呼吸道通畅。

噎食急救护理

(2)如清除口咽部食物后患者仍无好转，应立即拦腰抱住患者，头朝下并拍其背部，如无食物咳出需立即使用海姆立克腹部冲击法，救护者站在受害者身后，从背后抱住其腹部，双臂围环其腰腹部，一手握拳，拳心向内按压于受害人的肚脐和肋骨之间的部位；另一手掌捂按在拳头之上，双手急速用力向里向上挤压，反复实施，直至阻塞物吐出为止。

(3)经上述处理如食物仍滞留在气管内，则及时请五官科医师会诊处理。

(4)取出食物后应及时采取护理措施防治吸入性肺炎。

(5)如心脏停搏，立即进行胸外心脏按压，进行心肺复苏及脑复苏。

(6)记录噎食与抢救的全过程。

(7)分析原因，杜绝类似情况再次发生。

【护理评价】

(1)对噎食窒息患者，抢救是否及时有效，有无并发症发生。

(2)有无噎食的发生，预防措施是否有效，药物反应的观察及处置是否及时有效。

第五节　木僵的防范与护理

木僵是一种较严重的精神运动性抑制综合征，指动作、行为和言语活动完全抑制和减少，患者经常保持一种固定姿态，很少活动或完全不动。轻者言语和运动明显减少或缓慢、迟钝。重者随意运动完全抑制，全身肌张力增高。木僵患者一般无意识障碍，各种反射存在。

【护理评估】

(一)原因

可出现木僵状态的精神障碍有：①精神分裂症紧张性木僵；②情感障碍的抑郁性木僵；③严重应激障碍的反应性木僵；④脑器质性精神障碍的器质性木僵（可见于病毒性脑炎、一氧化碳中毒性脑病、脑肿瘤、脑外伤、脑血管病等）；⑤药物引起的药源性木僵。

简述木僵的典型表现。

(二)典型表现

紧张性木僵是木僵的典型表现。轻者主动性言语行为明显减少、呆坐呆卧、有时有违拗或模仿、刻板动作。重者僵卧在床、不吃不喝、不语不动，无任何表情及动作，推之不动、呼之不应。全身肌张力增高，常常出现“蜡样屈曲”或“空气枕头”等。对外界多数刺激无反应，可伴有唾液和大小便潴留。木僵解除后不少患者可清楚地说出病程

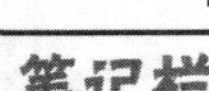
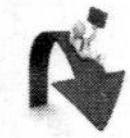

经过。也有的患者在无他人在场或夜深人静之时,出现起床走动、舒展身体、解便或饮水觅食,然后再次陷入木僵状态。

木僵持续时间长短不一,可持续几小时、几天、几月,长的可数年,既可逐渐消失,也可突然结束,或突然进入兴奋状态,应注意防范、加强护理。

【护理诊断】

1. 营养障碍:低于机体需要量　与不能自行进食有关。
2. 有受伤的危险　与丧失防护能力有关。
3. 有暴力行为危险　与突然转入兴奋状态有关。
4. 生活自理缺陷(如进食、排便困难等)　与精神运动抑制有关。
5. 有感染的可能(皮肤、肺部感染等)　与长期卧床、抵抗力低下有关。
6. 便秘和尿潴留　与精神运动抑制有关。

【护理目标】

1. 患者生命体征保持稳定,无发生并发症。
2. 患者木僵解除后,生活自理能力和心理社会功能恢复良好。

【护理措施】

(一)提供安全环境

将患者安排在隔离室,单人居住。隔离室或重症监护室环境应安静、光线柔和、温度适宜。由于木僵患者失去防御能力,要加强监护,防止其他患者的伤害。同时,也要提防患者突然转为兴奋而出现暴力伤人行为。

(二)观察病情变化,做好保护性医疗

由于患者意识清楚,护理人员在执行任何治疗与护理措施时应耐心细致,切忌在患者面前谈论病情或取笑患者,以免对患者造成恶性刺激,使病情加重。

(三)做好生活护理

由于木僵患者丧失生活自理能力,护士应帮助患者做好个人卫生如口腔、皮肤、大小便、饮食等的护理。

1. 口腔护理　用生理盐水或清水一日 3 次清洗口腔,及时清除口腔分泌物,保持口腔清洁,维护呼吸道通畅。

2. 皮肤护理　保持皮肤清洁,注意会阴部护理,定时翻身,避免躯体局部长期受压,防止褥疮形成。

3. 大小便护理　注意大小便情况,必要时予以导尿和灌肠。

4. 饮食护理　木僵患者进食多有困难,需耐心喂食,必要时予鼻饲流质饮食或安置胃管、及时补充体液和营养,维持水、电解质和能量代谢的平衡。视木僵患者具体情况,可在监护室试留饭菜、饮用水等。

(四)重视功能锻炼

为避免长期卧床,机体缺乏锻炼而导致肌肉萎缩等,应定时按摩肢体、关节。对亚木僵状态者,应充分调动患者的主观能动性,指导患者主动运动。

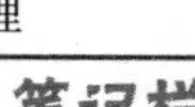

【护理评价】

(1)患者生命体征是否稳定、营养状况是否改善。
(2)患者有无褥疮等并发症发生。
(3)患者木僵症状有无改善缓解。
(4)患者的心理社会功能是否恢复正常。

小　结

1. 精神科危机状态是指患有精神疾病的患者突然出现的、个体无法自控的、急性疾病和危及他人及自身生命财物的一种急危状态。通常包括冲动暴力行为、自杀自伤、脱离监护出走、噎食窒息、木僵、昏迷、谵妄状态等。本章应重点学习精神科危机状态的相关概念及发生原因。

2. 精神科危机状态是病房安全管理的重点,护士应注意识别精神科各种危机状态的评估内容、风险因素及先兆症状。

3. 攻击和自杀风险因素评估表是护理人员量化评估精神科患者攻击和自杀风险的重要工具,应熟练掌握。

4. 精神科常见危机状态的应对,需要有完善的护理及预防措施。包括危机状态的预防和应急处理、提供安全环境、观察病情变化、实施保护性医疗、做好生活护理、加强护患沟通、建立良好的护患关系等。

同步练习题

1. 以下哪项不属于精神科常见的急危状态(　　)
A. 暴力行为　　B. 缄默状态
C. 吞服异物　　D. 自杀自伤行为
E. 木僵状态

2. 发生暴力行为时紧急处理方法中,下列哪项是错误的(　　)
A. 言语安抚　　B. 实施保护性约束
C. 转移患者注意力,伺机约束　　D. 应用药物
E. 武力压制

3. 以下哪项不属于自杀严重程度的评估内容(　　)
A. 自杀意向有无　　B. 自杀动机有无
C. 自杀计划有无　　D. 自杀行为史有无
E. 自杀意志强弱

4. 出走患者的风险评估中,最重要的是(　　)
A. 病史中有无既往出走史　　B. 患者是否对疾病无自知力
C. 患者强烈思念家庭及亲人　　D. 住院依从性差,如为强迫入院者
E. 对治疗不配合,有恐惧情绪

5. 护理木僵患者时,应将患者安置在(　　)
A. 光线明亮的单人病室内　　B. 多人病室

笔记栏

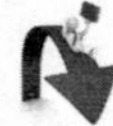

C. 环境安静、光线柔和、温度适宜的单人病室内　D. 光线明亮色彩鲜艳的病室内

E. 光线明亮的多人病室内

6. 自杀率较高的精神疾病包括(　　)

A. 抑郁症　　B. 精神分裂症

C. 多种药物和特指精神活性物质所致精神病性障碍　　D. 人格障碍

E. 神经症

7. 噎食发生的原因有哪些(　　)

A. 精神病患者因服用抗精神病药物出现锥体外系不良反应

B. 脑器质性疾病患者,发作时也可能造成噎食

C. 电休克治疗后患者在意识模糊状态下进食

D. 躺在床上进食、进食过快

E. 暴饮暴食、抢食等

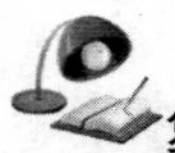

复习思考题

1. 患者发生噎食的急救处理有哪些?

2. 简述木僵患者的典型表现。

(新乡医学院第二附属医院　邱玉华)

第六章 精神分裂症患者的护理

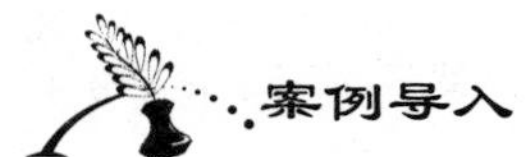

余某,女性,25岁,公司职员。1年前因失恋慢性起病,主要表现为失眠,常独自一人,目光呆滞,自语自笑。有时突然凝视前方,大叫"前面有一道白光",随后转身惊恐逃跑,而其他人表示均没有看见白光。对家人说耳边常听到对话声,具体内容说不清楚。见到警察便恐惧,回家后询问家人:"警察是和你们谈过话吗?为什么我想的事情别人都知道?"看见警车便觉得是来抓自己的,不敢出门,生活自理能力差,饮食无规律。患者入院时衣衫不整,大喊大叫,称自己无病,拒绝住院治疗。

第一节 精神分裂症的概述

精神分裂症(schizophrenia)是一组病因未明的精神病,具有感知、思维、情感、行为等多方面的障碍,以精神活动与环境之间不协调为特征,常表现为思维与环境、思维与情感及思维内容之间的不协调,患病时通常意识清晰,无明显智能障碍,部分患者可能出现认知功能损害。此外,多数患者对疾病缺乏自知力,否认有病甚至拒绝治疗。多起病于青壮年,病程多迁延,有慢性化倾向与衰退的可能。

精神分裂症见于不同人群,在成年人群中的终身患病率为0.5‰~1.6‰,年患病率为0.26‰~0.45‰。据估算我国目前有700万~900万精神分裂症患者。发病高峰集中在成年早期这一年龄段:男性为15~25岁,女性稍晚1~2年。精神分裂症患者的预期寿命可能比普通人群短20~30年,其原因包括自杀以及比普通人群提前发作的心血管疾病等。该病预后不良,约2/3的精神分裂症患者长期具有明显的精神病性症状,以阴性症状和认知缺陷为主,社会功能损害明显,功能残疾率高。全国残疾人流行病学调查数据显示该病约占精神残疾人数的70%,是导致精神残疾的最主要疾病。

笔记栏

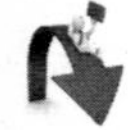

【病因及发病机制】

导致精神分裂症的确切病因目前仍不清楚,但已有证据显示,精神分裂症是一种进行性发展的神经发育障碍,大脑结构与脑功能存在进行性的异常改变。病因主要为遗传因素和心理社会因素。可能的致病因素包括遗传因素,宫内环境紊乱,婴儿和幼年期,成年早期的生物、心理、社会因素等。参与发病的病理机制主要有神经生化病理假说、神经发育不良假说,神经影像学异常与神经电生理异常。

(一)病因

1. 遗传因素　精神分裂症是一种复杂的多基因遗传疾病。相关调查发现,精神分裂症患者的一级亲属的平均终身患病率风险为5%～10%。在同卵双生子或父母双方均为精神分裂症的子女中患病率上升到40%～50%。寄养子的调查也提示明显的遗传倾向。全基因组连锁分析研究表明,精神分裂症是由多个微效或中效基因共同作用的多基因遗传疾病,同时又在很大程度上受到了环境的影响。

2. 心理社会因素　部分精神分裂症患者有特殊的个性,如孤僻、少言、怕羞、敏感、沉溺于幻想这样一系列的分裂样人格障碍。有研究提出部分分裂样障碍的患者以后发展成为精神分裂症的主要因素为围生期损伤、幼年生活不稳定和缺乏父母照顾等。国外研究发现精神分裂症患病率在低社会阶层为高阶层的9倍。我国的多地区调查同样发现,精神分裂症患病率在经济水平低的人群中明显高于经济水平高的人群,这可能与物质生活差、心理负担重和心理社会应激多存在相关。

(二)发病机制

1. 神经生化病理假说　主要包括多巴胺(DA)假说、氨基酸类神经递质假说、5-羟色胺(5-HT)假说。它们相关研究分别表明精神分裂症与患者中枢DA功能亢进、中枢谷氨酸功能不足以及5-HT代谢障碍相关。

2. 神经发育不良假说　由D. Weinber和R. Murry两位学者提出,该学说认为由于遗传因素及怀孕期或围生期受到损伤,胎儿在胚胎期大脑发育过程中便会出现相应的神经病变,表现为新皮质形成期神经细胞从大脑深部向皮质迁移过程中出现细胞结构紊乱,随着个体进入青春期,在外界不良环境因素刺激下,常常导致心理整合功能的异常,继而出现精神分裂症的症状。

3. 神经影像学研究进展　在精神分裂症的一系列大脑结构损害的影像学研究中,提示患者最为确切的大脑结构改变为侧脑室扩大,颞叶、额叶及皮质下连接的异常。在神经认知测试的研究中显示患者额叶功能活动不明显,提示前额叶功能普遍低下。

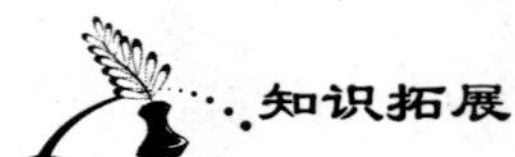

精神分裂症发病的素质应激模式

精神分裂症发病的素质应激模式认为,精神分裂症是由个体的易感因素与环境因素相互作用的结果。这些易感因素可概括为以下四个方面:

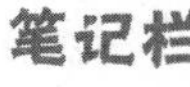

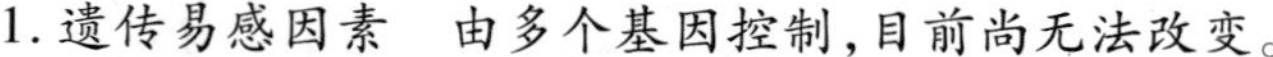

1. 遗传易感因素　由多个基因控制，目前尚无法改变。

2. 神经发育易感因素　该因素可通过围生期保健或各种治疗来控制减少。

3. 生活应激易患性　目前可通过帮助个体应对应激、获得支持和自信，提高生活技能等措施来降低。

4. 躯体易患性　例如物质滥用、中毒、脑部损伤等，以上因素可通过适当的方式来减少。

最新的研究认为，易感个体在一些特定的年龄阶段对易感因素最为敏感，在青春期以前，这些易患性几乎没有意义，但在成年早期或青壮年期达到作用高峰，以后便逐渐减退。环境因素影响基因表达的确切机制尚不明，一种可能是与 DNA 的甲基化有关，DNA 的甲基化可能包括基因的异常表达和染色体组的不稳定而为复杂疾病如精神分裂症的病因之一。

参考文献：杨德森，刘协和，许又新. 湘雅精神医学[M]. 北京：科学出版社，2015.

【临床表现】

精神分裂症的临床症状十分复杂且多样。疾病的不同阶段、不同的临床类型均会表现出不同的精神症状与症候群，归其自身临床表现的特征性，具有思维、情感、行为意向的不协调和脱离现实环境的特点。

（一）前驱症状

部分精神分裂症患者在出现明显的精神病性症状之前可能会出现某些前驱症状。由于前驱症状不具有特异性，症状出现的频率较低，患者往往对其有合理化的解释，且其他方面基本正常，此时不易发现或易被忽视，尤其是隐匿或缓慢起病的患者更为常见。了解前驱症状，有利于早期识别和早期治疗，对改善预后非常重要。前驱症状的主要临床表现为：

1. 性格改变　患者原来稳定的人格特性发生了改变。原本热情、勤劳、助人为乐、爱干净整洁的人变得冷漠、懒惰、漠不关心，与亲友疏远、不注意个人卫生、不遵守劳动纪律、工作学习能力开始下降等，此时自己或他人可能会认为是思想问题或工作学习压力过大所致，易被忽视。

2. 类神经症症状　患者表现出不明原因的焦虑、抑郁、不典型的强迫症状、注意力下降、失眠及白天精神萎靡、疲劳、头疼等症状，易被误诊为“神经衰弱”，但患者对症状的描述以及态度不同于神经症，且并不迫切寻求治疗。

3. 语言与行为改变　患者零星出现难以理解的语言与行为。某些个体一反往日出现沉默不语、动作迟疑、面无表情；或呆坐、呆视，对空叫骂、喃喃自语；或说话漫无边际、颠三倒四、言不达意；或做一些莫名其妙、令人费解的事情；某些患者甚至突然开始苦苦冥想与日常工作学习无关的抽象问题，如原子理论、人类的起源、宇宙的组成等，周围的人们对其言语行为的改变表示不可理解。

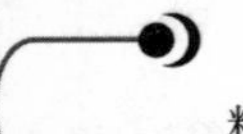

笔记栏

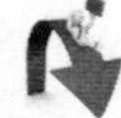

(二)感知觉障碍

在精神分裂症患者中幻听、幻视、幻嗅、幻味及幻触均可出现,然而幻听为其最常见的一种。精神分裂症患者的幻听可以是非言语性的,如无故听到虫鸣鸟叫、车船声、机器声或音乐声;也可以是言语性的,如听到有人叫自己的名字、某些人对自己评头论足或听到来自外星人抑或神灵的讲话等。一般来说,在意识清醒的状态下个体出现评论性、争论性或命令性的幻听常指向精神分裂症。幻听还可以以思维鸣响的方式被表现出来,即患者所进行的思考,都被自己的声音读了出来,继而患者感觉被洞悉。幻视也较常见,而幻嗅、幻味与幻触则不常见。以上幻觉一旦出现,我们首先应当先排除是否是由于躯体疾病、中毒或脑器质性病变所引起的。

精神分裂症的部分患者可能会出现感知综合障碍。表现为个体躯体的某一部分变形、移位,或不存在、不属于自己;精神活动也可能不属于自己等。

不论精神分裂症的幻觉体验是清晰具体还是朦胧模糊,常常会给患者的思想、行为带来不同程度的影响。在这些幻觉的支配下,患者可能会做出违背自己意愿及不合常理的事情。护理人员应当及时准确地评估患者在幻觉支配下对自身及其他人可能产生的影响,从而及时有效地采取相应的保护措施,减少不利影响。

(三)思维障碍

思维障碍是精神分裂症最为核心的症状,其可导致患者认知、情感、意志、行为等精神活动本身与周围环境的不协调,脱离现实。患者的思维障碍主要表现在思维内容、思维形式方面的异常。

1. 思维内容障碍　主要包括患者的观念及对外部事物的认知等方面出现异常。思维内容障碍最主要的表现为妄想。其妄想的特点是发生突然,内容离奇,逻辑荒谬;患者对于妄想的内容逐渐不愿意主动暴露,并企图掩饰;妄想所涉及的内容与范围常有不断扩大与泛化的趋势。

最常见的妄想为被害妄想(delusion of persecution)与关系妄想(delusion of reference)。如患者感觉他人的言行对自身都是有所暗示的,普通的问候与聊天也是暗藏玄机,言语内容都是针对自己,迫害自己的。有甚者更是觉得电视、广播等媒体上的内容都是和自己相关的。患者妄想的对象可能从最初的与患者有过矛盾的个体逐渐扩大到同事、朋友、亲人直至陌生人,以上也体现了妄想具有泛化的趋势。另外,妄想的内容可与患者的生活经历、文化背景与教育水平有一定的联系。

妄想是精神分裂症患者出现频率最高的精神症状之一。临床上具有诊断意义的妄想一般为原发性妄想、妄想心境、妄想直觉、妄想回忆以及某些古怪的妄想等。

2. 被动体验　某些精神分裂症患者会出现精神与躯体活动自主性方面的异常。常常表现为自己的躯体运动、思维活动、情感活动等都身不由己,有一种被外界强加的被动体验。也有部分患者则坚信自己心中所想,没有说出来,但是人尽皆知,常常有被洞悉感。

3. 思维形式障碍　患者的思维形式障碍包括思维联想障碍和思维逻辑障碍。

(1)思维联想障碍:精神分裂症患者的思维联想障碍主要表现为思维贫乏、思维散漫与思维破裂。即患者的联想数量减少、概念和词汇减少,患者常感到没有思想了、脑袋空了,如在回答问题时异常简短,就用“是”或“否”,不会加以拓展;有些患者则表

笔记栏

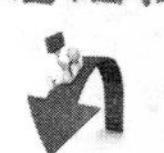

现为言语内容散漫，东拉西扯，主题之间无任何联系；部分患者在意识清楚的情况下，思维联想过程破裂，缺乏内在意义上的联系和逻辑性，他人与其根本无法交谈。同时思维云集、思维中断、思维扩散等也是精神分裂症联想障碍的表现形式之一。

(2)思维逻辑障碍：患者的思维逻辑障碍主要表现为病理性象征性思维、语词新作、逻辑倒错性思维。即患者常常用一些简单的词语或动作来表达某些特殊的、只有患者自己能够理解的意义，如患者突然扑向小汽车，问其原因，回答"我要去'投胎'"。患者有时会语词新作，自己来创造新的字句，把两个或几个概念无关的字词句组合在一起，赋予其特殊的意义，如患者将"美"下面的"大"字去掉，下面放上一个"男"字，合成一个字，发音为"美男"，来形容自己漂亮。某些患者还会出现逻辑倒错性思维，即思维无前提或无依据，因果倒置，逻辑推理荒谬，如患者说："人是由动物进化的，所以人不应该吃猪肉。动物是由植物进化的，因此也不应该吃蔬菜。菜是由土地上生长的，所以人应该站在地上，我走了一万多里地就能够比别人进化一些。"言语内容间个体逻辑紊乱。

由于精神分裂症患者的思维障碍，常常存在妄想、被控制感、被洞悉感、思维联想过程缺乏连贯性与逻辑性等，因此，医护人员和患者沟通起来往往会十分困难，为了收集更多的病情资料，这就需要我们具有足够的耐心和较高的沟通技巧。

（四）情感障碍

患者主要表现为情感淡漠和情感倒错两个方面。

1. 情感淡漠　患者对周围环境的刺激变得平淡或迟钝，表情呆板无变化，同时自发动作减少、缺乏体态语言，语调单一，与他人交谈时很少与对方有眼神的交流，多茫然凝视前方。其最早受损的为较细致的情感，如对亲人、朋友的关心减少，随着病情的发展，部分患者的情绪体验日渐贫乏，对一些重大的生活负性事件，如离异、失业、丧失亲人等，无动于衷，情感冷漠。

2. 情感倒错　患者对客观刺激做出不相符的情绪反应，如在亲人去世的时候兴高采烈，在众人欢乐的气氛中却悲伤流泪等。

此外，部分精神分裂症患者在疾病的急性期和缓解后期还会出现抑郁症状，这些抑郁症状可能是继发于药物不良反应，或缓解后期患者对于精神病态的认识及其他心理社会因素影响等。作为护理人员，应当警惕患者不良的情绪反应对个体行为产生的影响。

（五）意志行为障碍

患者主要表现为意志减退或缺乏、紧张综合征以及行为障碍等。

1. 意志减退、缺乏　患者表现为孤僻离群，活动减少，对正常的社交、工作学习缺乏积极主动性，行为懒散，无故旷工、旷课，病情严重者整日呆坐或卧床不起，个人生活不知自理，如患者可长年累月不洗头、不理发、不换衣服等。但少部分有偏执观念的患者可表现出意志活动的增强，如千方百计地收集某些证据、做某一件事情等。

2. 紧张综合征　包括紧张性木僵和紧张性兴奋，两者有时交替出现。木僵以缄默、随意运动减少以及精神运动无反应为特征。患者病轻时少语、动作迟缓、长时间保持一个姿势。病重时患者可保持一个固定的姿势，出现"八不"症状，即不言、不动、不吃、不喝、面无表情、不解二便、不咽唾液、对任何刺激均不起反应。更严重的木僵患

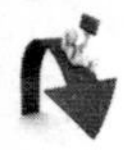

者，可出现“蜡样屈曲”和“空气枕头”，即患者肢体可任人摆布，即使是不舒适的姿势，也可像雕塑一样维持固定姿势长时间不变；如将患者的头部抬高，好似枕着枕头，患者同样能保持这样的姿势一段时间，被称作“空气枕头”。患者神志清楚，对周围的事物能够感知，病情缓解后，能够回忆起来。木僵的患者有时也会突然转为兴奋状态，出现无目的性的冲动伤人行为，即紧张性兴奋，如患者突然起床、砸东西毁物、伤人等。

3. 行为障碍　患者常独自一人，发呆、无故发笑，有时也会出现刻板动作，即持续单调反复做同一个动作，如在房间里来回踱步；或出现无意义的模仿动作，也可出现一些幼稚的愚蠢行为，如当众扮鬼脸、傻笑、脱衣、手淫等。

针对患者出现的意志减退、紧张综合征及行为障碍，护理人员应当协助患者做好个人生活护理，同时还应预防患者可能出现的冲动伤人行为。

（六）自知力障碍

患者对自己患病的性质及严重程度存在不同程度的自知力缺乏，患者一般不承认自己患病，不愿意主动接受治疗，甚至拒绝和逃避治疗。当病情好转后，患者自知力会逐渐恢复。自知力缺乏是影响患者治疗依从性的重要原因，为有利于治疗护理策略的制订，取得患者配合，作为医护人员应在整个治疗过程中详细评估患者自知力的各个方面和水平。

【临床分型】

根据临床症候群的不同，精神分裂症可划分为以下几种常见类型：单纯型、青春型、紧张型、偏执型、未分化型等。类型的划分与病情的情况、病程经过、治疗效果及预后存在一定的关系。

1. 单纯型（simplex type）　多为青少年期起病，病情进展缓慢，逐渐加重，常以发展缓慢的怪异行为、社会功能受损和工作学习能力下降为主要临床特征。早期患者多表现为类似“神经衰弱”的症状，如主观的疲劳感、失眠、记忆力减退、工作效率下降等，但不积极主动就医，症状并不引起他人的重视，或误认为其“不求上进”“性格不够开朗”或“受到了打击、意志消沉”等。后患者逐渐发展为孤僻、懒散、被动、思维贫乏、意志缺乏及情感淡漠等阴性症状突出，最终导致精神衰退，此类型治疗效果与预后一般较差。

> 精神分裂症常见临床分型及临床表现有哪些？

2. 青春型（hebephrenic type）　青年期起病，起病多为急性或亚急性。以思维、情感与行为不协调或解体为主要临床特征。患者可表现为思维破裂、空洞、内容离奇；言语增多、胡言乱语；情绪喜怒无常，表情做作，爱做鬼脸；行为较幼稚，常有本能活动食欲、性欲亢进；可能会出现意向倒错，如吃脏东西等。此型病程进展较快，有时可自发缓解，但易复发，只要系统治疗，维持服药，此型预后尚可。

3. 紧张型（catatonic type）　此型患者目前较少见，患者多急性起病，起病年龄多为青、中年，以紧张综合征为主要临床特征。表现为紧张性木僵与紧张性兴奋单独发生，抑或交替出现。紧张性木僵时患者表现为不语不动，对周围刺激无反应，肌张力增高，有时可出现蜡样屈曲。紧张性兴奋患者可表现为突然发生不可理喻的冲动行为，如突然的伤人、毁物行为。紧张性兴奋可自行缓解，或转入木僵状态。此型常为发作性病程，持续时间为数日至数月，预后较好。

4. 偏执型（paranoid type）　本型最为常见，约占精神分裂症一半以上。患者常缓

笔记栏

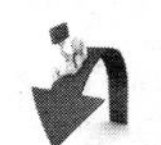

慢起病，起病年龄多在青年、中年或者更晚。临床特征以相对稳定的妄想为主，往往伴有幻觉，特别是幻听。患者最初表现为敏感多疑，逐渐发展为妄想思维，以关系妄想与被害妄想最为多见。妄想的内容多离奇荒谬、脱离现实，同时其妄想的范围逐渐扩大，且有泛化的趋势。幻听常以讽刺、评论、威胁命令的形式让患者觉得痛苦。在妄想与幻听的支配下，患者出现行为的改变，如喜爱独处、恐惧不安、胡言乱语、自伤或伤人的行为等。此型自发缓解较少见，但对抗精神药物反应较好，如及时较早就医，预后较好。

5. 未分化型（undifferentiated type） 本型不同于以上任何一种类型，但又符合精神分裂症的诊断标准，有明显的阳性症状，但又不符合偏执型、青春型和紧张型的诊断标准的一组患者，这种类型并不少见，故又称为未分化型。

6. 精神分裂症后抑郁（post schizophrenia depression） 此型患者在精神分裂症病情好转而未痊愈时出现抑郁症状，且抑郁情绪持续 2 周以上，可残留有精神症状，以阴性症状多见。患者的抑郁程度常为轻、中度，但无形中也增加了自杀的危险度，医护人员需多加防范。

7. 残留型（residual type） 此型患者过去符合精神分裂症诊断标准，至少 2 年时间内一直未完全缓解。病情虽有好转，但仍残留部分阳性症状或阴性症状。

此外，英国学者 Crow 根据精神分裂症的病理生化和病理解剖改变，结合临床表现、认知功能、治疗反应及预后等方面的特征，提出精神分裂症Ⅰ型和Ⅱ型的划分。Ⅰ型精神分裂症以阳性症状为特征，常常精神功能异常或亢进，包括妄想、幻觉、明显的思维形式障碍、反复的行为紊乱或失控，此型对抗精神病药物反应良好，无认知功能改变，预后良好。Ⅱ型精神分裂症以阴性症状为特征，常常精神功能减退或缺失，包括情感淡漠、言语贫乏、意志缺乏、无快感体验、注意障碍，此型对抗精神病药物反应差，伴有认知功能的改变，预后不良。

【治疗】

不论是首发或复发的精神分裂症患者，抗精神病药物应作为首选的治疗措施。目前我们倡导全病程治疗，提出心理社会干预、健康教育、工娱治疗、康复训练等措施需贯穿治疗全程。针对部分药物疗效不明显和（或）有木僵、违拗、冲动攻击、频繁自杀的患者，急性治疗期间可单独使用或联合使用电休克治疗方法。

（一）精神分裂症治疗原则

（1）精神分裂症目前无法根治，有效的治疗可以减轻或缓解病症，并减少伴发疾病的患病率及病死率。治疗目标是降低复发的频率、严重性及心理社会性不良后果，并增强发作间歇期的心理社会功能。

（2）识别精神分裂症的诱发或延续因素，提倡早发现早治疗。应用恰当药物、心理治疗和心理社会康复。后者的目的在于减少应激事件，使患者主动配合治疗。

（3）确定药物及其他治疗，制订全面的全程综合性治疗计划。

（4）取得患者及其家属配合，增强执行治疗计划的依从性。

（5）精神科医师除直接治疗患者，还常作为合作伙伴或指导者，以团队工作方式与其他人员根据患者的需要，最大限度改善社会功能、提高生活质量。

（6）以适合患者及其家属的方式提供健康教育，并应贯穿整个治疗过程。

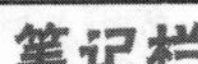
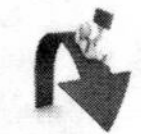

（二）药物治疗

1. 治疗原则　遵循系统规范化用药，早期、足量、足疗程，采取单一用药、个体化用药的原则。治疗剂量应从少量逐渐增加到有效推荐剂量，增加的速度需视药物特性及患者的体质，维持剂量时可酌量减少。高剂量时应密切观察药物的治疗反应与不良反应，以便随时调整，不可突然停药。

2. 治疗分期与措施　可分为急性期、巩固期、维持期治疗三个阶段。

（1）急性期治疗：指首发患者和急性恶化复发患者的精神症状异常突出和严重的时期。治疗的目标，一是尽快缓解精神分裂症的主要症状，如激越兴奋、抑郁焦虑等阳性症状和阴性症状，争取最佳预后；二是预防自杀及自伤或伤害他人的冲动行为发生。其具体措施如下：

1）首发患者：首发患者的治疗非常重要，它直接关系患者的预后与康复的效果。除遵循药物治疗原则外，需积极进行家庭健康教育宣传，争取家属重视、配合患者全程治疗。

2）复发患者：在开始治疗前需详细了解患者既往用药史，在此基础上适当提高药物剂量、延长疗程，如有效则继续治疗；若无效则应考虑换药或合并用药。

（2）巩固期治疗：在急性期患者的精神症状有效控制后，将进入一个相对稳定时期，此期如果突然停药或遭遇应激，患者将面临症状波动或复燃的可能。因此，此期的治疗目标为巩固疗效，防止症状波动或复燃；预防和控制精神分裂症后抑郁，预防自杀；促进社会功能逐步恢复以及控制长期用药后的药物不良反应的发生，如迟发性运动障碍、闭经、体重增加，以及心肾功能损害等。

患者急性期治疗一般是在医院进行，待到精神症状控制后，为利于患者社会功能康复，尽早地为进入社会做准备，建议患者巩固期的治疗应以社区或门诊治疗为主。此期药物的用量一般维持急性期的药物剂量，一般持续 3 ~ 6 个月的疗程。

（3）维持期治疗：当患者症状趋于缓解便进入到第三期，即维持期。此期的治疗目标是预防和延缓精神症状复发，同时帮助患者改善功能状态。

维持期治疗剂量在疗效稳定的基础上可以酌情减量，减量宜慢，可减至原固定剂量的 1/3 ~ 1/2。酌情的减少药物用量，可以减轻患者的不良用药反应，增加了服药的依从性，给予了患者信心，同时也增进了医患关系。对于首发患者建议维持期在 1 ~ 2 年；复发患者至少 5 年；针对一些有严重自杀企图、暴力攻击行为的患者，维持期治疗应适当延长。

3. 抗精神病药物的种类

（1）第一代抗精神病药物（经典抗精神病药物）：主要作用于中枢 D_2 受体的精神病药物，临床上常见的有氯丙嗪、奋乃静、氟哌噻吨、氟哌啶醇、舒必利等。临床上针对幻觉、妄想、思维障碍、行为紊乱、兴奋激越、紧张症有明显疗效。但第一代抗精神病药物存在着诸多局限性：①不能改善认知功能，如执行功能、工作记忆及语言与视觉运动；②对核心的阴性症状作用微小；③约有 30% 患者阳性症状不能缓解；④易引发锥体外系和迟发性运动障碍，这也是常导致患者用药依从性不佳的原因之一；⑤对工作能力的改善作用较小，有时过度镇静，从而影响了工作和生活质量。

（2）第二代抗精神病药物（非经典抗精神病药物）：与第一代抗精神病药物相比，

笔记栏

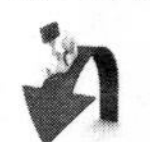

具有较高的5-羟色胺2A型（$5-HT_{2A}$）受体阻断作用。临床上常见的有氯氮平、利培酮、奥氮平和喹硫平等，这些药物目前在临床上运用广泛，它们不但对阳性症状疗效较好，而且对于阴性症状、认知症状和情感症状也同样有效；特别是锥体外系症状明显减少，也无其他方面的严重不良反应。

（三）改良电休克治疗

改良电休克治疗（MECT）适用于伴有严重抑郁，有强烈自伤、自杀行为的患者；或伴有极度兴奋躁动、冲动伤人的患者；拒食、违拗和紧张性木僵以及精神药物治疗无效或对药物治疗不能耐受患者。目前临床上多采用在药物治疗的基础上合并使用改良电痉挛治疗，其可明显缩短病程，利于患者尽快康复。一般每周2～3次，6～12次为一个疗程。在治疗过程中，遗忘是较为常见的不良反应，多表现为逆行性遗忘，患者会不记得行电休克治疗之前数天至数周的事情，随着治疗次数的增加遗忘逐渐加重，但一般会在电休克治疗停止后的数周得到恢复。

（四）心理社会干预

心理社会干预（psychosocial intervention）是精神分裂症重要的康复治疗手段。其运用心理和社会学的方法、策略及技巧，减轻或消除患者在认知、心理和社会方面的功能损害以及因病所造成的残疾和功能障碍，促进患者重返社会。运用药物结合心理干预可以降低复发率、促进功能恢复、提高生活质量，改善预后。目前临床上多采用家庭干预、社会技能训练、职业康复训练、认知康复治疗、积极性社区治疗以及多元化干预等方法。

医护人员应将患者视为整体，协调好心理社会治疗与药物治疗、功能恢复和治疗环境之间的关系，实行治疗一体化。在药物治疗的基础上我们推荐有效的心理社会干预，这将进一步改善精神分裂症的预后结局。因此，改善症状、降低复发率，增强社会功能、促进精神分裂症患者回归社会是其心理社会干预的主要目标，当前临床上倾向于向患者提供专业化的住院、门诊、社区的多元化综合干预。

【预后及影响因素】

精神分裂症的预后结局有三种：一是经过治疗后症状得到彻底的缓解；二是经过治疗后，症状得到部分控制，还残留部分症状，社会功能受到部分损害；三是病情恶化，患者衰退走向精神残疾。大约4/5的患者为后两种结局，因此，实施早期干预与全程治疗是提高患者治愈率、减少功能损害和改善预后的重要手段。

医护人员如能正确评估影响精神分裂症预后的因素，可以针对疾病本身进行有效的预防，尽早发现、尽早治疗。精神分裂症的预后可能与以下因素相关：①急性起病的患者预后好于缓慢起病患者；②病程短者预后要好于病程长者；③初次发病患者好于复发患者；④情感症状明显者预后好于情感平淡者；⑤偏执型、紧张型较单纯型预后较好；⑥发病年龄越小，预后越差；⑦有良好治疗依从性及家庭保持良好者预后优于治疗不合作及家庭破裂或独身者；⑧病前人格完好者预后好于病前人格缺陷者。

笔记栏

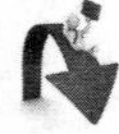

精神分裂症的早期干预与全病程管理

精神分裂症的早期干预一般指在患者出现精神病性症状后立即予以干预。在药物治疗方面,应强调从低起始量开始,缓慢加量的原则,因此在此阶段的患者对药物的效果与不良反应均较为敏感。多数研究者建议,应选用新一代的抗精神病药物。

精神分裂症的干预不仅仅局限于急性期的治疗阶段,也不再仅限于门诊或病房的短暂接触当中。然而遗憾的是,这正是目前我国绝大多数精神卫生医疗机构的治疗现状。这里提出的“全程干预”概念,包括在纵向上保持精神卫生工作者与患者及其家属的联系;在横向上应联络相应机构部门、人员为患者及其家庭提供多方位的帮助。为了实施“全程干预”,精神卫生工作者不但要对患者的精神病症状的治疗负责,更要对纠正心理功能缺陷、减少疾病残疾以及维持精神状态稳定而积极努力。精神科医生应当成为全程干预工作的领导者,但必须有精神科护士、心理学家、社会工作者、职业治疗师等人员来参与。精神卫生机构应打破条块分离,使患者在各部门如门诊、住院部、康复基地等之间的沟通更为顺畅。同时,鼓励精神卫生机构建立、强化与初级卫生保健机构及综合医院的联系,为患者提供更为便捷的健康服务。

参考文献:黄红,李宏为.住院医师规范化培训示范案例丛书:住院医师规范化培训精神科示范案例[M].上海:上海交通大学出版社,2016.

第二节 常见精神分裂症患者的护理

【护理评估】

系统化的整体护理在精神分裂症的治疗过程中尤为重要。精神分裂症的病因极为复杂,其中生理、心理、社会、文化、精神等因素占据着主导的地位,因而准确而全面的护理评估是实施系统化整体护理的前提。评估应从接触患者开始,而且始终贯穿于护理过程当中。精神分裂症的护理评估内容主要包括以下几个方面:健康史、生理功能、心理功能、社会功能、精神状况等方面。在对精神分裂症患者进行护理评估时需注意:①由于精神分裂症的主要临床表现是精神活动的不协调,而精神活动往往并不为我们所见,因此护理人员评估资料一般可通过患者的言语表情以及行为中获得;同时可从患者的书信日记、绘画作品中了解;也可借助临床上一些心理、社会功能的评估量

笔记栏

表来完成。②护理人员不但要在评估的过程中发现各种精神症状,更重要的是分析这些精神症状可能对患者产生的影响,如发现患者出现了评论性或命令性的幻听,就必须进一步询问患者对于以上幻听的感受,评估其可能出现的行为,从而制订有效的护理计划,防止意外的发生。③要重视家属、朋友、同事所提供的病情资料。因多数患者就诊时对本身所患疾病缺乏自知力,很难准确反映真实信息,因此,与患者生活、工作环境接触度高的他人,可以作为患者病史资料的来源。

(一)健康史

1. 现病史　患者此次发病的时间,临床表现,起病前有无诱因,对工作及学习有无影响,治疗的经历,饮食,睡眠状况,生活能否自理,以往服用药物,有无自伤、自杀、冲动伤人等行为。

简述精神分裂症患者护理评估要点。

2. 既往史　患者既往身体的状况、以往是否发病、发病时的情形、第一次发病的时间与表现、整个治疗的经过、效果如何、服药依从性、病后的社交能力等。

3. 个人史　患者母亲怀孕期健康状况、分娩期有无异常、成长状况、学习工作状况、婚姻状况、有无酗酒史,女性须询问月经史及孕产史。

4. 家族史　患者家族成员中是否有患有精神疾病者。

(二)生理功能

患者的生命体征;患者的营养状况,饮食是否规律;患者的睡眠状况,是否存在入睡困难、早醒、多梦等状况;患者的排便情况,是否存在尿潴留或便秘等;患者意识是否清楚,有无躯体外伤;患者的个人卫生状况,衣着是否整洁;患者的个人自理能力等。

(三)心理功能

1. 病前性格　患者患病前的性格特点,内向还是外向;兴趣爱好如何;学习工作能力水平等。

2. 病前生活事件　患者在近期是否遭遇过重大负性生活事件,有无至亲死亡、离婚、失业等,患者当时的反应程度等。

3. 应对方式　患者日常如何应对挫折与压力,具体的应对方式如何,是积极还是消极应对,效果如何。

4. 对住院的态度　患者对就诊、住院、治疗的依从性如何,是否配合检查与治疗,对医生护士的态度如何。

(四)社会功能

1. 交际能力　患者病前的社交能力状况,对于社交活动是否存在积极、退缩、回避等现象。

2. 人际关系　患者的人际关系状况,有无特别亲密或异常的关系等。

3. 支持系统　患者患病后与家属、朋友、同事的关系有无改变。家庭成员对患者病情的关心程度、照顾的方式以及婚姻状况有无改变等。

4. 经济状况　患者及其家庭的经济收入如何、对医疗费用支出的态度等。

(五)精神状况

1. 自知力　患者是否认识到自己患病,是否有积极治疗的要求。

2. 思维　患者有无思维联想障碍的表现;有无思维逻辑障碍;有无思维内容障

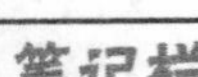

笔记栏

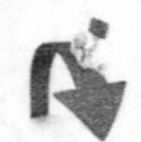

碍等。

3. 情绪情感　患者的情感反应,是否存在情感淡漠或情感迟钝、情感反应是否与客观环境相符等。一般是通过对患者的面部表情、体态、动作行为、音调等改变来判断,也可通过患者主诉的体验来进行评价。

4. 意志行为　患者的意志是否减退,行为是否被动或退缩;患者的行为是否与周围的环境相适宜;是否存在违拗、蜡样屈曲等异常表现。有无自伤、自杀、冲动攻击行为等。

5. 认知　患者有无幻觉,幻觉的表现形式及内容、程度、频率以及持续时间等。

6. 人格的完整性　患者有无人格的改变,如人格衰退、人格解体等。

(六)药物不良反应

患者如非第一次发病,且使用过药物治疗,需评估患者以往有无锥体外系反应、自主神经系统反应以及药物过敏史等。

【护理诊断】

1. 营养失调:低于机体需要量　与木僵、蜡样屈曲、违拗、妄想、幻觉、意志行为减退以及胃肠功能紊乱有关。

2. 睡眠形态紊乱　与幻觉、妄想、紧张状态、环境不适应以及睡眠规律紊乱有关。

3. 躯体移动障碍　与木僵、蜡样屈曲相关。

4. 感知紊乱　与幻觉和感知综合障碍有关。

5. 思维过程紊乱　与思维内容障碍、思维逻辑障碍、思维联想障碍有关。

6. 应对无效　与无法应对妄想内容、对经济负担问题无奈、难以忍受的药物不良反应有关。

7. 社交障碍　与思维过程障碍、情感障碍、意志行为障碍相关。

8. 沐浴/卫生自理缺陷　与木僵、违拗、意志行为障碍、妄想以及由于自伤或他伤导致的行动不便有关。

9. 有对他人施行暴力的危险　与妄想、幻觉、紧张性兴奋以及意志行为障碍、缺乏自知力相关。

10. 有自杀的危险　与命令性幻听、评论性幻听、被害妄想以及焦虑抑郁、病耻感有关。

11. 不依从行为　与幻觉、妄想、自知力缺乏、木僵、违拗、情感障碍以及担心药物不良反应有关。

【护理目标】

(1)患者能够自行按要求进食,获得充足营养,维持正常体重。针对无法进食的患者,采取补液治疗。

(2)患者的睡眠得到改善,按时入睡,保证每日 6~8 h 睡眠。

(3)患者能够下床活动,不发生并发症(如褥疮、肌肉萎缩等)。

(4)患者感知觉障碍和思维障碍症状逐渐减轻,患者语言、行为与现实环境相符。

(5)患者能够正确的表达内心感受,情感、情绪与现实环境相吻合,患者能够采用他人了解的方式与人沟通交流。

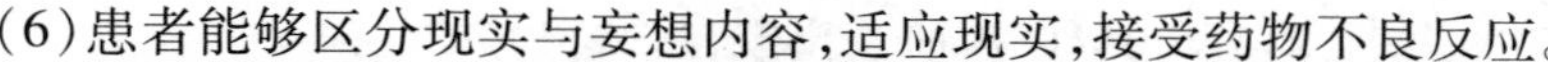

笔记栏

(6)患者能够区分现实与妄想内容,适应现实,接受药物不良反应。

(7)患者能够参加病区的工、娱活动,正常地与医护人员、病区其他人进行交往。

(8)患者身体清洁、无异味,着装整洁。患者自理能力逐渐恢复,可在他人协助下或独立完成个人卫生护理。

(9)患者表现出良好的自控力,不发生自伤、伤人、毁物行为。

(10)患者住院期间关注患者情绪变化,必要时 24 h 实时看护,患者不发生自伤行为。

(11)患者能够主动进餐、如厕、参加病区集体活动,积极配合治疗和护理,主动服药,并能够真实反映服药后反应。

【护理措施】

在护理措施的实施过程中,建立良好的护患关系,是极为重要但却也是不容易实施的措施。多数患者缺乏对疾病的自知力,甚至拒绝治疗;再者患者存在妄想、幻觉等一系列精神症状,很容易将在住院期间与其接触较多的医护人员纳入其被害妄想、评论性幻听的内容中去,可能认为医护人员要加害自己,往往对医护人员采取敌对态度甚至伤害医护人员。所以这就需要我们掌握与不同患者个体的接触技巧,与患者建立良好的护患关系,促进患者的治疗与康复。

精神分裂症患者护理措施要点有哪些?

(一)安全护理

1. 基本要求　在住院期间保证患者的健康与安全是精神分裂症患者护理的要点,也是精神科护理开展的前提条件,因此必须注重以下几点安全护理的基本要求:①为患者提供安全的诊疗环境;②严格执行安全管理与查对制度;③准确评估影响患者安全的危险因素(患者自身、其他患者、环境等);④消除和减少危险因素对患者的影响程度,为患者提供及时有效的支持与帮助;⑤帮助患者正确认识疾病,逐步恢复其自知力。

2. 病房安全管理　①患者入院时向患者及家属进行宣教安全管理的内容,禁止将危险物品带入病房,如利器(刀、剪)、玻璃制品、绳索物品(项链、腰带、鞋带、皮带)、火柴、打火机等;同时每日对家属带进病房的物品进行检查,排除危险物品。②每日对患者实施安全检查,重点检查患者的枕头内、床垫下、床头柜内和衣服内是否暗藏危险物品,对于患者使用的日常生活用品,如洗漱用品、碗筷等集中管理。③病区内放置病历、药品、医疗器械、玻璃制品等的医护办公室一律上锁管理,人走锁门,物品每班需交接。④保持安全通道的畅通,消除安全隐患。病房内的门窗、桌椅、门锁要经常检查,损坏时要及时报修。

3. 掌握病情、严密观察　①掌握病情:护理人员需对每位患者的病情、诊断、护理要点及治疗情况做到心中有数;对于高风险患者做到合理评估。②加强巡视:严格遵守病区巡视制度,每 15 ~30 min 巡视病房 1 次,必要时随时查房,防范患者实施针对自己和他人的暴力行为及自伤、自杀行为。每班需清点人数,发现问题及时报告处理。③严密观察:对有消极言行、兴奋冲动、外出行为的患者要安置在重病房,实施 24 h 实时监护,严格床边交接班制度,发生异常及时报告医生,并做好抢救准备;对兴奋躁动的患者,应单独安排一个病房,必要时遵医嘱给予约束保护;对发生冲突的患者应立即分开,防止事态恶化;对有危险行为的患者,其活动范围需控制在医护人员视线范围

笔记栏

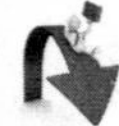

内;对有自杀倾向的患者,应避免其独处,防止出现自杀行为。

4. 安全给药　①患者每日按时服药,服药时,护士应做到“送服到手,看服到口,不服不走”,必要时要检查患者的口腔、口袋、指缝等,防止藏药。②患者服药后,不宜长时间外出,护理人员严密观察用药后反应,如患者出现药物不良反应立即遵医嘱处理。

5. 护士自身安全　正确评估每位患者的病情及治疗状况,护理有暴力冲动行为的患者时,需两人及以上护理人员共同进入病室,且尽量不要背对患者,同时避免使用刺激性言语,做好护理人员自身安全防范工作。

(二)生活护理

1. 饮食护理　精神分裂症患者因疾病的原因存在各种情况的进食障碍,如有的患者因为被害妄想、幻嗅等精神症状害怕食物有毒拒绝进食;有的患者行为紊乱、意向倒错不知进食或暴饮暴食;有的患者吞服异物;有的患者存在命令性幻听,认为自己需接受指令不能进食;自罪妄想的患者通过拒食或吃残羹剩饭来达到减轻自己罪过的目的;有木僵症状的患者,不能自行进食;有的患者长期用药后出现药物不良反应,如吞咽困难等。出现以上症状的患者,护理人员在每日的生活护理中,需首要保证患者每日营养的摄入量,维持患者机体抵抗力,预防其他躯体疾病的发生。可以采取以下护理措施:

(1)病区采取集体进餐制。集体进餐有助于观察患者的进餐情况,也可消除患者对于饮食有毒的疑虑;对因被害妄想、幻嗅的患者可采取示范的方法,让患者看到其他患者拿取食物和进餐的情形;对于有自罪妄想不愿进食的患者,可将饭菜搅拌在一起,让患者认为是残羹剩饭,达到引诱患者进食的目的。对坚决拒食的患者必要时遵医嘱进行鼻饲流质饮食或静脉输液等。

(2)在患者进餐时间段加强巡视。对不能自主进食的患者给予喂食;发现拒食的患者仔细询问原因,耐心劝说,合理诱导其进食。同时嘱患者细嚼慢咽,防止噎食。

(3)一般患者给予普通饮食;特殊情况下如木僵或意识障碍的患者,可遵医嘱给予鼻饲流质饮食。饮食一般为高蛋白、高糖类、低脂低盐饮食。

(4)针对躁动不安的患者可能出现争抢进食或暴饮暴食的情况,应尽量安排其单独进食,适当限制患者进食量,以防止营养过剩形成肥胖。

(5)严密观察进食异物的患者,防止其进食脏物,及时提供合理饮食。

(6)对患者家属做好宣教工作,告知家属带入病室的食物应安全、卫生、营养;对家属每次带入病区的食物进行检查,防止食物过期变质,避免刺激性的食物。

2. 保证良好睡眠　睡眠障碍往往是精神分裂症患者最常见的症状之一,睡眠质量的好坏预示着病情的恢复状况,良好的睡眠能够促进患者病情的恢复。因此,保证患者良好睡眠质量,常需做到以下几点:

(1)为患者创造良好的睡眠环境。保持病室的整洁、空气流通、温湿度适宜、光线柔和、环境安静,护理人员需做到“四轻”,即说话轻、走路轻、关门轻、操作轻,有利于患者入睡。

(2)合理安排患者作息时间。患者午睡时间不宜过长,下午时段可安排患者进行工、娱活动,适当的体力活动等,晚餐后则不宜进行剧烈活动,督促患者服药后安排入睡。

（3）分析患者失眠原因，对症处理。如患者因环境陌生而导致的失眠，护理人员应给予耐心的倾听，建立良好的护患关系，促进患者尽快适应新的环境。如是入睡困难的患者，可鼓励患者白天多增加一些体力活动，多参加工、娱活动，睡前避免刺激性饮品。对于易早醒的患者，鼓励患者晚餐后适宜活动，适当延长上床睡觉时间等。

（4）夜间加强巡视，观察患者睡眠情况。防止患者蒙头睡觉或假睡，以免意外事件的发生。对于入睡困难的患者先给予诱导入睡，如放松疗法，而严重睡眠障碍的患者，如经诱导无效，可遵医嘱给予药物治疗。对兴奋吵闹的患者应单独安置病房。

3. 卫生护理　精神分裂症患者由于疾病的原因，往往沉溺于疾病症状的体验中，常忽略自身的个人卫生状况，影响了患者的生活质量。在患者入院接受治疗期间，照护好患者的个人生活护理，成为保证患者治疗效果的前提。

（1）进行卫生宣教和卫生指导，培养患者养成良好的卫生习惯。对于生活能够自理的患者，督促患者晨晚间洗漱、每周洗澡、安排每月理发；按时更换衣服、床单；洗澡时，注意浴室整洁，铺好防滑垫，调节好水温，患者分批进入，有专人监护，严防意外发生。对生活无法自理的患者，可给予口腔护理；协助患者做好皮肤护理，及时更换衣物、床单，防止褥疮及其他并发症的发生。

（2）做好大小便护理。观察患者排泄习惯，每日按时提醒患者如厕，以防尿潴留、尿失禁和便秘。对无法自理、大小便失禁的患者，需及时更换衣服、被单。

（3）在生活护理过程中，护理人员要协助患者保持个人卫生，做到"三无""三短""九洁"。即"无感染、无褥疮、无并发症""头发短、胡须短、指甲短""头发、面部、口腔、手、足、皮肤、会阴、肛门、臀部保持整洁"。

（三）心理护理

1. 建立良好的护患关系　精神分裂症虽然以精神活动脱离现实与周围环境不相协调为主要特征，但其通常意识清楚，智能完整，护理人员只有取得患者的信任，才能深入了解患者病情。因此，要与患者建立信任关系，提供心理支持，帮助患者认识心理社会因素对疾病的影响，共同探讨解决问题的方法。

（1）患者入院接受治疗，护理人员应主动、热情地接待患者，向患者介绍病区环境，主管医生、责任护士、医院的规章制度、住院期间的治疗、护理方案，消除患者对陌生环境的恐惧感，取得患者的信任。

（2）治疗期间，患者可能会出现一些精神症状，此时护士不应在言语和行为上歧视患者，应该尊重患者、关心患者，帮助患者渡过困难的治疗阶段。

2. 正确应用倾听、沟通技巧　在患者住院治疗期间，首先要注意倾听，倾听时应创造一个舒适宽松、不被打扰的环境，耐心地倾听患者的诉说，不随意打断患者的谈话，在共情的基础上对患者谈话做出适当的反应，如点头、一个鼓励的眼神、轻拍患者的背部，握一下患者的手等。当谈话结束时，用简短的语言反映患者所要表达的意思，并给予简单的分析与指导，不要指责、说教或否定。在与患者的交流过程中要注意与患者的眼神交流，让患者觉得被重视，加深患者的信任。

3. 疾病状态的心理护理　患者在疾病状态下，可能会出现多种精神症状，如患者出现妄想或幻觉的状态下，可能会出现言语行为的异常。此时，护理人员不要与其争辩内容的真假，而需同情患者的感受，同时保持镇静，不被患者的情绪所影响，通过转移注意力，改变环境，陪患者参加一些工、娱活动来让患者情绪平静下来。

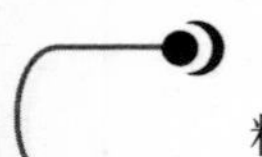

笔记栏
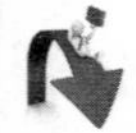

4. 恢复期的心理护理　当患者处于恢复期时，患者的自知力逐渐恢复，病态的思维开始动摇，此时既是心理护理的最好时机，也可能是患者产生自卑、焦虑、抑郁情绪并出现自伤、自杀等危险行为的关键时期，护理人员应在此时多关心、安慰患者，向患者讲解疾病的相关知识；对患者的病态思维及行为进行适当的指导分析，如患者出现抵触反应，应立即终止；指导患者出院后遵医嘱按时服药，防止复发。帮助、指导患者回归家庭、回归社会可能遇到的相关心理问题，如工作、学习、婚姻、经济等。

（四）特殊症状的护理

1. 兴奋冲动患者的护理　兴奋冲动多发生在紊乱性精神运动性兴奋患者身上，给患者自身及病房的管理也会带来不利影响。如发生以上情况，建议最好从以下几个方面加强护理：

（1）护理人员需全面评估、重点观察，事先预防。全面评估患者兴奋状态的特点、规律和发生极端行为的可能性；发生的原因、诱发因素、持续的时间等。掌握患者出现极端行为前的言行特征，如言语挑衅、拳头紧握、来回踱步等。事先做好病房的安全管理工作，如提供安静、舒适的环境，将兴奋冲动状态的患者与其他患者隔离开等。

（2）面对发生兴奋冲动的患者，首先应安定自己的情绪，不被患者的不良情绪所感染，同时给予患者劝导，言语需温和，以免生硬或厌恶的言语会加强患者的冲动行为；对能够接受劝告的患者适当地安排一些工、娱活动和户外活动，使患者的情绪与精力有一个发泄的渠道；然而对于出现了伤人、毁物行为，暂时无法得到有效控制的患者，需单独隔离于一个病室，必要时使用保护性约束，并需专门的护理人员进行监护，向患者及家属解释约束保护的目的与注意事项，稳定患者情绪。

（3）患者的兴奋冲动情绪与危险行为得到有效控制后，要加强对患者的心理疏导，帮助患者正确认识自己疾病状态中的情绪反应，指导患者合理正确表达自己的情感与想法，学会控制自己的冲动行为，做好心理护理。

2. 自伤、自杀患者的护理　患者因幻觉妄想、冲动或怪异的行为等，易导致自伤或自杀，因此患者在住院期间保护患者的个人安全尤为重要。

（1）系统性评估：患者住院前和治疗过程中，需全面系统地评估患者是否有自伤、自杀史，入院前有无重大的应激性事件发生，患者目前的精神症状是否可能导致自伤、自杀的行为。有的患者认为自己罪恶深重，需伤害自己或自杀才能谢罪；有的患者会在命令性幻听的指令下采取自杀行为；有严重焦虑、抑郁状态的患者为了摆脱目前的精神症状的困扰而选择结束自己的生命；而处在恢复期的患者因以往荒唐、不实际的言语而产生愧疚感或病耻感，可能也会选择自伤或自杀。

（2）密切观察、有效预防：对有自伤、自杀病史，消极言语，情绪低落以及自罪自责、藏药行为的患者，特别是患者言行突然发生不合理的变化，如患者突然变得异常安静、非常配合治疗时，更要时刻掌握患者的行为活动，给予重点监护。同时，避免患者独处，远离可能造成自身伤害的环境。

（3）做好心理抚慰：在患者病情相对稳定时间段，可给予患者适当的心理护理，如讨论目前学习、工作因为疾病原因所遇到的挫折，如何合理地宣泄自己的不良情绪；也可与患者讨论相关的自杀问题（如计划、时间、地点、方式、如何获得工具、自杀的痛苦以及自杀对亲属的伤害等），以上坦诚的交流可以大大降低患者的自伤、自杀的危险。

笔记栏

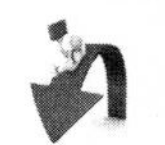

3. 幻觉、妄想患者的护理

(1)幻觉患者的护理：许多精神分裂症患者存在幻觉的症状，在幻觉的支配下，可能会出现某些异常行为，护理人员应当高度重视。①护士应严密观察患者言行和情绪变化，掌握患者的幻觉的类型，防止意外事件的发生。②在不同的疾病阶段，运用不同的护理方法。治疗初期，当患者诉说自己的幻觉体验时，护士应当认真倾听，给予适当的同情和安慰，稳定患者的情绪，不用附和患者，而是对患者出现的幻觉症状表示认同。若患者反复诉说，可设法转移话题或转移患者的注意力。③随着患者病情的缓解，逐步帮助患者辨别病态体验，恢复患者自知力。当患者出现幻觉时，护士询问其幻觉的具体内容，并告知患者这些幻觉别人是感受不到的，帮助患者区分现实与虚幻，增进现实感。④对因幻嗅、幻味不愿进食的患者，给予患者适当的解释，采取集体进餐制或示范的方法，消除患者的疑虑。⑤当患者处于恢复期时，自知力得以恢复时，帮助患者对幻觉有一个正确的认识，促使患者逐渐学会自我控制，对抗幻觉的发生。

(2)妄想患者的护理：精神分裂症患者最常见的妄想类型为被害妄想与关系妄想。对存在妄想的患者，在和患者交谈时，不要过早地否定患者的病态思维与其争辩，不要在患者周围交头接耳，以免患者猜疑，引起妄想思维泛化。①掌握患者妄想的内容，对症护理。对于有被害妄想的患者，常会拒绝住院、拒绝治疗，护士应耐心解释，态度和蔼，并重点观察，当发生危险行为时，必要时遵医嘱给予保护约束，以保证患者治疗效果。对于有关系妄想的患者，应特别关注，在与患者接触时，自己的用语与动作需谨慎，以免被患者当作妄想的对象，当其他的患者成为其妄想的对象时，应将两位分开居住。对于有疑病妄想的患者，总会认为躯体不适，怀疑自己得了不治之症，这时护士应耐心倾听，做好说明解释，同时鼓励患者参加工、娱活动，转移患者的注意力。②随着患者自知力逐渐恢复，此时，应抓住时机帮助患者进一步认识病态思维，逐渐淡化妄想的病理信念，批判症状，促进康复。

4. 木僵患者的护理　处在木僵状态的患者因为完全丧失了自理能力与自我保护能力，作为护理人员，应确保患者个人安全，保证患者营养的供给，预防患者其他躯体性并发症等，从而促进患者住院期间疾病的治疗效果。

(1)安全隔离，做好基础护理。为防止其他患者对其伤害或患者突然冲动伤人，应将患者单独安置在一个房间，环境需舒适整洁，必要时有专人负责其生活照护，包括晨晚间护理、皮肤护理、口腔护理等。保证患者营养的供给，必要时遵医嘱给予流质鼻饲饮食或静脉输注营养。同时注意避免其他躯体并发症的发生。

(2)注意保护性医疗制度，适当沟通。木僵患者虽然终日卧床、缄默不语，但患者意识清楚，因此避免在患者面前讨论患者的病情，减少不良刺激。同时在护理过程中，可以进行适当的言语交流，转达关怀，增进护患关系。

5. 治疗不合作患者的护理　由于患者深受精神疾病症状的困扰，以及自知力缺乏，相应的治疗措施的不良反应，如药物治疗的不良反应等，都会导致患者对于治疗的依从性下降，不能够积极主动地配合医疗护理工作。因此，为了确保患者的治疗效果，我们应提高患者的治疗依从性，减少疾病复发率。

(1)护士主动、体贴地照护患者，使患者感觉自己被重视接纳。选择适当时机向患者宣传有关治疗知识，帮助患者了解自己的疾病，向其说明不配合治疗会带来的不良后果。

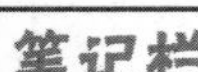

笔记栏

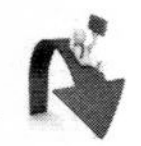

(2)护士严格执行操作治疗规程,发药速度宜慢,注意力集中,发药到手,看服到口,服药后查看口腔、舌下、颊部及水杯,确保药物入胃。一般水杯建议采用白色透明塑料杯,服药使用白开水,便于观察。同时,检查时需要尊重患者。

(3)发现患者藏药,需做书面、口头交班,每班重点观察该患者。对一贯假服药的患者,每次发药时可单独提前或放后,以便着重检查,也可防止其他患者模仿其进行假服药的方式。防止患者服药后离开自己视线范围,如患者跑到洗手间将药物吐出等,可留观患者 10 ~20 min。

(4)对拒绝服药的患者,应耐心劝导,必要时采取注射或使用长效制剂。对药物反应明显的患者要给予及时的处置,尽快消除患者不适,提高患者对药物的依从性。鼓励患者表达接受治疗时的感受和想法。

(五)健康指导

精神分裂症是一种慢性、预后欠佳的精神疾病,该病具有反复发作的特点,复发次数越多,对患者的社会功能造成的影响就越大,严重的还会导致患者的精神衰退与人格的瓦解。为促使患者更好地配合治疗,尽早康复,护理人员应做好健康指导,并始终贯穿于治疗的各个阶段。

1.治疗早期　治疗早期,对于患者及患者的家庭是一个艰难的时期,患者刚接触治疗,症状颇多,依从性较差,家属猛然间接触到患者诊断与病情,有时情绪不能控制。此期,应向患者及家属讲解疾病的发生、发展过程,以及相应的治疗方案、疗效等。明确告知患者家属目前可治愈的程度,降低家属的焦虑。在治疗期间还应指导家属适当抒发自己的焦虑、困惑的情绪。教会家属需保持一个积极、精神饱满的状态,以便更好地帮助支持患者接受治疗。

2.治疗中期　该期患者的病情开始稳定,此时应向患者及家属讲解所用药物及可能发生的不良反应和处理方法,消除患者对于药物不良反应的恐惧心理,增加服药依从性。同时与患者及家属讨论出现精神症状的诱导因素,避免诱导因素的发生,减少患者精神症状的复发。

3.恢复期　恢复期,患者的精神症状基本上得到控制,健康指导的重点在于:①家属保管药物,保证患者按时用药,定期复查,不擅自减药或停药。②指导家属掌握患者复发的征兆,如情绪不稳定、睡眠障碍、生活懒散、拒绝服药、不能够正常的工作与学习时,需及时就诊。③保持营养的合理摄入,避免患者进食过多刺激性食物,如咖啡、茶叶、酒等。④合理作息时间,保证患者良好的睡眠与活动。⑤指导患者及家属保持良好的情绪,共同营造一个和谐的家庭氛围,适时宣泄不良情绪。⑥指导患者家属给予患者家庭支持、关爱体贴患者,不歧视患者,鼓励患者参加社交活动,提高患者的社会适应能力。

【护理评价】

(1)患者是否得到合理的营养,体重稳定。

(2)患者是否得到充足的睡眠,保证了睡眠的正常需求。

(3)患者的基本生理需求是否得到满足。

(4)患者的精神症状是否得到缓解,自知力的恢复情况。

(5)患者的生活自理能力的恢复状况。

笔记栏
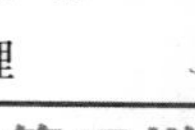

(6)患者有无自伤、自杀等意外事件和并发症的发生。

(7)患者有无暴力事件的发生。

(8)患者对于自己所患的疾病是否了解,是否配合治疗和护理工作。

(9)患者的生活技能以及社交能力恢复状况。

小　结

1. 精神分裂症是最常见的重性精神病性疾病,具有感知、思维、情感、行为等多方面异常的障碍,以精神活动与环境之间不协调为其主要特征。本章应重点学习其临床表现、临床分型及特征,学会对精神分裂症患者进行护理评估并制订护理计划。

2. 精神分裂症可划分为单纯型、青春型、紧张型、偏执型、未分化型等常见类型。类型的划分与病情的情况、病程经过、治疗效果及预后存在一定的关系。因而需从不同分型了解相应的临床表现与护理要点。

3. 系统化的整体护理在精神分裂症的治疗过程中尤为重要。护士需在对患者进行准确而全面评估的基础上,在安全、生活、心理、特殊症状护理以及健康指导方面满足患者全面的护理需求。

同步练习题

1. 精神分裂症最主要的临床表现为(　　)

A. 思维障碍　　B. 记忆障碍
C. 意志障碍　　D. 行为障碍
E. 情感障碍

2. 精神分裂症患者的幻觉主要是(　　)

A. 假性幻听　　B. 言语性幻听
C. 幻视　　D. 内脏幻觉
E. 幻嗅

3. 偏执型精神分裂症的妄想主题为(　　)

A. 被害妄想　　B. 夸大妄想
C. 自罪妄想　　D. 疑病妄想
E. 嫉妒妄想

4. 问一女患者年龄时,患者答道:"二十二,二月初二生,二八月乱穿衣,衣服脏了没人洗,洗衣机是我买的,我属猴。"你认为这个回答说明患者有下列何症状(　　)

A. 思维散漫　　B. 病理象征性思维
C. 音联意联　　D. 强制性思维
E. 思维破裂

5. 某学生无故旷课,对生活、学习及劳动兴趣减低,生活懒散,不修边幅,终日无所事事,呆坐或卧床。这属于(　　)

A. 情感淡漠　　B. 情感不协调
C. 情感倒错　　D. 意志减退
E. 感知综合障碍

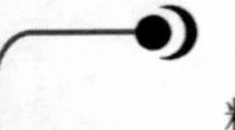

笔记栏

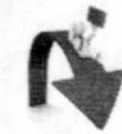

6. 精神分裂症的预后与(　　)有关

A. 病前有无精神因素

B. 家族史中有无典型精神分裂症

C. 病前性格内向与否

D. 起病急与缓

E. 症状以阳性还是阴性为主

7. 对精神分裂症患者实施护理,下述正确的是(　　)

A. 建立良好的医患关系,满足患者的一切需求

B. 配合医生做好支持性心理治疗

C. 减少外界刺激,做好日常生活护理

D. 一旦发生自杀、自伤时,应立即隔离患者

E. 尽量迁就有过激言行或冲动的患者

8. 对精神分裂症患者实施护理,下述错误的是(　　)

A. 严格执行病区安全管理与检查制度

B. 冲动或易激惹的患者不宜分开活动与居住

C. 有自杀、自伤倾向的患者最好单独居住

D. 加强巡视,防止意外行为的发生

E. 发药时,严格执行"三查七对"制度

9. 护理兴奋躁动患者的原则是(　　)

A. 预防兴奋躁动的发生

B. 减少或避免兴奋躁动引起的伤害

C. 加速治疗

D. 尽快让其回归社会

E. 以上都不是

10. 精神分裂症患者社会功能的护理评估主要包括(　　)

A. 生活自理能力

B. 角色功能

C. 人际交往能力

D. 现实检验能力

E. 以上都不是

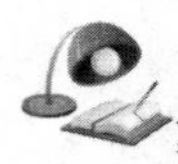

复习思考题

1. 精神分裂症的主要临床表现是什么?
2. 精神分裂症的临床分型及其特点有哪些?
3. 精神分裂症患者应如何护理?

(安徽医科大学　张凤凤)

第七章
心境障碍患者的护理

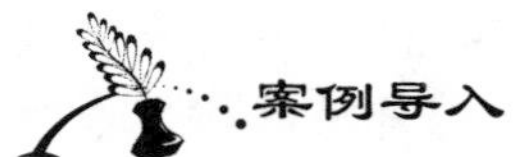

某女，28岁，白领，话少、整天唉声叹气4个月。4个月前无明显原因出现，木讷，说话逐渐减少，活动也比以前减少，不愿出门，在家经常唉声叹气，有时独自流泪，家人问及时偶尔低声回答，说脑子没用了，想事情想不出来了，病治不好了，自己做错事，有罪，应该死。以前喜欢的电视连续剧也不感兴趣了。食欲减退，每天只吃一餐，体重明显下降，睡眠减少，早晨3～4点即醒来。就诊时，由家人搀扶入室，低着头，愁眉不展，问多答少，声音低沉缓慢，或点头、摇头示意。谈到病情时，流着泪说："我该死，我对不起父母和国家，我活着没意思。"

诊断：抑郁症。

请结合案例思考：①该病的主要临床症状有哪些？②主要的护理诊断是什么？诊断这些护理问题如何实施护理？

第一节　心境障碍的概述

心境障碍(mood disorder)，又称情感性精神障碍(affective disorder)，是指由各种原因引起的，以显著而持久的情感或心境改变为主要特征的一组疾病，一般指情感的高涨或低落，伴有相应的认知、行为改变以及生理障碍的一组精神障碍。此病具有反复发作的倾向，间歇期精神状态基本正常，预后一般较好。

心境障碍还可导致患者的认知、言语、活动以及睡眠、食欲、性功能等一系列异常表现。这些异常表现的结果，可不同程度地导致患者人际关系、社会生活、职业功能的损害。

广义的心境障碍包括了精神科所有常见的异常心境，如原发性、继发性情感障碍，焦虑症，恐惧症等。狭义的概念则仅指躁狂抑郁性精神病(躁郁症、双相心境障碍)和

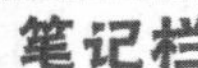
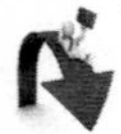

抑郁症(单相心境障碍)。

本章主要以躁狂和抑郁发作为核心对心境障碍加以介绍。

【流行病学特点】

由于疾病的定义、诊断标准、流行病学调查方法和调查工具的不同,全球不同国家和地区所报道的患病率相差甚远。

中国1993年对其中7个地区的流行病学调查,心境障碍的终身患病率为0.83‰,在按精神疾病终身患者病率高低排序中位居第3位。西方国家心境障碍的终身患病率一般为20‰~25‰之间,远高于我国报道的数字,主要原因可能与调查方法及采用的诊断标准不同有关。2009年费立鹏等对中国4个省6万余名受试者的一项大型研究显示,心境障碍的患病率为6.1%。

世界卫生组织(Word Health Organization,WHO)有关全球疾病总负担的统计显示,1990年抑郁障碍和双相情感障碍分别排在第5位和第18位,抑郁障碍与自杀加在一起占5.9%,列第2位。预计到2020年抑郁障碍的疾病负担将上升到第2位,列在冠心病之后。在我国,1990年抑郁障碍和双相障碍分别排在第2位和第12位。

心境障碍的发病多呈急性或亚急性,病程具有周期发作的特点,发作期平均为7个月。发病季节有报道,躁狂症以春末夏初为好发季节,抑郁症则以秋冬季发病较高。

【病因及发病机制】

心境障碍的病因和发病机制至今还不是很清楚,大量研究资料提示遗传因素、神经生化因素和社会心理因素等对本病的发生有明显的影响。

(一)遗传因素

1.家系研究　心境障碍患者的生物学亲属的患病风险明显增加,患病率为一般人群的10~30倍,血缘关系越近,患病率越高。

2.双生子与寄养子研究　研究发现心境障碍的单卵双生子患病率明显高于异卵双生子,其中双相障碍的单卵双生子同病一致率为60%~70%,而双卵双生子为20%。单项抑郁患者的单卵双生子同病一致率(46%)也明显高于双卵双生子(20%)。寄养子研究也显示,患有心境障碍的亲生父母所生寄养子的患病率高于正常亲生父母所生寄养子的患病率。这些研究充分说明了遗传因素在心境障碍发病中占有重要地位。

(二)神经生化因素

一些研究初步证实了中枢神经递质代谢异常及相应受体功能改变,可能与心境障碍的发生有关,证据主要来源于精神药理学研究资料和神经递质代谢研究。

1.5-羟色胺(5-HT)假说　该假说认为5-HT功能活动降低可能与抑郁发作有关,5-HT功能活动增高可能与躁狂发作有关。

2.去甲肾上腺素(NE)假说　该假说认为NE功能活动降低可能与抑郁发作有关,NE功能活动增高可能与躁狂发作有关。

3.多巴胺(DA)假说　该假说认为DA功能活动降低可能与抑郁发作有关,DA功能活动增高可能与躁狂发作有关。

笔记栏

有研究显示上述神经递质相应受体功能的改变以及受体后信号转导系统的改变也参与心境障碍的发病。

（三）社会心理因素

应激性生活事件与心境障碍，尤其与抑郁发作的关系较为密切。抑郁发作前92%有促发生活事件；女性抑郁发作患者在发病前1年所经历的生活事件频度是正常人的3倍；个体经历一些可能危及生命的生活事件后6个月内，抑郁发作危险系数增加6倍。常见负性生活事件，如丧偶、离婚、婚姻不和谐、失业、严重躯体疾病、家庭成员罹患重病或突然病故，均可导致抑郁发作。另外经济状况差、社会阶层低下者易患本病。

【临床症状】

（一）躁狂发作的临床症状

躁狂发作（manic episode）的典型临床表现是情感高涨、思维奔逸或意志行为增强"三高"症状，可伴有夸大观念或妄想、冲动行为等。

简述躁狂发作的临床症状。

1. 精神症状

（1）情感高涨：情感高涨是躁狂发作的主要原发症状。典型表现自我感觉良好，主观体验特别愉快，生活快乐、幸福；整日兴高采烈、眉飞色舞、喜笑颜开、谈笑风生、洋洋自得，表情活跃而傲慢。其高涨的情感具有一定的感染力，言语诙谐风趣，常博得周围人的共鸣。不拘小节，常将责任推向别人，专找别人的弱点和缺陷，离间工作人员之间的关系，争强好胜，具有显著的易激惹性，稍有不遂则大发雷霆，训斥、指责、辱骂他人，语言粗俗而尖刻，甚至出现冲动、伤人、毁物等攻击行为。但转瞬即逝，患者很快转怒为喜。

（2）思维奔逸：思维联想过程丰富而迅速，自觉大脑反应格外明捷，新的感念接踵而至，内容丰富，语量多、语音高、语速快。患者表现为高谈阔论、滔滔不绝、口若悬河。严重的可能表现随境转移，即随着新出现事物而会随时改变话题，常称自己"聪明无比"，"舌头能跟脑子赛跑"等。结论虽不荒谬，但往往肤浅不深刻，给人以信口开河的感觉。其认知功能具有不受约束和思维加速的特征。

（3）活动增多、意志行为增强：患者自觉精力旺盛，无疲倦感，能力强，兴趣范围广，想多做事，做大事，想有所作为，因而活动明显增多，不知疲倦，整日忙碌不停，但多虎头蛇尾，有始无终。喜交往，爱凑热闹，与人一见如故，主动接触打招呼，爱开玩笑及管闲事，爱接触异性，意见多、要求多，挑剔别人，好打抱不平，易与他人发生争执，出现攻击及破坏行为；注重打扮自己，但并不得体，对自己的行为缺乏正确判断，行为轻率或鲁莽（如挥霍、不负责任或不计后果等），自控能力差。

（4）夸大观念成妄想：患者的思维内容多与心境高涨一致。在心境高涨的背景上，常出现夸大观念（常涉及健康、容貌、能力、地位、财富等），患者表现得非常自信，自我评价过高，言语内容夸大，说话漫无边际，认为自己才华出众，天下事无所不知，自称神通广大，交际上层名流，有"通天"的本领，甚至吹嘘自己有几百万的家产。严重时可达妄想的程度，有时可出现关系妄想和被害妄想等，但内容多与现实接近，持续时间也较短。

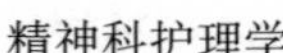

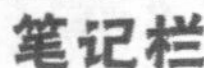

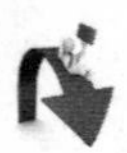

2. 躯体症状　年老体弱的躁狂患者尤应注意，以免造成躯体疾患的疏忽。患者自我感觉良好，很少有躯体症状和主诉。患者通常表现为皮肤湿润、面部潮红，目光炯炯有神。因话多而口渴多饮，食欲旺盛容易饥饿，但由于活动多，能量易耗竭以及忙碌无暇进餐，而体重一般减轻。有时体温升高，性欲亢进，女性患者还可出现月经减少或闭经。睡眠需要减少是躁狂发作的典型症状，以入睡困难、早醒最为多见。

（二）抑郁发作的临床症状

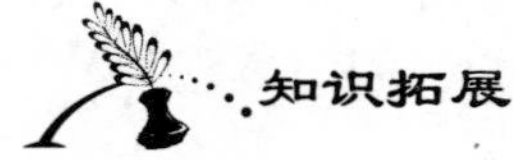

名人与抑郁症

抑郁症已经逐渐成为当前引人注目的话题，也成为危害人类健康的重要心理问题。无论是一般人还是名人都逃脱不了它的魔爪，许多名人与之有过亲密接触。亚伯拉罕·林肯、理查德·米尔豪斯·尼克松、温斯顿·丘吉尔、乔治·巴顿，文生·梵高等。当然在与抑郁症抗争的名单中，同样有众多的中国古今名人。

美国前总统亚伯拉罕·林肯26岁和32岁时，抑郁症发作最厉害，一度险些自杀。在给友人的信中，林肯曾经表示自己是“活着的人中最痛苦的一个”。在任总统期间也未幸免于难。据报道称，他常常失眠，对生活绝望，导致白天工作无精打采，严重影响了他的正常工作和生活。饱受抑郁症折磨的林肯，在当时还没有心理医生的情况下，竟然自己琢磨出了对抗抑郁症的有效方法，就是“剪报”，他把报纸上美国人对自己的期望和赞扬的溢美之词剪下来，放在随身的口袋里，在心情抑郁的时候拿出来看一看，以此振奋精神，缓解病情，并最终战胜了抑郁症。

抑郁发作（depressive episode）以明显而持久的心境低落为主，并伴有相应的思维和行为的改变，病情严重者可有精神病性症状。其中情绪低落、思维迟缓、意志活动减退是抑郁发作的“三低症状”，但这些重度抑郁发作时典型症状不一定出现在所有抑郁障碍患者中。

1. 精神症状

简述抑郁发作的临床症状。

（1）情绪低落：患者表现出心境不佳、心烦意乱、苦恼、沮丧、忧伤，甚至悲观、绝望。自觉兴趣索然，生活没有意思，提不起精神，高兴不起来，心情沉重像乌云笼罩。患者整日忧心忡忡、郁郁寡欢、度日如年、痛苦煎熬、不能自拔。60%的患者在抑郁心境的背景下可出现焦虑、激越症状。患者表情紧张、局促不安、惶惶不可终日；或不停地来回踱步、掐手指、揪头发、拧衣服。多见于年长女性患者，有的患者则表现出明显的易激惹性。

（2）思维迟缓：患者思维联想速度缓慢，反应迟钝，思路闭塞，自觉愚钝，思考问题困难，表现为主动言语减少，语速慢，语音低，严重者应答及交流困难。自觉“脑子好像是生了锈的机器”。

(3)意志活动减退:患者意志活动呈显著持久的抑制。表现为行动缓慢,生活被动、懒散、不想做事,不愿与周围人交往,常独坐一旁或整日卧床,少出门或不出门,回避社交。严重时不修边幅,甚至发展为不语、不动、不食,可达木僵状态,即"抑郁性木僵"。

(4)兴趣缺乏:患者表现为无精打采,丧失了对以往生活、工作的热情和乐趣,感到快感缺乏或愉快不起来,越来越不愿参加正常活动。开始可能仅对少数几件事,如对食物、异性、社交活动兴趣索然,以后对一切活动,包括既往嗜好、娱乐活动和家人、孩子、亲友团聚等都毫无兴趣,闭门独居、疏远亲友、回避社交。

(5)精力缺失:患者开始仅主观感到精力不足、疲乏、无力,日常活动虽继续进行,但表现是机械和被动的,无精打采、精疲力竭,丧失积极性和主动性。严重时甚至连吃、喝、个人卫生都不能顾忌,感到力不从心。患者常用"瘫痪""神经衰弱""精神崩溃"来形容自己。

(6)自我评价过低:过分贬低自己,约 3/4 的患者有此症状,是抑郁心境的一种加工症状。患者总以批判的眼光、消极否定的态度看待自己的现在、过去和未来。把自己说的一无是处,认为自己对不起父母、亲人、朋友,感到自己丧失了一切能力,已成为了废物,活着只能成为家庭和社会的包袱;常把过去的一些轻微的过失或错误夸大为不可饶恕的罪行惩罚自己,如拒食、干重活、吃剩饭等。患者的无用感、无价值感,强烈的内疚和自责,使他对前途感到黯淡无光,对自己的一生感到无助、无望;甚至有的患者有罪恶妄想,认为自己罪孽深重,将被遗弃或受到惩罚;也可出现贫穷、疑病和虚无妄想。

(7)自杀观念和行为:抑郁患者的自杀率是一般人群的 20 倍,约有 2/3 的抑郁症患者有自杀观念,10% ~15% 有自杀行为。自杀观念通常逐渐产生,轻者仅感到生活是负担,不值得留恋,逐渐萌发长眠不醒或突然死去的念头,随着症状的加重,自杀念头日趋强烈。一方面由于在无助、绝望中挣扎,感到生不如死,以自杀寻求解脱。另一方面认为自己罪大恶极,通过自杀惩罚自己。患者可向家人或朋友交代后事,写遗书,嘱咐财产的分配或馈赠他人等。患者的自杀行为可发生在疾病的任何时期,但往往发生在缓解期。患者不惜采用各种手段及途径,计划周密以达到自杀目的,使人难以防范。据估计抑郁自杀构成所有自杀人群的 1/2 ~2/3,因此自杀是抑郁症最危险的症状,对此应该提高警惕。偶尔患者会出现所为"扩大性自杀",患者可在杀死数人后再自杀,导致极严重的后果。

(8)昼夜节律:指患者的心境有晨重夕轻的变化,是抑郁症特别是内源性抑郁症的典型症状。大约 50% 的患者情绪低落呈现晨重夕轻的波动变化,即清晨破晓患者情绪最为低落,而黄昏时分则有所改善。有些心源性抑郁患者的症状则可能在下午或晚间加重,与之相反。

2. 躯体症状

(1)躯体表现:抑郁症患者常表现为面容憔悴、目光呆滞、食欲缺乏、食量减少,体重明显下降,躯体状况较差。患者普遍有躯体不适的主诉:头痛、心悸、恶心呕吐、胸闷、憋气、出汗、便秘、消化不良、胃胀气等,严重者可达疑病程度。早期可有性欲减退、男性阳痿、女性月经紊乱或闭经。

(2)睡眠障碍:睡眠障碍是抑郁症较为突出的躯体症状表现之一,约 80% 的抑郁

笔记栏

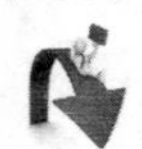

症患者会出现此症状。早晨和夜间易醒最为突出，一般在凌晨三四点钟醒来，随后即陷入深深的苦闷和思考之中，自感苦闷而漫长的一天又来临了，悲观情绪随之加重。不典型的抑郁症患者可出现贪睡的情况。

(3)非特异性躯体症状：患者可表现身体任何部位的疼痛，躯体不适主诉可涉及各脏器，自主神经功能失调的症状也较常见。

【诊断标准】

(一)抑郁发作

在ICD-10中，抑郁发作是指首次发作的抑郁障碍或复发的抑郁障碍，不包括双相抑郁。患者通常具有心境低落、兴趣和愉快感丧失、精力不济或疲劳感等典型症状。其他常见症状有：①集中注意和注意的能力下降；②自我评价减低；③自罪观念和无价值感(即使在轻度发作中也有)；④认为前途黯淡悲观；⑤自伤或自杀的观念或行为；⑥睡眠障碍；⑦食欲下降。病程持续至少2周。根据抑郁发作的严重程度，将其分为轻度、中度和重度三种类型。

1.轻度抑郁　是指具有至少2条典型症状，再加上至少2条其他症状，且患者的日常工作和社交活动有一定困难，患者的社会功能受到影响。

2.中度抑郁　是指具有至少2条典型症状，再加上至少3条(最好4条)其他症状，且患者工作、社交或家务活动有相当困难。

3.重度抑郁　是指3条典型症状都应存在，并加上至少4条其他症状，其中某些症状应达到严重的程度；症状极为严重或起病非常急骤时，依据不足2周的病程做出诊断也是合理的。除了在极有限的范围内，几乎不可能继续进行社交、工作或家务活动。做出诊断前，应明确排除器质性精神障碍或精神活性物质和非成瘾物质所致的继发性抑郁障碍。

(二)躁狂发作

在ICD-10中，临床亚型为：

1.轻躁狂　心境高涨或易激惹。对于个体来讲已达到肯定异常程度，且至少持续4 d必须具备以下3条，且对个人日常的工作及生活有一定的影响：①活动增加或坐卧不宁；②语量增多；③注意力集中困难或随境转移；④睡眠需要减少；⑤性功能增强；⑥轻度挥霍或行为轻率、不负责任；⑦社交活动增加或过分亲昵。

2.躁狂发作　心境明显高涨，易激惹，与个体所处环境不同。至少具有以下3条(若仅为易激惹，需4条)：①活动增加，丧失社会约束力以致行为出格；②言语增多；③意念飘忽或思维奔逸(语速增快、言语急促)的主观体验；④注意力不集中或随境转移；⑤自我评价过高或夸大；⑥睡眠需要减少；⑦鲁莽行为(如挥霍、不负责任或不计后果的行为等)；⑧性欲亢进。严重者可出现幻觉、妄想等精神病性症状。严重损害社会功能或给别人造成危险或不良后果。病程至少持续1周。排除器质性精神障碍或精神活性物质和非成瘾性物质所致的类躁狂发作。

(三)双相障碍

在ICD-10中，临床上以目前发作类型确定双相障碍的亚型：①目前为轻躁狂；②目前为不伴精神病性症状的躁狂发作；③目前为伴有精神病性症状的躁狂发作；

笔记栏

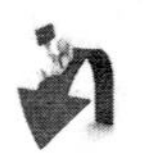

④目前为轻度或中度抑郁;⑤目前为不伴精神病性症状的重度抑郁发作;⑥目前为伴有精神病性症状的重度抑郁发作;⑦目前为混合性发作;⑧目前为缓解状态。

【治疗与预防】

心境障碍的治疗主要包括药物治疗、物理治疗(包括无抽搐性电休克治疗)和心理治疗。药物治疗给心境障碍的治疗带来了十分乐观的前景。其治疗的目标是降低发病的频率、严重性和心理社会的不良后果,增强患者的心理社会功能。

(一)药物治疗

药物治疗不但可缓解痛苦,有效地防止自杀,同时也可明显地减少社会和家庭的负担,使患者重返社会。

1. 抑郁障碍的治疗

(1)治疗策略:抑郁障碍为高复发性疾病,目前倡导全病程治疗策略。抑郁障碍的全程治疗分为急性期治疗、巩固期治疗和维持期治疗。首次发作的抑郁障碍,50% ~85% 会有第 2 次发作,因此常需维持治疗以防止复发。①急性期治疗,控制症状,尽量达到临床痊愈(通常以汉密顿抑郁量表-17 评分≤7,或蒙哥马利-艾森贝格抑郁评定量表评分≤12 作为评判标准)。治疗严重抑郁障碍时,一般药物治疗 2 ~4 周开始起效。如果患者用药治疗 6 ~8 周无效,改换用作用机制不同的另一类药物可能有效,或者加一种作用机制不同的抗抑郁药物,但要注意不良反应。②巩固期治疗,目的是防止症状复燃。巩固治疗至少 4 ~6 个月,在此期间患者病情不稳,复发风险较大。③维持期治疗,目的是防止症状复发。维持治疗结束后,病情稳定,可缓慢减药直至终止治疗,但应密切监测复发的早期征象,一旦发现有复发的早期征象,迅速恢复原有治疗。有关维持治疗的时间意见不一,多数意见认为首次抑郁发作维持治疗为 6 ~8 个月;若有 2 次以上的复发,特别是起病于青少年、伴有精神病性症状、病情严重、自杀风险大、并有家族遗传史的患者,维持治疗至少 2 ~3 年;多次复发者和残留症状明显的患者主张长期维持治疗。

简述抑郁障碍的治疗。

(2)抗抑郁药物的选择以及常用的抗抑郁药物:①抗抑郁药物的选择,各种抗抑郁药物的疗效大体相当,又各有特点,药物选择主要取决于考虑抑郁障碍症状特点、既往用药史、药理学特征、患者躯体状况和耐受性、治疗获益及药物价格等因素。②常用的抗抑郁药物有传统的三环类抗抑郁剂、单胺氧化酶抑制剂、选择性 5-HT 再摄取抑制药以及其他新型抗抑郁剂等。

(3)治疗原则:抗抑郁药是当前治疗各种抑郁障碍的主要药物,能有效控制抑郁心境及伴随的焦虑、紧张和躯体症状,有效率 60% ~80%。抗抑郁药的治疗原则为以下几点。①全面考虑患者症状特点、年龄、躯体症状、药物的耐药性、有无并发症,因人而异的个体化合理用药。②剂量逐步递增,尽可能采用最小有效剂量,停药时要逐渐减量。③小剂量疗效不佳时,增至足量和足够长的疗程;仍无效,可考虑换药。④尽可能单一用药,足量、足疗程治疗。⑤治疗前向患者及家人阐明药物性质、作用和可能发生的不良反应及对策,争取他们的主动配合,能遵医嘱按时按量服药。⑥治疗期间密切观察病情变化和不良反应,并及时处理。⑦抗抑郁药治疗过程中应密切关注诱发躁狂或快速循环发作的可能。⑧在药物治疗基础上辅以心理治疗,可望获得最佳效果。⑨积极治疗与抑郁共病的其他躯体疾病、物质依赖、焦虑障碍等。

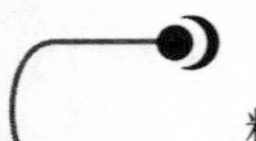

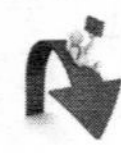

2. 抗躁狂药物的治疗　躁狂发作的药物治疗以心境稳定剂为主。目前比较公认的心境稳定剂主要包括锂盐(碳酸锂)和卡马西平、丙戊酸盐。临床上通常采用药物联合治疗以增加疗效和提高临床治愈率,即在急性期第二代抗精神病药物联合锂盐或丙戊酸盐治疗,较单一使用心境稳定剂治疗的疗效更好。

简述抗躁狂药物的治疗。

(1)锂盐:锂盐是治疗躁狂发作的首选药物,治疗躁狂的总有效率约为70%。临床上常用的碳酸锂,一般起效时间为7~10 d。急性躁狂发作时碳酸锂的治疗剂量一般为1 000~2 000 mg/d,一般从小剂量开始,3~5 d内逐渐增加至治疗剂量,分2~3次服用。维持治疗剂量为500~750 mg/d。年老及体弱者、与抗精神病药合用时剂量应适当减少。锂盐治疗剂量与中毒剂量较接近,治疗中除密切观察病情变化和治疗反应外,应监测血锂浓度,并根据病情、治疗反应和血锂浓度调整剂量。急性治疗期血锂浓度应维持在0.6~1.2 mmol/L,维持治疗期0.4~0.8 mmol/L,血锂浓度1.4 mmol/L,防止锂盐中毒。老年患者血锂浓度不宜超过1.0 mmol/L,锂盐中毒则有可能出现意识障碍、共济失调、高热、昏迷、反射亢进、心律失常、血压降低、少尿或无尿等,必要时立即停药,并及时抢救。

(2)其他心境稳定剂:主要包括丙戊酸盐(丙戊酸钠和丙戊酸镁)和卡马西平,卡马西平适用于锂盐治疗无效、快速循环发作和难治性躁狂患者有很好的疗效,但常常伴有严重的不良反应。丙戊酸钠使用较安全,且患者对其耐受性好于锂盐和卡马西平。

(3)抗精神病药:对严重兴奋、激惹、攻击或伴有精神病性症状的急性躁狂患者,治疗早期可短期联用抗精神病药物,对伴有精神病性症状的急性躁狂患者需要较长时间连用抗精神病药物。常用药物有氯丙嗪、氟哌啶醇、喹硫平、奥氮平、利培酮、氯氮平等,一般口服给药,有明显兴奋症状者可用肌内注射给药,能有效地控制躁狂发作。

躁狂发作的药物治疗可分为急性治疗期、巩固治疗期和维持治疗期。急性治疗期是为了控制症状、缩短病程。该期治疗应充分,并达到完全缓解,以免症状复燃或恶化。如非难治性病例,一般情况下6~8周可达到此目的。巩固治疗期是为了防止症状复燃、促使社会功能的恢复。该期主要治疗药物剂量一般应维持急性期水平不变。一般巩固治疗时间为3个月左右。如无复燃,即可转入维持治疗期。维持治疗期是为了防止复发、维持良好的社会功能,提高患者生活质量,维持治疗应多久尚无定论。

3. 双相情感障碍药物治疗　临床上对于双相情感障碍患者常用的药物包括情感稳定剂主要包括锂盐以及抗癫痫药中的丙戊酸盐和卡马西平等。它们的共同特点是不仅对躁狂、抑郁发作有治疗和预防效果,也可以在治疗时诱发另一种状态。双相情感障碍具有反复发作性,因此在躁狂或抑郁发作之后应采用维持治疗。

(二)无抽搐性电休克治疗

(1)对于有强烈自杀观念和企图的患者,或病情严重而又无法耐受药物不良反应以及药物治疗无效的患者,可采用MECT治疗。此治疗见效快、疗效好,6~12次为一个疗程,一般经过一个疗程的治疗,病情能够明显缓解。在治疗期间如合并抗抑郁药治疗,需要适当减少给药剂量,治疗后仍需药物维持治疗。

(2)对急性重性躁狂患者、极度兴奋发作、对锂盐治疗无效或不能耐受的患者可使用MECT治疗,起效迅速,可单独使用或合并药物治疗,合并药物治疗的患者应适当减少药物剂量,一般隔日1次,4~10次为一疗程。

笔记栏

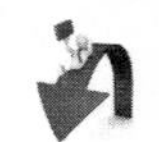

(三)心理治疗

医护人员应向患者及家属讲解心境障碍药物的药理学特点,提高治疗依从性。对于有明显心理社会因素作用的抑郁症患者,在药物治疗的同时常需合并心理治疗。心理治疗包括支持性心理治疗、认知行为治疗、人际交往治疗、婚姻及家庭治疗等方法,这些治疗能帮助患者正确认识自己和正确对待疾病,识别和改变歪曲的认知,矫正患者适应不良行为,改善患者人际交往能力和心理适应能力,提高患者家庭和婚姻生活的满意度,从而减轻或改善患者的抑郁症状,恢复正常心理社会和工作能力。对于有明显消极自杀观念和行为的患者,应提供及时有效的危机干预措施。

(四)预防复发

研究发现,经药物治疗已经康复的患者在停药后 1 年内复发率较高,且双相障碍的复发率明显高于单项抑郁障碍,分别是 40% 和 30%。绝大多数双相障碍患者可有多次复发;若在过去的 2 年中,双相患者每年均有一次以上的发作,主张应长期服用锂盐预防性治疗。服用锂盐预防性治疗,可有效防止躁狂或双相抑郁的复发,且预防躁狂发作更有效,有效率达 80% 以上。预防性治疗时锂盐的剂量需因人而异,但一般服药期间血锂浓度应保持在 0.4 ~0.8 mmol/L。

对抑郁障碍患者追踪 10 年的研究发现,75% ~80% 的患者多次复发。有人报道抑郁障碍第一次抑郁发作后概率为 50%,第 2 次为 75%,第 3 次为 100%。故抑郁障碍患者需要进行维持治疗,预防复发。若第一次发作且经药物治疗临床缓解的患者,药物的维持治疗时间多数学者认为需 6 个月到 1 年;若为第二次发作,主张维持治疗 3 ~5 年;若为第三次发作,应长期维持治疗,甚至终身服药。维持药物的剂量应与治疗剂量相同或可略低于治疗剂量,但应嘱患者定期随访观察。

家庭与社会的支持系统也非常重要,患者能够生活、工作在和谐、轻松、愉快的环境中,减轻心理负担,减少心理应激,对预防复发也具有重要的作用。

第二节　常见心境障碍患者的护理

【护理评估】

在精神科临床护理工作实践中,护理人员在评估心境障碍患者时,应严格遵循护理程序的要求,全面系统地分析护理对象的整体健康状况,充分运用治疗性人际交往、会谈及观察的技巧,从患者的躯体、生理、精神状况、社会心理等多层面,针对患者所面临的困境与问题进行全面和细致地分析和评估。

1. 生理评估

(1)个人成长发育史:患者是否足月顺产,母孕期及分娩情况是否正常,成长及智力发育情况,学习情况有无异常。

(2)既往史:患者既往健康总体情况如何,有无慢性病史,既往患病的经过如何,就医过程、诊治情况和效果怎样。

(3)生活方式:患者的饮食情况,日进餐量、进食次数、时间怎样,有无特殊饮食需

笔记栏

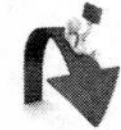

求；患者自我照顾生活的能力如何，能否按时起居、洗漱、整理个人卫生；睡眠情况如何，有无入睡困难、不眠、多梦、早醒等现象；患者的二便是否正常，有无便秘、尿潴留、能否自行料理。

(4)特殊嗜好：患者有无吸烟、饮酒嗜好，数量如何；有无吸毒史。

(5)家族史：患者家族中有无患各类精神障碍及性格异常的亲属，具体发病情况，与患者的关系如何。

(6)过敏史：患者有无药物及其他物质过敏史，反应程度如何。

2. 心理社会方面评估

(1)病前个性特征：患者的性格特点怎样，兴趣爱好如何，工作、学习、生活能力保持怎样。

(2)病前生活事件：近期(6个月内)有无应激性事件发生，事件的性质、内容、强度如何、患者的反应程度怎样。

(3)患者能否有效地应对挫折与压力事件，具体调节方式和效果如何。

(4)患者对住院生活、检查的合作情况，对医护人员的态度如何。

(5)患者的文化程度、接受、领悟问题的能力如何，对疾病的认识能力怎样。

(6)患者的社会支持系统保持如何，患病后社会关系有无改变，婚姻状况是否感到满意，亲属对患者的关心程度、照顾的方式怎样。

(7)患者的经济收入状况怎样，对医疗费用的支出是否感到有压力。

3. 精神状况评估　在全面的、正确的认识的基础上，对患者的精神症状进行全面的评估，特别包括情感与认知特点的评估，如有心境高涨、兴奋话多或易激惹、自负或抑郁心境、兴趣或愉快感丧失、焦虑，尤其是有无自杀意念等表现。对患者的精神状况进行评估时，除要进行详细的精神状况检查外，还可借助于量表作为辅助检查工具。

【护理诊断】

1. 与躁狂状态有关的护理诊断

(1)有暴力行为的危险：与易激惹、好挑剔、过分要求受阻有关。

(2)睡眠形态紊乱：与入睡困难、早醒与精神运动性兴奋、精力旺盛有关。

> 躁狂症常见的护理诊断有哪些？

(3)生活自理能力下降：与躁狂兴奋、无暇料理自我有关。

(4)营养失调：低于机体需要量。与极度兴奋躁动，无法或拒绝静坐进食，能量消耗量超过摄取量有关。

(5)有外伤的危险：与易激惹、活动增多，好挑剔，对外界环境的愤怒有关。

(6)思维过程的改变：随境转移、思维奔逸、夸大妄想与情感高涨有关。

(7)遵医行为障碍：与自控能力下降、易激惹等因素有关。

(8)便秘：与生活起居无规律、饮水量不足、药物不良反应有关。

2. 与抑郁状态有关的护理诊断

(1)自伤、自杀的危险：与情绪抑郁、无价值感、沮丧、绝望、自责、自罪观念等因素有关。

(2)生活自理能力缺陷：与精神运动迟滞、兴趣降低、无力照顾自己有关。

(3)营养失调：低于机体需要量。与抑郁情绪导致食欲下降及自罪妄想有关等。

(4)睡眠形态紊乱：早醒、入睡困难。与情绪低落、沮丧、绝望等因素有关。

笔记栏

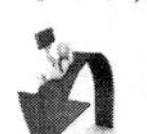

(5)个人应对无效:与抑郁情绪、缺乏兴趣、精力不足、疑病等有关。

(6)情境性自我贬低:与抑郁情绪,无价值感有关。

(7)便秘:与日常活动减少、胃肠蠕动减慢有关。

(8)焦虑:与无价值感、罪恶感、内疚、自责、疑病等因素有关。

(9)有受伤害的危险:与精神运动迟滞、行为反应迟缓有关。

抑郁症常见的护理诊断有哪些?

【护理目标】

1.躁狂状态的护理目标

(1)通过护理,建立良好的护患关系,患者能接受治疗和护理。

(2)在护理人员的帮助下,患者能控制自己的情感,不发生伤害他人或自伤的行为。

(3)情绪高涨、思维奔逸等症状得到基本控制。

(4)生活起居有规律,饮水充足,便秘缓解或消失,睡眠恢复正常。

(5)患者过多的活动量减少,机体消耗与营养供给达到基本平衡。

(6)在护理人员的协助下,患者生活自理能力显著改善。

2.抑郁状态的护理目标

(1)建立和维持营养、水分、排泄、休息和睡眠等方面的生理功能。

(2)患者学会采用适当方式排解抑郁,住院期间不发生自杀行为。

(3)与患者建立良好的护患关系并协助其建立良好的人际关系。

(4)患者在出院前能以有效的途径解决问题,主动与其他病友或工作人员互动。

(5)患者在出院前能对自己有正确的评价,并能积极展望未来。

【护理措施】

(一)躁狂状态的护理

通过实施护理措施,使躁狂状态患者高亢的情绪状态和异常的行为得到改善,有效地保障患者及他人不受意外伤害,满足其基本生理需求,帮助其建立良好的适应社会、适应家庭生活及正常的工作、学习的能力。

1.保证安全,防范意外事件发生　躁狂状态患者由于其精神活动处于异常高涨和激越的状态,常自控能力降低,稍有不遂意便不能自制,极易发生冲动、伤人、毁物等意外事件;也常因夸大的意念做出超乎自己能力的行为,造成自我伤害而导致严重后果。因此保证安全是一项十分重要的工作。

如何对躁狂患者进行护理?

(1)护理人员首先要及时了解和掌握患者发生暴力行为的直接和间接的原因,设法减轻或消除引发暴力行为的因素。

(2)注意沟通交流方式:护理人员在与患者接触时,要尊重患者,设法稳定患者的情绪,避免刺激和激惹患者,不应企图说服、纠正患者的病态观念,避免使用命令性语言,切忌语言动作简单生硬,言谈话语中不应该流露出厌烦的表情和语言,态度应和蔼、语气温和,从关心、关爱、体贴的角度,迎合患者的心理,让患者能接纳信任护士,避免暴力行为的发生。

(3)合理安置:喧哗拥挤的环境往往使患者心情烦躁,诱发暴力行为的发生,因此护理人员要为患者提供一个安全、安静、宽敞、舒适的休养环境,减少不良环境因素的

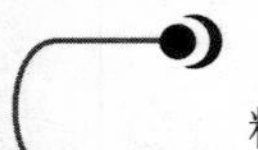

笔记栏

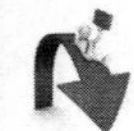

刺激如噪声刺激、强光刺激等，并与其他兴奋冲动的患者分开安置，收缴病室内所有的危险物品。

(4)暴力行为的防范

1)分析患者的合理与不合理的要求，适当满足合理要求，不采取强制性的语言和措施，对其过激言行不辩论，但不轻易迁就，应因势利导，引导患者按可控制和可接受的方式表达与宣泄激动和愤怒，无法控制时，求助医护人员帮助。

2)护理人员应努力在患者发生暴力危险行为之前，发现和辨认出患者一些可能存在的特征性表现，有效防范暴力事件的发生。通常情况下，当患者表现出下列症状时，应高度警惕和防范其发生暴力性攻击行为：①出现辱骂性语言，语调高、语速快；②表现的坐立不安，动作多而快；③情绪激动、不满，表情愤怒，高声喊叫；④挑剔、抗议、质问，无理要求增多而强烈；⑤过分关注别人的缺点和不足，或加以夸大和歪曲；⑥强烈拒绝接受治疗，有意违背正常的秩序；⑦幻觉、妄想症状丰富而活跃，且患者相应的情感反应强烈。

3)如患者发生冲动，应采取积极有效的护理措施，尽快终止冲动行为，并预防冲动行为再度发生，但难以制止冲动时，可隔离或保护约束患者，要注意约束带的松紧度，不能伤害患者的肢体；在约束期间，患者常有反抗，情绪愤怒，护士应坦诚、温和耐心地与患者交谈，告知其约束的目的，缓解患者愤怒的情绪；冲动后要做好心理护理，待患者平静后，鼓励说出是何原因或刺激引起其攻击行为，讨论如何预防和恰当处理类似事件，指导患者学会自我控制和表现社会可接受的行为。制订切实可行有针对性的防范措施。

2.满足基本生理需求

(1)营养入量不够：躁狂状态患者往往由于终日忙碌，活动过度而忽略了基本生理的需求，容易造成营养和水分的不足。护理人员应当为患者提供高营养、高热量、易消化的可口食物，可采取少量多餐的方式督促患者进食，并督促患者多饮水，维持营养、水、电解质的平衡。若患者采取不合作的方式拒绝进餐，在护士耐心劝导下仍无法进食时，可行鼻饲术和静脉输液的方法，以维持入量和营养的供给。

(2)衣着卫生及日常仪态护理：护理人员应引导鼓励患者按时料理个人卫生及参与整理病室卫生，对表现出色的患者应及时予以表扬、鼓励，对其不恰当的言行给予适当的引导和限制，对患者异常的打扮和修饰给予婉转的指正。

(3)睡眠障碍：护理人员应安排好患者的活动，为其创造良好的睡眠环境，向其讲解利于入睡的措施，以保证机体得到及时的休息。对于夜间睡眠情况确实不佳者，可通知医生遵医嘱给以镇静催眠药物，以协助改善睡眠。

(4)便秘：护士每天应加强对患者大小便的观察和护理，特别是要记录好每日的大便次数和时间。一部分患者服用精神科药物后易出现便秘，要向患者讲解一些利于排便的措施，鼓励患者适当多运动、多饮水、多食用蔬菜及水果等，必要时遵医嘱给予患者口服缓泻药物，以解除患者的排便困难。

3.引导患者参加积极的、有意义的活动　护理人员在护理躁狂症患者的工作中很重要的一项工作就是要引导和协助患者把过剩的精力运用到正性的、有建设性的工作活动中去，以减少和避免其可能造成的破坏性行为。护士应避免让患者参与一些竞争性的文娱活动如下棋、打篮球等，应引导患者参与适宜和其喜爱的活动，如简单的小手

笔记栏
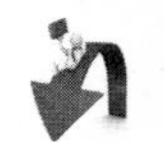

工制作、健身器运动、做广播操等，并给予恰当的鼓励和肯定，既增强患者自尊，又使其过剩的精力得以自然宣泄。

4. 协助患者持续用药，密切观察药物不良反应　护理人员需帮助患者明确持续用药对于巩固疗效、减少复发的重要性，深入了解患者无法坚持用药的实际原因以及存在的困难，以便针对这些原因和困难设法协助他们解决和克服。护士应密切观察患者对药物的耐受性和不良反应的发生，特别是对服用锂盐的患者要予以密切的关注，若发现有异常的情况如恶心呕吐、手的细小震颤等，应及时采取措施，以保证患者用药的安全。

5. 协助患者建立良好的人际交往能力　在与患者接触过程中，护理人员应充分运用治疗性人际关系及沟通交流的技巧，取得患者对护士的充分信任与合作，力争引导出患者真实的内心感受，让患者认识自己的情感失控是病态，从主观上主动调整情感和行为。随着病情的好转，教会患者克服性格弱点，帮助其改善人际交往中的缺陷，努力创造更多的机会和条件，锻炼和提高他们社会交往的能力，使患者能够早日回归社会和家庭。

6. 做好患者和家属的健康宣教工作　护理人员应着重对患者所患疾病的病因、临床特征表现、治疗手段、预后、维持用药、不良反应观察处理等方面给予宣传和介绍，特别是应对患者和家属宣讲应如何识别疾病复发的先兆表现；如何保持健康稳定的情绪，怎样才能调整好自己的心态；合理的修养、充足的睡眠、良好的心境对疾病的作用等，使患者真正掌握和获得对自己健康的主动权，并激发家属负起监督患者的责任。

（二）抑郁状态的护理

通过实施护理措施，使抑郁症患者改善情绪低落、悲观厌世的心境，调整患者基本生活状况，保障患者的生命安全，帮助其建立起正性的人际交往、沟通能力。

1. 满足生理需求，维持正常的生理功能　抑郁症患者不仅表现出明显的“三低”症状，而且也表现有多种躯体症状。因此人们常称抑郁症是与“躯体联系最为紧密的一种疾病”。

（1）保证营养的供给：抑郁症患者常常会表现出胃肠道系统的症状，如食欲缺乏、不思饮食，甚至受精神症状的作用与影响，自责、自罪而拒绝进食。护理人员应根据患者的不同情况，做出判断，并制订相应的对策。根据患者的饮食习惯为其提供可口的饭菜，对自责、自罪而拒绝进食的患者将饭菜搅拌在一起谎称是“残羹剩饭”劝患者吃下。患者仍拒食者，护士可在医嘱下行鼻饲营养流质（如奶、蛋、蔬菜汁等）或静脉补液，以保证营养的供给。

如何对抑郁症患者进行护理？

（2）改善患者的睡眠状态：睡眠障碍是抑郁症患者最为常见的症状之一，以早醒最为常见。由于抑郁症有晨重夕轻的特点，早醒时恰为患者一天中抑郁程度最严重时，很多意外事件如自伤、自杀等就是在这个时间段发生，因此改善抑郁症患者睡眠状态是一项非常重要的工作。护理人员应努力为患者创造良好的睡眠环境，向其讲解利于入睡的措施，帮助患者建立规律的作息时间，白天少卧床，中午不要午睡，晚上不要过早就寝，增加白天活动内容等。对于夜间睡眠情况较差者，可遵医嘱给予镇静催眠药物。

（3）协助料理日常生活：抑郁患者常诉说自己疲乏、无力、无心打理日常生活起居，甚至连最基本的起居、梳理都感吃力，护理人员应设法改善患者的消极状态，督促

笔记栏

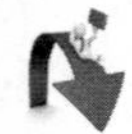

和协助患者料理生活，鼓励和支持患者建立生活的信心。对上述措施无法改善的患者或完全不能活动，终日卧床的严重抑郁患者，护理人员必须做好各项基础护理，避免并发症的发生。

2. 加强安全的护理，防范意外事件发生　抑郁症患者常常由于症状的影响而表现出情绪低落、悲观厌世、自责自罪，甚至会采取自伤、自杀的行为，严重危及患者的自身安全。多数抑郁症患者在抑郁发作的较长时间内有潜在自杀的危险性，因此保证患者安全的需要是重要的护理工作内容之一。

(1)早期识别自杀的危险因素

1)早期识别自杀的危险因素，预测自杀危险性：及时辨认和预测抑郁症患者自杀危险性及自杀意图的强度与可能性，以及患者可能采取的自伤、自杀方式，是有效地防止发生自杀行为，保证患者安全的措施。

自杀动机的评估要点包括：①自杀意念始于何时？是偶然还是经常？②引起自杀意念的直接原因是什么？希望达到什么目的？预计到后果吗？③准备采取什么方式？是否已经有了充分的准备？④是否希望获得他人的帮助？哪种帮助最为有效？⑤如是自杀未遂，是否还想自杀？

自杀危险因素包括：①有自杀家族史；②有强烈的绝望感或自责、自罪感，如两者同时存在，则发生自杀的可能性更大；③有自杀企图史，尤其是近期内有过自我伤害或自杀未遂的行动；④有明确的自杀计划；⑤近期内有重大生活事件发生，比如事业、亲人亡故等；⑥并存躯体疾病；⑦缺乏社会支持系统，比如未婚者、独居者，或受到家人漠不关心者；⑧年老者比年轻者、女性比男性自杀的危险因素高。

2)早期识别自杀的预兆：人在自杀前，常有不同程度的语言和行为表现，这些表现是患者将采取自杀前发出的信号；抑郁患者自杀行为也具有特征，护理人员可综合考虑。①计划周密，十分坚决而隐秘，难于防范。②多发生在清晨或疾病缓解的初期。③当患者有绝望、后悔、自责和焦虑性抑郁症状时十分容易发生自杀。④药物治疗开始后2周内，由于疗效还未完全发挥，有自杀观念的患者容易发生自杀。⑤药物不良反应严重时，患者难以耐受，容易发生自杀。⑥自杀可采取十分意外的形式或需忍受极大痛苦的方式。⑦病情不符合规律突然"好转"，提示患者准备自杀，以假象麻痹周围人，又称"微笑性自杀"。⑧反常语言、反常行为：患者自杀前会说："我要死了""我活着没意思""我不想再引起任何麻烦了""我就要解脱了"；或有一些相关行为如书写遗书、交代后事、清理东西、郑重打扮，反复叮嘱重要的问题如重要纪念日、银行存款、账号、财产放置地点等。通过观察和识别这些自杀预兆，可及时辨认出患者的自杀意图，从而能有效地阻止患者的自杀行为，保证患者安全。

3)自杀危机干预措施：对于有自杀倾向的患者，需要采取自杀危机干预的一些措施，主要包括以下几种。①直接询问患者的自杀意向，询问时要针对事实、清晰及不具批判性，同时必须表现出同情、理解及真诚关怀的态度。②询问患者自杀的理由和没有采取行动的原因，对阻止自杀的积极因素加以强化。③询问患者是否考虑过其他可能解决问题的方法。④告诉患者，只要他愿意接受帮助，采取积极行动，是可以治疗好的。⑤与患者达成相互信任的协议，让患者保证，一旦自己的自杀观念变得固定、难以排解或持续存在，就要及时告诉工作人员。⑥尽快控制与自杀有关的精神症状。

(2)妥善安置患者和做好危险物品的管理，是防止意外事件发生的重要措施。护

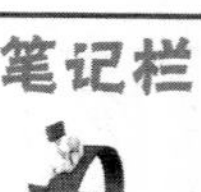

理人员应谨慎地安排抑郁症患者的居住环境，在疾病的急性期应安排在重症室，房间设施简单、安全，及时清查各种危险物品，做好药品的保管工作，以免被患者利用而发生意外。

（3）护理人员应密切观察抑郁症患者的病情变化，特别是对处于抑郁急性期的患者，对他们的言语、行为、去向等情况应做到心中有数，在护士可监控的范围内鼓励患者参加娱乐活动和户外活动，接触患者时适时给予心理上的支持，缓解他们的悲观情绪，使他们振奋起来，避免意外事件发生。抑郁症患者往往会在夜间、凌晨、午间、饭前、节假日、周末、交接班等时间段，采取自伤、自杀行动，对此护理人员应予以高度的重视，加强防范措施。

3. 做好心理护理，以支持性治疗为主

（1）护理人员在与抑郁症患者沟通交流中，应善于运用语言，发挥语言的积极作用，要具有高度的责任心、耐心和同情心，最大可能地理解患者痛苦的心境，需保持一种稳定、温和与接受的态度，尊重患者，适当放慢语速，建立患者对医务人员的信任感，帮助患者正确认识和对待自身的疾病，减轻消极情绪，始终坚信患者在医护人员的帮助下一定会改变过来，会慢慢地叙说自己内心感受。

（2）护理人员在与抑郁症患者交谈中应避免简单、生硬、粗鲁的话语，或表现出无所谓的态度和表情，避免使用训斥性语言，当然也不要过分地认同患者的悲观感受，避免强化患者的抑郁情绪；应努力选择一些以往患者感兴趣，与患者的爱好有关的话题，或患者现阶段较为关心的问题，如：学习、就业、晋升等问题，鼓励引导他们回忆以往愉快的经历和体验，用讨论的方式抒发和激励他们对美好生活的向往。

（3）在抑郁症患者做出自杀选择时，会寻找各种可能的机会采取自杀的行为，预防性的措施来阻止患者自杀行为常常是难以奏效的。医护人员应毫不回避地同患者谈论有关自杀的问题，讨论自杀对个人、家庭、他人的影响。相比之下，加强与患者的接触、沟通，打消或动摇患者死亡的意念，对于预防自杀具有十分积极的意义。

（4）在语言交流的同时，护理人员应重视非语言的作用，可以通过眼神、手势、距离等多方面地表达和传递对患者的关心和支持。在患者不想谈话、讨论时，不应强迫患者进行谈话，有时关切爱护的目光注视、静静的陪伴、抚摸患者或用简单、缓慢的语句等，来表达人们对他的关心与支持，往往会对患者起到很好的安抚作用。通过护理人员运用各种沟通交往的技巧，可以慢慢地引导患者注意外部事物，协助患者体验真实的内心感受并促使其表达自己的内心感受。

4. 改善患者认知评价方面的偏差　抑郁症患者不仅个性方面存在某些方面的缺陷，而且在认知上存在偏差，思维方式总是呈现出一种“负性的定式”，常常消极看待自我、环境和未来。护理人员要多与患者交流，帮助其认识认知方面的问题，协助患者建立新的应对技巧。

（1）护理人员应协助患者认识这些想法和看法是负性的、消极的，应设法减少患者的负性思维。

（2）护理人员还应努力使患者多回忆自己的优点、长处、成就，描述自己最为成功、取得辉煌业绩的经历，以此增强患者的正性思维，尽可能地为患者创造和提供正向的、积极的机会和场合，对患者任何微小进步都要及时给予肯定和鼓励，以最终减少患者的负性体验，改善其消极的情绪。

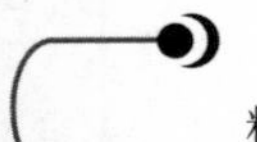

笔记栏

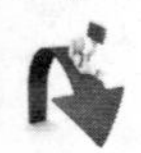

(3)护理人员应积极地创造和利用患者与一切个体和团体人际接触的机会，协助患者改善以往消极被动的交往方式，逐步建立起积极健康的人际交往能力，增强社会交往技巧。护理人员不应鼓励患者时时处处需要大家的关照与协助心理，应尽可能地通过教育学习、行为矫正训练的方式，纠正歪曲的认知，树立起新的应对技巧，提高解决问题的能力，为患者今后重新走向社会、独立处理各种事情打下良好的基础。

5. 确保患者按时服药，密切观察药物的不良反应　护理人员向患者解释用药的目的、作用和不良反应等，以提高患者服药的依从性，减轻药物不良反应给患者心理上带来的压力和恐惧，使患者积极主动配合治疗。护士在发药过程中要严格执行查对制度，确保患者药物全部服下，严防藏药。发现药物不良反应，报告医生给予处理，最大限度地减轻药物不良反应给患者所造成的负性影响。

6. 预防及健康指导　抑郁症的复发率很高，且复发次数越多，疾病所造成的精神损害也越严重，给患者、家庭、社会造成的负担也越大。抑郁症患者在疾病转归后非常渴望获得疾病的相关知识，患者的家属同样想知道应如何照顾、帮助患者稳定病情。因此抑郁症患者的护理中，预防疾病的复发是很重要的。具体措施包括：

(1)讲解抑郁症相关的疾病知识：从疾病的发生、发展、药物治疗、预后等多层面进行宣教。

(2)讲解长期服用维持量药物治疗的重要性、药物的不良反应以及处理不良反应的方法。

(3)按时门诊复查，在医生的监护、指导下服药，不可擅自加药、减药或停药。

(4)讲解疾病复发可能出现的先兆表现，尽早识别复发症状，及时就诊。

(5)鼓励患者积极主动参加家庭和社交活动，锻炼自理和社会适应能力，避免精神刺激。

(6)培养患者积极向上的生活态度，保持和谐的家庭关系和良好的家庭气氛，多与家人沟通，正确对待自己的疾病，要有乐观主义精神，恰当处理现实环境中的各种应激源，要树立战胜疾病的信心。

【护理评价】

护理评价的实施应贯穿于整个护理过程的始终，从评估资料做出护理诊断、制订护理目标，到护理措施的实施都必须与评价紧密地结合起来，护理评价是护理程序的最后一个步骤，但并不意味着要到最后才能做出评价。为此，对心境障碍患者的评价工作中，护士应着重从以下几个方面进行：

(1)患者的异常情绪反应是否按预期目标得到改善，有无超出限定的范围和时限的异常表现。

(2)在护理措施执行过程中，患者是否发生过异常情绪状态下的冲动、伤人、自伤、自杀等意外行为。

(3)患者在精神活动处于异常的状况下，其基本的生理功能，如饮食、睡眠、卫生、排泄等方面保持的如何。

(4)患者在护理措施的干预下，沟通交流能力是否得到良好的改善，对新的应对技巧接受能力如何。

(5)家属是否可以正确地认识疾病，是否掌握了疾病的基本知识及处理疾病的

笔记栏

方法。

(6)患者是否能够正确地认识和面对今后的工作、学习和生活。

(7)患者的社交能力、社会适应能力是否得到恢复。

(8)患者是否配合治疗和护理,积极参加文娱活动。

小　结

1. 躁狂发作的典型临床表现是情感高涨、思维奔逸和意志行为增强的"三高"症状,可伴有夸大观念或妄想、冲动行为等。

2. 抑郁发作是以明显而持久的心境低落为主,并伴有相应的思维和行为的改变,病情严重者可有精神病性症状。其中情绪低落、思维迟缓、意志活动减退是抑郁发作的"三低症状"。

3. 心境障碍的治疗主要包括药物治疗、心理治疗和物理治疗(包括无抽搐性电休克治疗)。

4. 心境障碍的患者可能会发生冲动、伤人、毁物、自伤、自杀等意外事件,因此必须重点掌握相应的护理要点。

同步练习题

1. 躁狂发作的典型临床表现是(　　)

A. 情感高涨　　B. 夸大妄想

C. 思维奔逸　　D. 意志行为增强

E. 情感欣快

2. 抑郁发作的主要精神症状群是(　　)

A. 情绪低落、思维迟缓、意志活动减退　　B. 情感淡漠、思维贫乏、活动减少

C. 情绪低落、思维中断、意志减少　　D. 思想悲观、自责自罪、生活懒散

E. 情感迟钝、被害妄想、意志缺乏

3. 抑郁发作睡眠障碍的主要特点(　　)

A. 入睡困难　　B. 易惊醒

C. 多梦　　D. 睡眠减少

E. 早醒

4. 下列药物可用于治疗躁狂发作的是(　　)

A. 锂盐　　B. 舒必利

C. 氯氮平　　D. 丙戊酸钠

E. 丙咪嗪

5. 男性,35 岁,每年有情绪低落 1 ~2 个月。情绪低落严重时有厌世及自杀行为,近来又出现明显的情绪低落,对该患者主要防止(　　)

A. 攻击行为　　B. 毁物

C. 伤人　　D. 自杀

E. 走失

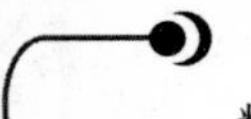
笔记栏
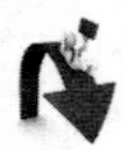

6. 关于心境障碍的血缘关系与发病率的关系，下面说法正确的是(　　)

A. 血缘关系与发病率高低无关系　　B. 血缘关系越远，发病率越高

C. 血缘关系越近，发病率越高　　D. 血缘关系越近，发病率越低

E. 以上都不是

7. 患者，男性，32 岁，未婚。近半月来自觉聪明过人，能力非凡，精力旺盛，逢人打招呼，整天喜气洋洋。每天早起出门，很晚回家。乱买东西送人，喜欢唱歌、跳舞，喜欢结交朋友，尤其喜欢接近异性。交谈时滔滔不绝，自觉思维加快，好管闲事，举止轻浮，不顾后果，情绪不稳，常为小事而勃然大怒。该患者最可能的诊断为(　　)

A. 精神分裂症　　B. 躁狂发作

C. 抑郁发作　　D. 人格障碍

E. 反应性精神障碍

8. 女性，30 岁，3 个月来工作较累，近 3 周出现兴趣缺乏，易疲劳，言语少，动作迟缓，自觉脑子笨，没有以前聪明，早醒，食欲减退，腹胀，便秘，全身酸痛，有时感心慌气急，认为自己给家庭带来许多麻烦。你认为该患者最可能的诊断是(　　)

A. 焦虑症　　B. 神经衰弱

C. 疑病症　　D. 抑郁症

E. 心身疾病

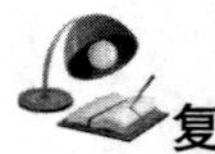

复习思考题

1. 躁狂症和抑郁症患者的主要临床特征是什么？

2. 躁狂症患者如何护理？

3. 抑郁症患者如何护理？

（河南科技大学　吴全峰）

第八章 器质性精神障碍患者的护理

器质性精神障碍(organic mental disorder)是指由于脑部疾病或躯体疾病引起的精神障碍。前者称为脑器质性精神障碍,包括脑变性疾病、脑血管病、颅内感染、脑外伤、颅内肿瘤、癫痫等所致精神障碍。后者是由脑部以外的躯体疾病引起的,如躯体感染、内脏器官疾病、内分泌疾病等。但是,脑器质性精神障碍与躯体疾病所致精神障碍往往不能截然分开。

伴随着人口老龄化快速发展以及先进医疗检查方法的不断进步,器质性精神障碍有增多的趋势,护理人员无论在精神专科医院,还是综合医院的急诊科、内外科病房、重症监护病房都可能遇到器质性精神障碍的患者,这不仅要求护理人员对器质性精神障碍有准确的认识,而且还要掌握护理要点。

第一节 器质性精神障碍的概述

器质性精神障碍的临床特征与原发疾病之间并不存在特异性的关系,也就是说,不同的病因可以引起相同的精神症状,相同的病因在不同的患者身上也可以引起不同的精神症状。尽管如此,那些复杂多变的精神症状仍有一些共同之处。比如,根据起病的急缓和病程的长短,可将其大致分为谵妄和痴呆。谵妄起病急,病程较短,临床表现以意识障碍、幻觉、妄想、兴奋为主,具有昼轻夜重的特点;痴呆起病较慢,病程较长,临床表现以智能减退、人格改变、记忆力减退为特征。一般来说,谵妄的病变是可逆的,而大部分痴呆的病变往往是不可逆的,并且呈进行性发展。除此之外,器质性精神障碍的出现和器质性病变的进展存在时间上的联系,而且它会随着原发疾病的缓解或改善而恢复。

器质性精神障碍患者的临床表现并不是单独地由器质性损害或脑功能障碍的结果所造成的。严重的、症状突出的器质性精神障碍综合征不仅取决于器质性损害或脑功能异常,而且也依赖于患者的病前人格、对疾病的反应与应对能力、家属的反应、社会支持以及患者周围的其他环境状况。器质性精神障碍在临床上主要表现为谵妄、痴呆、遗忘综合征,此外还有器质性幻觉症、器质性妄想障碍、器质性心境障碍等。下面只着重介绍谵妄、痴呆这两种最为常见的临床综合征。

简述器质性精神障碍的临床特征。

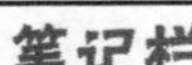
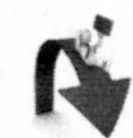

(一)谵妄

谵妄(delirium)因急性起病、病程短暂、病情发展迅速,被称为急性脑综合征,是一组表现为急性、一过性、广泛性的认知障碍,关键症状是意识障碍,其核心表现是意识清晰度下降,并在此基础上出现意识内容的障碍,可表现为注意、知觉、思维、记忆、精神运动性行为、情绪障碍和睡眠觉醒节律的紊乱。

1. 病因　引起谵妄的原因很多,常见的病因有感染、脑外伤、药物滥用,以及水和电解质平衡紊乱等。有关谵妄的发病机制迄今尚不十分清楚。目前有胆碱能假说认为血浆乙酰胆碱等神经递质合成减少与谵妄的发生密切相关。

谵妄在住院患者的发生率一般为10% ~30%,在老年病房、急诊室和重症监护病房中较常见,在全麻外科手术后发生率可高达50%。谵妄通常急性起病,症状变化大,通常持续数小时或数天,老年患者中持续数月者也并非罕见。典型的谵妄通常10 ~12 d可完全恢复,但有时可达30 d以上。

2. 临床表现

简述谵妄的临床表现。

(1)意识障碍:谵妄的核心症状是意识障碍,患者出现神志恍惚,注意力不能集中,以及对周围环境与事物的觉察清晰度降低等。意识障碍的严重程度在24 h之内有显著的波动,有昼轻夜重的特点(又称“日落效应”),患者白天交谈时可对答如流,晚上却出现意识混浊。由于患者注意力涣散,多出现时间和地点的定向障碍,严重者还可出现自我定向障碍。如谵妄患者感觉自己身处一个很熟悉的地方(例如家中的一个房间),却点头同意自己在病房内。

(2)知觉障碍:知觉障碍是谵妄最常见的症状,主要包括错觉和幻觉。多以恐怖性错觉和幻视为主。如将输液器看成蛇,看到干净的床单上有许多虫子在爬,看到屋里有猛兽等。因此,临床上对表现为幻视的患者要考虑器质性精神障碍的可能。

(3)思维障碍:主要表现为思维不连贯,言语凌乱,如“电视……光……不要……虫子……”临床上要注意与思维破裂相鉴别,思维不连贯主要是在意识障碍的基础上出现的。另外,谵妄患者会把自己体验的幻觉和错觉在他们的思维中形成凌乱的妄想,导致他们试图保护自己,如凭空看到家中有其他人,继而产生有小偷或配偶有外遇的妄想。谵妄的妄想不同于精神病的妄想,组织松散,1 d内不断转移新的焦点,而不是持久固定的。

(4)睡眠觉醒节律紊乱:可表现为睡眠减少、睡眠质量差或睡眠颠倒(白天嗜睡而晚上活跃)。

(5)心境异常:情绪异常非常突出,包括恐惧、焦虑、抑郁、愤怒、害怕、淡漠和欣快等。

(6)记忆障碍:以即刻记忆和近记忆障碍最为明显,特别是新近发生的事情难以识记。好转后患者对病中经过大多不能回忆。

3. 诊断　通常可根据典型的临床症状做出诊断:即急性起病,意识障碍,定向障碍,伴波动性认知功能损害等。智能检查可显示认知功能损伤。还可根据病史、体格检查及实验室检查来明确谵妄的病因,如躯体疾病、电解质紊乱、感染、酒精或其他物质依赖等。根据患者病情的需要,可进行相应的辅助检查。谵妄患者脑电图显示全面的脑电波活动缓慢,可与抑郁症或其他精神疾病相鉴别。

4. 治疗　谵妄的治疗主要包括病因治疗、支持治疗和对症治疗。病因治疗是指针

笔记栏

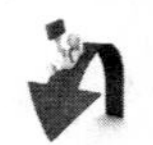

对原发脑部器质性疾病或躯体疾病的治疗。支持治疗一般包括维持水、电解质平衡，适当补充营养。在整个患者精神状态改变期间，建议适当的环境控制以给患者充分的支持。应给予患者强烈的白天或黑夜的线索提示。在白天，应保持自然光线充足或照明灯调亮，并营造一个活动的环境；在夜晚，灯光应暗淡，居室应安静柔和。家属及医务人员亦应加强对谵妄患者的看护，预防患者发生伤人及自伤行为。

对症治疗是指针对患者的精神症状给予精神药物治疗。为避免药物加深意识障碍，应尽量给予小剂量的短期治疗。抗精神病药如氟哌啶醇，因其嗜睡、低血压等不良反应较轻，可首先考虑。其他新型抗精神病药物如利培酮、奥氮平、喹硫平也可以考虑使用。除非谵妄是由于酒精或镇静催眠药物的戒断引起（震颤谵妄），否则最好不要使用苯二氮䓬类药物，因为这类药物会加重意识障碍，甚至是抑制呼吸，并加重认知损害。有肝脏疾病者和酒精依赖者应避免使用氯丙嗪，以免引起癫痫发作。

（二）痴呆

痴呆（dementia）是指较严重的、持续的认知障碍。临床上以缓慢出现的智能减退为主要特征，伴有不同程度的人格改变，但没有意识障碍。因起病缓慢，病程较长，故又称为慢性脑病综合征。流行病学调查发现 65 岁的老年人痴呆的发病率为 3% ~ 5%，随年龄的增大发病率而升高，到 80 岁，发病率增高至 20% 左右。

1. 病因　引起痴呆的病因很多（表 8-1），如能及时发现、及时治疗，部分痴呆患者预后较好，10% ~15% 的患者在针对病因的治疗后可以获得部分程度的改善，包括由内分泌障碍、神经梅毒以及部分颅内占位性病变等所致的痴呆。

表 8-1　引起痴呆的病因

病因	疾病
中枢神经系统变性疾病	阿尔茨海默病，额颞叶痴呆，Prion 病（克-雅病是其中主要类型），路易体痴呆，帕金森病，亨廷顿病
脑血管病变	血管性痴呆
占位性病变	肿瘤，慢性硬脑膜下血肿，慢性脑脓肿
感染和创伤	脑炎，脑膜脑炎，神经梅毒，艾滋病痴呆，脑外伤
代谢障碍和中毒	艾迪生病，库欣综合征，高胰岛素血症，甲状腺功能低下，垂体功能减退，甲状旁腺功能亢进，甲状旁腺功能减退，肝功能衰竭，肾功能衰竭，肺功能衰竭，维生素缺乏，酒精，重金属，一氧化碳，药物中毒，肝豆状核变性

2. 临床表现　痴呆发生多缓慢隐匿。记忆减退是常见症状。早期出现近记忆障碍，学习新事物的能力明显减退，严重者甚至找不到回家的路。随着病情的进一步发展，远记忆也受损，思维缓慢、贫乏，抽象思维丧失，对一般事物的理解力和判断力越来越差，注意力日渐受损，可出现计算困难或者不能，时间、地点和人物定向障碍。

除上述认知功能障碍外，患者还常伴有语言障碍。患者在疾病的初期，语言表达仍属正常，随病情的发展，可逐渐表现为用词困难，出现命名不能；甚至语言重复、刻板、不连贯或发出无意义的声音，重度痴呆患者表现缄默。

简述痴呆的临床表现。

患者可出现人格改变，通常表现兴趣减少、主动性差、情感淡漠、社会性退缩，但亦

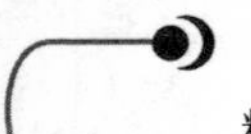

笔记栏
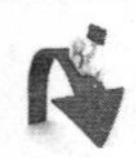

可表现为脱抑制行为，如冲动、幼稚行为等。情绪症状包括焦虑、易激惹、抑郁和情绪不稳等，并可有“灾难反应”，即当患者对问题不能做出响应或对工作不能完成时，可能出现突然放声大哭或愤怒的反应。有些患者会出现坐立不安、漫游、尖叫和不恰当的，甚至是攻击性行为，也可出现妄想和幻觉。

患者的社会功能受损，早期对自己熟悉的工作不能完成；晚期生活不能自理，运动功能逐渐丧失，甚至穿衣、洗澡、进食以及大小便均需他人协助。

3. 诊断　首先要熟悉病史，包括何时开始发病，是否伴有头痛、步态不稳或大小便失禁，是否有家族史，是否有脑外伤、卒中或酒精及药物滥用等病史。了解患者是否有智能减退和社会功能下降表现。智能检查有助于确定有否意识障碍及全面或局部的认知功能不全。

简易精神状况检查（mini-mental state examination，MMSE）对认知功能损害的评定非常有效，它由美国 Folstein 等人于 1975 年编制，最初作为评价老年人认知功能的床边工具，后来应用于痴呆的筛查。该量表共 20 个条目，总分 30 分，包含时间与空间定向力、记忆力、注意力和计算力、语言、观念运动性运用、回忆、图形复制七个方面。在有文化的人群，25～30 分为正常人，21～24 分为轻度痴呆，14～20 分为中度痴呆，13 分以下为重度痴呆。检查时要求被评定者的意识是清晰的（表 8-2）。

表 8-2　简易精神状况检查（MMSE）

序号	项目	分数	最高分
1	请告诉我今天的日子。1（年份）；2（季节）；3（月份）；4（几号）；5（星期几）		5
2	请告诉我们所处的地方。1（中国）；2（上海）；3（医院）；4（地方名字）；5（地方位置）		5
3	我会讲 3 样东西的名字，讲完后，请你重复讲 1 次。（5 min 后我会重复问 1 次）		3
4	请你用 100 减 7，然后再减 7，如此一直算下去，直到我叫你停为止。（减 5 次后便停）		6
5	我前面叫你记住 3 样东西的名字是什么啊？		3
6	这是什么东西？（铅笔）（手表）2 请你跟我讲句话。（44 只石狮子）1 台子上有一张纸，用你的右手拿起纸。1 用两只手一起将纸对折，然后将纸放在台子上面。2 请读出这张纸上面的字，然后照着做。（举起一只手）1 请你讲任何一句完整的句子给我听。例如我是一个人、今天的天气很好。1 这里有幅图，请你照着画一遍。1 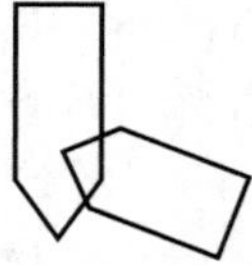		9

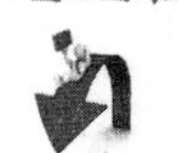

体格检查非常重要。患者往往有神经系统定位体征。实验室检查有助于明确诊断。对怀疑痴呆的患者，需检查血常规、血清钙、血清磷、血糖、肝肾功能、甲状腺功能、血维生素 B_{12} 和叶酸，以及梅毒、艾滋病的血清学筛查，也可按临床需要做神经系统影像检查，以明确病因。

4. 治疗　首先，应及早治疗可治疗的病因；其次，需评估患者认知功能和社会功能损害的程度，以及精神症状、行为问题和患者的家庭与社区资源等。

治疗的原则是提高患者的生活质量，减轻患者给家庭带来的负担。重要环节是维持患者躯体健康，提供安全、舒适的生活环境，以及药物对症治疗。包括提供充足的营养、适当运动、改善听力和视力问题及躯体疾病的治疗等。

目前尚缺乏治疗认知功能障碍的特效疗药，虽然部分益智药短期内能改善患者接受新事物的能力，延缓痴呆的进一步加重，但其长期疗效仍待观察。抗精神病药物可用于对抗精神病性症状、激越行为或攻击行为。由于老年人对抗精神病药物不良反应更为敏感，故应从低剂量开始，缓慢加量；症状改善后需逐渐减量或停止用药。与安慰剂相比，抗精神病药物会增加痴呆伴精神行为障碍的风险，故应慎重使用。抗抑郁药可用于痴呆伴发抑郁的患者，可明显改善痴呆综合征。镇静催眠药虽可控制痴呆者的行为问题，但因可引起意识混浊、跌倒和药物依赖等，使用应特别谨慎。

第二节　常见脑器质性精神障碍患者的护理

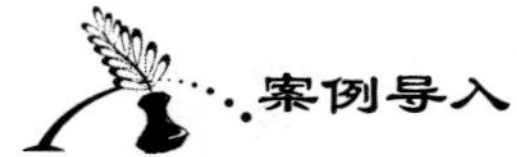

夏女士，75 岁，10 年前无明显诱因渐出现记忆减退，做事丢东忘西，能从事一般家务，总觉得家里的东西丢了，称“别人给她户口换了，弄没了”，并因此多次跑到派出所、法院报案，当时未治疗。此后与他人交往越来越少，近 2 个月病情加重，自语，行为异常。经常称“家里粮食丢了”，推着小车到别人家要粮食，听见东边邻居说话，听到他们说要偷她东西，因此将家中门锁上，再用绳子捆上门把手。有时睡到半夜突然起床称“有人要偷她的东西”，跑到大门口看谁偷她东西。经常称“亲戚要来”，自己做饭，到河边或者村头等人，有时半夜起床后到村头大路上等儿子，一直等到早上 9 点未见到儿子自行归家。有时反复说“儿子有病，要带儿子去看病”。家人照顾困难，为求治疗，来诊。

针对患者病情，请您思考：①该患者最可能的诊断是什么？②该患者的护理问题有哪些？③该患者的护理措施是什么？

一、常见脑器质性精神障碍

脑器质性精神障碍是脑部有明确的组织形态或病理生理改变导致的精神障碍。

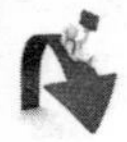

导致脑器质性精神障碍的常见疾病包括：脑变性疾病、脑血管疾病、颅内感染、颅内肿瘤、脑外伤、癫痫等。本节重点介绍阿尔茨海默病及血管性痴呆。

（一）阿尔茨海默病

脑变性病所致精神障碍包括阿尔茨海默病、帕金森病、尼曼－匹克氏病、亨廷顿病、肝豆状核变性病等，尼曼－匹克氏病、亨廷顿病和肝豆状核变性病等临床较少见到，现仅介绍阿尔茨海默病的临床特征。

阿尔茨海默病（Alzheimer's disease，AD）是一种中枢神经系统原发性退行性变性疾病。多起病于老年期，潜隐起病，病程缓慢且不可逆，临床上以智能损害为主。病理改变主要为皮质弥漫性萎缩、脑回变窄、脑沟增宽、脑室扩大、神经元大量减少，并可见老年斑（senile plaques，SP），神经元纤维缠结等病变。脑组织中的乙酰胆碱（acetylcholine，ACh）含量显著减少，胆碱乙酰转移酶（choline acetyltransferase，ChAT）的活性显著降低。

1. 流行病学特点　AD 是最常见的痴呆类型，占痴呆总数的 60% ~70%。痴呆尸解研究表明，50% ~70% 为 AD 的发病率与年龄呈正相关，女性多于男性。20 世纪 80 年代以来世界各国有关 AD 患病率的流行病学调查数据比较接近，65 岁以上的老年人中痴呆的患病率约为 5%。患病率随着年龄增加而增加，80 岁以上的患病率可达 20% 以上。在美国，AD 已成为痴呆的首要原因，300 万 ~500 万的美国人罹患 AD，同时这些人每年要花费 1 000 亿美元（Keltner 等人，1998 年；Ernst & Hay，1994 年）。在国内，随着老龄化进程的日益加速，AD 带来的严重经济和社会负担日益显现，因而越来越受到政府与民众的重视。调查数据显示，北京 1997 年 60 岁以上老年人的 AD 时点患病率为 5%，占不同类型痴呆患病率的第一位。

2. 病因与发病机制

（1）病因：AD 的发病危险因素包括年老、女性、痴呆家族史、唐氏综合征家族史、脑外伤史、抑郁症史、低教育水平等。此外，从婚姻状况来看，丧偶者患病率明显高于有配偶者；离婚和未婚组的患病率似在上述两者之间。从家庭结构分析，有配偶并且同子女一起居住者，患病率较低。从经济水平看，经济水平低者患病率高。由此可见，不良的社会心理因素可能是 AD 的发病诱因。

（2）发病机制

AD 的神经病理：脑重量常减轻，可有脑萎缩、脑回变窄、脑沟增宽和脑室扩大；SP 大量出现于大脑皮质和 NFT 大量出现于神经元，是诊断 AD 的两个主要依据。而海马是最先受累的脑区，枕叶受累较晚，而小脑受累最轻。

AD 的神经化学：AD 患者脑部 ACh 明显减少，合成 ACh 的 ChAT 活性降低，特别是海马和新皮质部位。

AD 的分子遗传学：AD 发病与遗传因素有关。有痴呆家族史者，其患病率为普通人群的 3 倍。

简述 AD 的临床表现。

3. 临床表现　AD 通常起病隐匿，进行性加重，无缓解，由发病至死亡平均病程 8 ~10 年，但也有些患者病程可持续 15 年或以上。AD 的临床症状分为两方面，即认知功能减退症状及伴随的社会功能减退和非认知性精神症状。临床表现为持续进行性的记忆、智能障碍，人格改变及心境障碍，常伴有高级皮层功能受损，如失语、失认或失用和非认知性精神症状。根据疾病的发展和认知功能缺损的严重程度，可分为轻

笔记栏

度、中度和重度。

（1）轻度：学习新知识能力明显下降，近期记忆的损害最为明显，远期记忆受损不明显。早期往往不容易发现，经常是经历过重大的躯体疾病或严重的精神创伤后症状才明显。患者对近记忆力下降讳莫如深，不肯承认。人格改变也往往出现在疾病的早期。最初的人格改变是患者变得主动性不足，活动减少，孤独，自私，对周围环境兴趣减少，对人缺乏热情。此后兴趣范围愈加狭窄，对人冷淡，甚至对亲人漠不关心，懒散，退缩，情绪变化大，易激惹。抑郁情绪是AD患者较为常见的心境障碍，通常发生在AD病程的早期。

（2）中度：记忆障碍日益严重，远期和近期记忆力均受损。患者不能独自生活，表现为用过的物品随手即忘，日常用品丢三落四，甚至遗失贵重物品，刚发生的事情也遗忘。忘记自己的家庭住址及亲友的姓名，但尚能记住自己的名字。不能回忆自己的工作经历，甚至不知道自己的出生年月及结婚日期等。有时因记忆减退而出现错构和虚构。除有时间定向障碍外，地点定向也出现障碍，容易迷路走失，甚至不能分辨地点，如学校或医院。言语功能障碍明显，讲话无序，内容空洞，不能列出同类物品的名称。出现感觉性失语，不能交谈，可有重复言语、模仿言语、刻板言语。对检查者给出的指令无法理解和执行，出现观念运动性失用。中晚期的患者在进食时，不会使用筷子；在洗漱时，不会使用牙刷等。继之，出现命名不能，在命名测验中对少见物品的命名能力丧失，随后对常见物品的命名亦困难。失认以面容认识不能最常见，不认识自己的亲人和朋友，甚至不认识镜子中自己的影像。失用主要表现为难以完成有目的的复杂活动，如刷牙、穿衣等。患者已不能工作，难以完成家务劳动，甚至洗漱、穿衣等基本的生活料理也需家人督促或帮助。

患者的精神和行为障碍也比较突出，情绪波动不稳。在此基础是可能会出现妄想，最常见的妄想是被窃妄想，其次是嫉妒妄想。如因找不到自己放置的物品，而怀疑被他人偷窃，或因强烈的嫉妒心而怀疑配偶不贞。也可以出现幻觉，以视幻觉较多见。伴有睡眠障碍，部分患者白天思睡、夜间不宁。行为紊乱，常拾捡破烂、乱拿他人之物，亦可表现本能活动亢进，当众裸体，有时出现攻击行为。

（3）重度：记忆力、思考及其他认知功能皆严重受损。忘记自己的姓名和年龄，不认识亲人。语言表达能力进一步退化，患者只有自发言语，内容单调或反复发出不可理解的声音，最终丧失语言功能。患者活动逐渐减少，并逐渐丧失行走能力，甚至不能站立，最终只能终日卧床，大、小便失禁。晚期患者可出现原始反射如强握、吸吮反射等。最明显的神经系统体征是肌张力增高，肢体屈曲。

病程呈进行性，一般经历8～10年左右，罕见自发缓解或自愈，最后发展为严重痴呆，常因褥疮、骨折、肺炎、营养不良等继发躯体疾病或衰竭而死亡。

4.治疗原则　由于AD病因不明，目前尚无特效疗法。其主要治疗原则为：治疗行为方面的症状，改善AD认知功能，减慢疾病的进展速度，延缓疾病的发生。

（1）改善认知功能的药物治疗：石杉碱甲（哈伯因）能改善良性记忆障碍（记忆减退），对AD有一定疗效；多奈哌齐（安理申）用于治疗各期AD；美金刚被推荐用于治疗中、重度AD。

（2）对症治疗：目的在于控制伴发的精神行为症状。可针对性的给予抗焦虑药物、抗抑郁药物或抗精神病药物治疗。

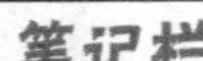

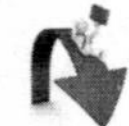

(二)血管性痴呆

血管性痴呆(vascular dementia,VD)是指由于脑血管病引起,以痴呆为主要临床相的疾病。VD 作为脑血管病的结局,急性或亚急性起病,病程的进展具有明显的阶梯性、波动性,有时可以在较长的时期内处于稳定阶段,有的患者可因脑血流供应的改善而出现记忆改善或好转。

1. 流行病学特点　VD 是老年期痴呆的第二个常见痴呆类型,VD 在 65 岁以上人群中的患病率为 12% ~42%,在 70 岁以上的人群中的发病率为 0.6% ~12%。我国北方的 3 个流行病学报告中,VD 在老年期痴呆中为 55.2% ~68.1%,而在上海的两项报道中为 20.1% ~27.1%。VD 的发病率与年龄有关,男性多于女性,患病率也随年龄的增长而增加。VD 的自然病程 5 年左右,其预期寿命较普通人群甚至 AD 患者短。

2. 病因与发病机制　导致 VD 的危险因素尚不清楚,但通常认为与卒中的危险因素类似,如高血压、冠状动脉疾病、房颤、糖尿病、高脂血症、吸烟、高龄、既往卒中史等。目前多数学者认为,VD 的病因是脑血管病变(包括出血性和缺血性)引起的脑组织血液供应障碍,导致脑功能衰退。除了脑血流量降低的程度与痴呆的严重程度呈正比外,脑血管病变的部位与痴呆的发生也有重要的关系。

3. 临床表现　VD 较多出现夜间精神错乱,人格改变较少见,早期自知力存在,可伴发抑郁、情绪不稳和情感失控等症状。

(1)早期症状:以脑衰弱综合征为主,即情绪不稳定、头晕、头疼、易疲劳、注意力不集中、工作效率低、失眠或多眠,也有近记忆力的下降,因而引起患者的继发性焦虑。

(2)局限性神经系统症状及体征:依据不同部位的脑出血或脑梗死而产生不同的症状,其中较为突出的有:假性球麻痹、构音障碍、吞咽困难、中枢性面肌麻痹、不同程度的偏瘫、失语、失用或失认、癫痫大发作及尿失禁等。

(3)局限性痴呆:以记忆下降表现为主,但是患者知道自己记忆力下降、易忘事。有的患者为此而产生焦虑或抑郁情绪;有的患者则出现病理性赘述,表现为说话啰唆、无主次、无次序。患者日常生活能力、理解力、判断力以及待人接物的能力均能在较长时期内保持良好状态,人格也保持较为完好。

另外,由于 VD 的原发疾病是脑血管病,所以可以出现脑血管病变(包括出血性和缺血性)的不同神经系统定位体征。

简述 AD 与 VD 的区别。

从诊断起,平均病程 6 ~8 年,许多研究表明 VD 患者的存活时间短于 AD 患者,而且最终往往死于心血管疾病或卒中发作。

4. 治疗原则　除了预防和治疗原发脑血管病外,VD 的治疗原则为:改善血流、预防再发脑梗死、促进大脑代谢,以阻止疾病进展,改善和缓解症状。

首先要控制血压和其他危险因素如高脂血症、糖尿病、吸烟、酗酒和肥胖等,注意其他危险因素如房颤和颈动脉狭窄等,华法林可减少卒中伴房颤的危险性。目前还没有特效药治疗 VD 药物,血管舒张剂(如双氢麦角碱)、长春西汀、脑代谢药、银杏叶制剂,神经保护剂、钙通道阻滞剂等,在临床上的疗效都不甚肯定。此外,对伴发精神症状和行为障碍者应给予相应的治疗。

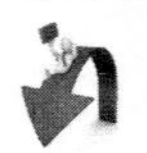

二、脑器质性精神障碍的护理

【护理评估】

1. 生理功能　脑器质性精神障碍的患者，既有原发疾病的症状体征，又有不同严重程度和不同类型的精神症状，因此要求护理人员要更加全面地去评估患者的情况。

(1)一般状况：包括生命体征、营养状况、进食情况、睡眠情况以及二便是否正常等。

(2)意识状况：评估意识清晰度、意识范围、意识内容、定向力及意识障碍发作时间、表现及有无规律等。

(3)原发疾病情况：包括原发疾病的主要症状表现、发展趋势、治疗情况、疗效以及预后等。

(4)神经系统症状：观察肌力、肌张力是否正常，有无震颤、偏瘫、病理性反射等。

(5)自理能力：包括患者进食、如厕、沐浴、活动等日常生活活动能力，多采用 Barthel 指数评估量表进行评估。

2. 精神症状　脑器质性精神障碍所表现的精神症状常因中枢神经系统受损的部位不同而有很大差别。

(1)感知觉障碍：评估患者有无感知觉过敏或减退，以及是否存在感知综合障碍。评估有无错觉及幻觉，尤其是错视或幻视等典型症状。

(2)注意障碍：评估患者有无注意狭窄、注意涣散、注意固定等。

(3)记忆障碍：评估即刻记忆、近记忆和远记忆的完好程度，注意将远近记忆的评估结合起来，一般来说近记忆较远记忆首先受损。

(4)智能障碍：评估患者的理解力、计算力、判断力，可以让患者进行一些数字计算、物品分类、故事复述等任务。

(5)思维障碍：通过患者言谈的速度和量、形式与逻辑以及言谈的内容评估患者是否存在思维障碍。患者通常会表现缺乏主动性思维、持续言语、妄想等。

(6)情感障碍：情感活动可以通过交谈和客观观察来评估。可以通过患者的表情、言语和姿势反映出来。患者通常会存在情感迟钝、情感控制能力丧失以及悲观抑郁、欣快等情感表现。

(7)意志行为障碍：观察患者是否受幻觉妄想的支配下出现行为异常或人格改变。

3. 心理社会功能　脑器质性精神障碍的出现除了与原发的器质性疾病密切相关，而且在很大程度上与患者的个性特征、应激事件的强度、社会上的压力、亲属的态度、生活压力等心理社会因素有关，因此评估者在评估过程中应注意心理社会因素的影响。

(1)个性特征：评估患者病前个性特征、兴趣爱好、生活、学习、工作能力如何等。

(2)应对方式：评估病前是否发生过严重的生活事件，患者对它的反应如何。

(3)社会功能：评估患者是否存在家庭或社会角色适应不良，人际交往能力如何。

(4)家庭支持系统：评估患者的家庭经济状况、居住环境、家庭成员之间的关系、家庭成员的照护能力以及家庭成员对疾病的了解程度等。

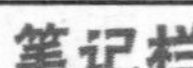
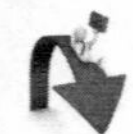

(5)社区情况：评估社区中同类疾病患者的统计与分布，社区康复设施的配置，社区人群对该疾病的看法与认识，社区防治机构的条件与分布等。

【护理诊断】

1. 急性/慢性意识障碍　与颅内感染、脑外伤、脑变性改变、颅内肿瘤等疾患有关。

2. 营养失调：低于机体需要量　与生活自理能力差有关；与情绪焦虑、抑郁、食欲差有关；与合并感染、机体消耗大有关。

3. 走失的危险　与意识障碍、痴呆、记忆力下降有关。

4. 睡眠形态紊乱　与脑部病变导致缺氧、焦虑、环境改变有关。

5. 卫生/穿着/进食/如厕自理缺陷　与意识障碍、痴呆、原发脑部疾患、精神症状有关。

6. 排便失禁、便秘、尿潴留　与意识障碍、痴呆、精神药物不良反应有关。

7. 有皮肤完整性受损的危险　与卧床时间长有关。

8. 有感染的危险　与体质虚弱、生活自理能力差有关。

9. 有暴力行为的危险：对自己或他人　与精神症状如幻觉、错觉、妄想有关；与意识障碍有关。

10. 有自伤、自杀的危险　与伴发抑郁状态有关；与对无效的治疗失去信心有关；与不堪忍受疾病的折磨有关。

11. 有受伤的危险　与脑部病变导致缺氧、意识障碍、精神症状导致行为紊乱有关。

12. 语言沟通障碍　与认知功能障碍有关。

13. 记忆受损　与急性或慢性脑功能障碍有关。

14. 社会交往障碍　与原发疾病和精神症状有关。

【护理目标】

(1)患者意识恢复正常，生命体征平稳。
(2)患者的营养状态得到改善。
(3)患者的基本生理需求得到满足。
(4)患者精神症状得到有效的护理。
(5)患者不出现并发症。
(6)患者的社会功能得到改善或维持。
(7)患者家属得到心理支持。

【护理措施】

1. 生理功能方面

(1)观察患者的生命体征变化：包括体温、脉搏、呼吸及血压情况。颅内感染的患者要密切关注体温变化，其他患者体温升高时，应注意是否有合并感染的可能。当患者出现血压升高，脉搏缓慢有力，呼吸慢而深的现象时应考虑是否有颅压急性增高的可能。注意观察瞳孔的变化，若两侧瞳孔不等大，对光反应迟钝，一侧瞳孔散大，或对侧肢体无力或瘫痪，可能是发生脑疝的前兆。若双侧瞳孔呈针尖样改变，对光反应迟

脑器质性精神障碍的护理要点有哪些？

笔记栏

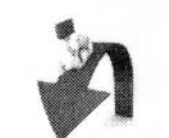

钝，应考虑抗精神病药物过量。护理人员应及时与医生沟通患者病情，保障患者的生命安全。

（2）注意观察意识的变化：意识障碍的程度用来反映原发颅脑疾病的严重程度，所以要重点检测。通常检查患者的时间、地点、人物及自我定向力以及对疼痛刺激和言语刺激的反应等。意识由清醒转为嗜睡、朦胧甚至昏迷，亦可能是发生脑疝的前兆。

（3）自理能力照顾：对意识障碍、病情较重、生活不能自理的患者，护理人员应保证患者的清洁、舒适，防止并发症的发生。痴呆患者多会因为合并褥疮或感染而使疾病加重。对尚保持部分自理能力的患者，则应该指导、帮助其料理生活，以延缓生活功能的减退。

（4）饮食护理：保证营养、水分和电解质的平衡。一般患者应给予高营养、易消化的软质食物。颅内感染伴有高热的患者要注意有足够的饮水量。生活自理能力差（如痴呆）的患者，护理人员应耐心地喂饭。颅压高伴有呕吐的患者，应暂缓进食，可通过静脉输液保证其入量。对出现意识障碍或吞咽功能障碍的患者不要强行喂食，防止因吞咽困难而发生吸入性肺炎或噎食，可采取鼻饲混合奶或静脉输液的办法补充营养，意识障碍恢复以后，改为由口进食。癫痫伴发精神障碍的患者应给低盐饮食，避免过饱，因为过度饮水和饱餐均可诱发癫痫的发作。

（5）睡眠护理：要为患者创造一个安静、舒适的睡眠环境，并帮助患者熟悉病房的环境和同室的病友，以消除陌生感和不安全感。护理人员还要帮助患者做好入睡前的准备，例如洗漱干净、热水泡脚、关闭亮灯、打开暗灯等。对伴有恐怖性错觉或幻觉的谵妄状态患者，护理人员应在一旁陪伴、安慰患者，打开亮灯，必要时给予镇静催眠剂。对表现为睡眠规律颠倒的患者，白天应尽量让患者多活动、少卧床。

2. 精神症状的针对性护理

（1）谵妄的护理：谵妄状态的患者，意识清晰度下降，伴有生动、鲜明、恐怖性的幻觉、错觉，还可能继发妄想，可表现情绪激动、恐惧，产生冲动或逃避的行为，如坠床、跳楼、暴力伤人等危险行为。为了防止发生意外，应有专人护理，加强防范，如病床要加床档、病室内的设施要简单、控制患者的活动范围。同时护士应该坚持陪伴，耐心地予以安慰，帮助其稳定情绪。必要时可以使用保护性约束技术暂时给予保护，按照医嘱给予镇静剂协助患者安静下来。针对妄想患者应该事先掌握患者病情，并将其与被怀疑的对象隔离开，避免发生不良后果。

（2）痴呆的护理：痴呆患者被要求做他不熟悉的事情就会变得激动不安，护理人员态度要真诚、清楚而完整地给予解释，如果患者拒绝参加活动，不宜坚持要求患者参加，以免患者焦虑不安或行为失控，最好是等一会，给患者充分的考虑时间。还要注意痴呆患者有感知觉方面的缺失，预防体位性低血压导致跌倒等意外伤害。痴呆的护理原则包括以下几点：①根据患者的自理能力提供不同程度的照护（完全照护，协助/部分照护）；②维持患者现有的日常生活能力；③帮助患者养成基本的生活习惯；④进行难度适宜的智力与功能训练；⑤鼓励患者，避免责备与争执。

（3）木僵状态的护理：颅内肿瘤、散发性脑炎的患者，在其发病过程中，会出现木僵状态，称为器质性木僵，其护理方法基本同精神分裂症紧张性木僵状态的护理。

（4）焦虑、抑郁状态的护理：有的患者可出现抑郁、焦虑等情绪，部分患者也会在病愈后产生消极情绪，并且可能导致自杀、自伤行为。对此，护理人员不可掉以轻心，

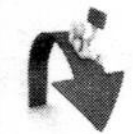

要密切注视患者的情绪变化,若发现患者情绪低落、语量减少或流露出悲观厌世的念头,则应提高警惕,陪伴患者,做好说服、疏导等心理护理工作,并请其亲属有效地进行配合。

(5)人格改变的护理:针对人格改变的患者,护理人员应掌握其凶狠、易猜疑、易激惹、好报复的性格特点,特别注意要提供良好的服务态度,不要与其争辩,避免激惹患者,同时同情和理解患者,照顾好患者的生活,并维护其尊严。

3. 对症护理　脑器质性精神障碍患者出现的如头痛、恶心呕吐、高热以及昏迷等躯体症状的护理同内科学护理相关内容。

4. 心理社会功能方面

(1)维护患者的自尊:患者受疾病与精神症状的影响,自理能力下降,护士要有高度的责任心和耐心对待患者,倾听患者的叙述,满足患者合理需求,鼓励患者自我照顾,保护患者的隐私。

(2)开展康复活动:针对患者的情况,开展相应的技能训练活动,如认知功能训练、社交技能训练等,鼓励患者参与康复活动,促进患者社会功能的恢复。

(3)家庭和社区护理:患者出院后大多回归家庭和社区,其家属因长期照顾患者需要承受身体和心理上的压力,可能会产生负性情绪,影响患者,所以护士要给予患者家属适当的协助和心理上的支持,以减轻家属的焦虑,并针对患者情况为家属制订心理指导计划。若患者可以自我照顾,则可以住在家里,利用家庭照顾机构提供服务。有条件的情况下,白天可以将患者送到社区日间康复机构,分担家属的护理任务。若患者不能自我照顾,可以住到老人之家或养老机构,由专业的医护人员负责照顾。

5. 健康教育

(1)向患者及其家属宣教本病与脑部器质性病变的关系,精神症状的严重程度根据原发疾病的性质及轻重程度不同。当原发疾病得到控制以后,精神症状可以减轻或者消失。但是部分患者的精神症状可能会持续很长时间,或转为慢性状态。为了使患者的精神症状尽快改善,应该积极地治疗原发疾病。

(2)告知患者家属疾病急性期的表现,精神症状主要以意识模糊、兴奋为主,可能导致自伤、伤人等冲动行为的发生,此时应尽快地带患者到医院接受治疗。在疾病的慢性期,患者主要以记忆力减退、智能减退和人格改变为主,此时应主要照顾好患者的日常生活,防止发生营养缺乏、感染、跌伤、骨折、褥疮等。

(3)家属应该了解药物治疗的相关知识,包括所服药物的名称、剂量、服药方法、常见的不良反应等。指导家属督促患者按照剂量服药,不可自行减药或停药,否则会使病情加重、复发或发生严重的不良反应。

(4)指导家属掌握观察病情变化的方法,如发现患者情绪激动、抑郁、焦虑,或出现幻觉、妄想等应及时到医院复查。

(5)指导家属帮助患者进一步恢复生活功能和社会功能,延缓痴呆进展的速度。

【护理评价】

(1)患者生命体征和意识是否稳定。

(2)患者的精神症状是否得到控制或者缓解。

(3)患者的基本生活需要是否得到满足。

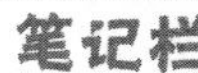
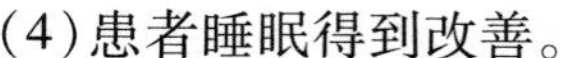

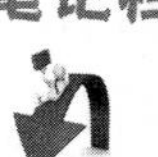

(4)患者睡眠得到改善。
(5)患者有无出现因精神症状导致自伤或伤人的不良后果。
(6)患者有无发生感染、褥疮、骨折等并发症。
(7)患者及其家属是否掌握疾病的观察和正确的护理方法。
(8)患者的社会功能是否得到改善和维持。

第三节 常见躯体疾病所致精神障碍患者的护理

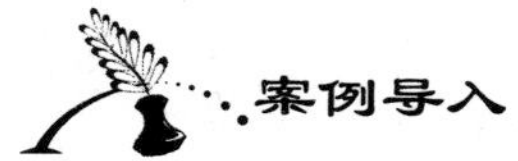

案例导入

患者,女性,29岁,教师。多疑、凭空闻人语、夜眠差4 d。4 d前出现精神异常,主要表现多疑,疑心有人要害自己,说有警察来保护自己,疑心丈夫与自己不一心;凭空听见有人说话,听见已故的公公与自己说话;认为已故公公、弟弟附在自己身上,并用已故公公、弟弟的口气说话,说话东拉西扯,行为怪异,在家反复照镜子,问其原因不答,情绪不稳,在家打骂家人,冲动摔东西,并用刀威胁丈夫,夜眠差,整夜未眠,为求诊治入院。既往3年前发现"甲亢",服用"甲巯咪唑"治疗,近4个月未服药。

护理体检:体温38.2℃,脉搏120次/min,呼吸22次/min,血压120/90 mmHg,眼球突出,多汗。

精神检查:接触交谈不合作,有时自言自语,分不清时间和地点,不认识家人和医生,无目的乱走。

实验室检查:血钾3.12 mmol/L;促甲状腺激素0.01 mIU/L,三碘甲腺原氨酸5.49 nmol/L,甲状腺素295.00 nmol/L,游离三碘甲腺原氨酸19.57 pmol/L,游离甲状腺素85.96 pmol/L。

心电图显示:窦性心动过速;ST-T改变。

针对患者病情,请您思考:①该患者的诊断是什么?②该患者最具特征性的精神症状是什么?③该患者的护理措施包括哪些?

一、常见躯体疾病所致精神障碍

躯体疾病所致精神障碍主要指由中枢神经系统以外的疾病,如躯体感染、重要的脏器疾病、内分泌疾病、代谢性疾病及结缔组织疾病等造成躯体血流动力学改变、水和电解质平衡紊乱、代谢障碍等情况,进而造成中枢神经系统功能紊乱所导致的精神障碍。它包括:躯体感染所致精神障碍、内脏器官疾病所致精神障碍、营养代谢疾病所致精神障碍、内分泌疾病所致精神障碍、染色体异常所致精神障碍、物理因素引起疾病所致精神障碍等情况。此外,饥饿、疲劳、外科手术所致精神障碍也归属于躯体疾病所致

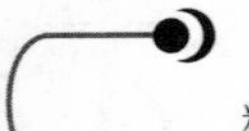

笔记栏

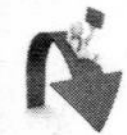

精神障碍的范围。躯体疾病所致精神障碍所表现出的精神症状均为非特异性的，相同疾病可出现不同精神症状，精神症状的严重程度随躯体疾病的严重程度而波动。对躯体疾病所致精神障碍的处理包括对躯体疾病的积极治疗、对精神症状的控制和对躯体症状和精神症状的护理。

1. 病因与发病机制　各种躯体疾病是该病的主要致病原因，在此基础上，性别、年龄、遗传因素、人格特征、营养状况、环境因素、应激状态、家庭和社会支持以及既往精神病史等也可以影响精神障碍的发生。其发病机制可能有：①躯体疾病引起机体代谢障碍，造成机体能量供应不足，从而导致中枢神经系统功能紊乱；②躯体疾病导致中枢神经系统缺氧，进而导致功能障碍；③各种外源性的有毒物质，如细菌、病毒、寄生虫以及许多化学物质等入侵体内后，其本身及中间代谢产物作用于中枢神经系统，造成功能紊乱；④水和电解质代谢紊乱、酸碱平衡失调等导致神经系统功能紊乱；⑤有害物质或某些药物直接引起中枢神经系统神经生化的变化，导致功能紊乱；⑥躯体对外源性有害因素发生应激反应，引起生理、生化、免疫、内分泌等变化，进而影响脑功能。

2. 临床特征　不同躯体疾病所致精神障碍在临床表现上具有一些共同的特征：

（1）精神症状的发生、发展、严重程度及其转归等情况与所患躯体疾病的病程变化相一致。即随躯体疾病的发生而出现、随躯体疾病加重而明显、随躯体疾病的缓解或治愈而消失。

（2）精神病性症状通常出现在躯体疾病的高峰期。

简述躯体疾病所致精神障碍的临床特征。

（3）精神症状多数情况下呈现昼轻夜重的情况，即患者在白天可能意识清楚、精神症状不明显，而一到夜晚，患者的意识清晰度下降，精神症状逐渐明显。

（4）有相应的躯体疾病的症状、体征及实验室检查的阳性发现。

（5）疾病的预后与原发疾病的治疗密切相关。

3. 诊断与治疗　躯体疾病所致精神障碍的诊断主要涉及对原发疾病的诊断、对精神障碍的诊断以及对躯体疾病和精神障碍之间的关系做出判断。其治疗原则主要包括病因治疗、支持治疗和控制精神症状。

4. 病程与预后　躯体疾病所致精神障碍的病程与预后主要取决于原发躯体疾病的处理是否积极和恰当。如果原发躯体疾病治疗及时和处理恰当，一般预后较好，时间不会太长，也不会留下后遗症状。但是，原发躯体疾病处理不及时，可能使精神症状迁延，转为慢性脑病，出现智能减退、记忆缺陷和人格的改变。

躯体疾病所致精神障碍的临床表现可以涉及感知、思维、情感、行为、人格等多方面精神活动的障碍。

（一）主要临床表现

（1）急性脑病综合征（如谵妄）：急性躯体疾病常引起，其特点是起病急、以意识障碍为主要表现。

（2）慢性脑病综合征：慢性躯体疾病引起或急性脑病综合征迁延而来，其特点是缓慢发病、病程迁延和不伴意识障碍，主要表现为智能障碍、人格改变、遗忘综合征。

（3）脑衰弱症状群：一般在躯体疾病的初期、恢复期或慢性躯体疾病过程中可出现，主要表现为疲乏无力、注意力不能集中、反应迟钝、情绪不稳定、情感脆弱，常伴有头晕、头痛、心慌心悸、出汗、食欲减退等躯体不适感。

（4）从疾病的急性期到慢性期过渡时间内，可有抑郁、躁狂、幻觉、妄想、兴奋、木

笔记栏
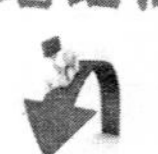

僵等精神症状，并在躯体疾病的整个病程中，具有多变和错综复杂的特点。

（二）常见躯体疾病所致精神障碍的临床表现

1. 躯体感染所致精神障碍　指由细菌、病毒、真菌、螺旋体、寄生虫等作为病原体造成中枢神经系统以外的全身感染所致的精神障碍。

（1）流行性感冒所致的精神障碍：一般在早期可有脑衰弱综合征症状，在高热时可以出现意识障碍或谵妄状态，在恢复期可以出现抑郁症状，部分患者可出现幻觉和妄想。

（2）肺炎所致精神障碍：在高热时可出现谵妄状态，可出现焦虑、烦躁、嗜睡、短暂的定向障碍等。

（3）伤寒所致精神障碍：精神症状一般出现在伤寒的极期，并可持续到恢复期，主要表现为意识障碍（谵妄）、情感障碍（淡漠）、片段的牵连观念或妄想、反应迟钝。有的患者以精神症状为首发症状，此后才出现各种躯体症状。

（4）病毒性肝炎所致精神障碍：患者在疾病过程中可出现脑衰弱综合征，表现为情绪不稳定、精神和躯体易疲劳、失眠等；在病情严重情况下，可出现意识障碍、谵妄，甚至昏迷；情感障碍，表现为焦虑、抑郁、自我评价低、有自杀观念等，有的表现出易激惹。

2. 内脏器官疾病所致精神障碍　指由重要内脏器官（心、肺、肝、肾等）严重疾病造成大脑功能紊乱所产生的精神障碍。精神障碍的严重程度随原发疾病的变化而波动。

（1）肺性脑病：是由慢性肺部疾病引起的重度肺功能不全或呼吸衰竭时的一种精神、神经综合征，又称肺脑综合征。早期出现脑功能衰弱症状，随着疾病的发展出现意识障碍，伴有幻觉和错觉，还可以出现类同焦虑症、抑郁症或躁狂状态。

（2）心脏疾病所致精神障碍：在冠心病的急性期，患者可出现明显的焦虑、恐惧，如同时伴有脑梗死，可出现各种类型的意识障碍，而症状不明显的冠心病可以出现一些脑衰弱综合征的症状；风湿性心脏病可引起脑缺血发生不同程度的意识障碍，表现嗜睡、谵妄甚至昏迷，还可出现情绪低落、言语动作少、疲乏无力症状，部分患者可有幻觉妄想；二尖瓣脱垂所致精神障碍的患者主要表现为急性焦虑发作，症状呈发作性、每次持续时间为几分或数小时，还可出现脑衰弱综合征。

（3）肝脏疾病所致精神障碍：是由严重肝脏疾病引起的以代谢紊乱为基础的中枢神经系统综合征，又称为肝脑综合征，其临床表现分为四期。①前驱期：以情绪和行为障碍为主，患者出现易激惹、情绪低落或情感淡漠等情绪问题和出现意志减退、生活懒散等行为问题；②昏迷前期：主要表现为嗜睡、定向障碍、判断能力减退、记忆明显减退等，有的患者在此期出现兴奋、躁动、易激惹，扑翼样震颤是此期的主要特征；③昏睡期：患者意识清晰度明显下降，对言语刺激基本消失，对加强的物理刺激，如疼痛、声、光、冷、热等有部分反应，此期仍可出现扑翼样震颤；④昏迷期：意识清晰度严重障碍，对言语和非言语的刺激均完全无反应。临床上各期不是截然分开的，临床表现可重叠出现，也可随着意识障碍加深或变浅，症状时而加重或减轻。

3. 内分泌疾病所致精神障碍　包括腺垂体功能异常（如甲亢、甲减、库欣综合征、慢性肾上腺皮质功能减退），性腺功能异常（经前期综合征、妊娠期精神障碍，更年期精神障碍），糖尿病所致精神障碍等。

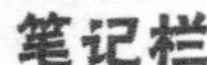

笔记栏

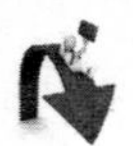

(1)腺垂体功能异常所致精神障碍:腺垂体功能的亢进或减退影响生长激素直接导致精神症状或通过中间环节如代谢导致精神症状或由于躯体外形改变作为精神因素等使患者出现精神症状。①个性的改变,懒散、缺乏动力,情绪不稳和易激惹,有的还出现冲动行为;②认知功能下降,反应慢、领悟困难,部分出现智能障碍;③敏感、多疑,少数出现抑郁综合征。

(2)甲状腺功能亢进所致精神障碍:患者可以出现情绪易激惹、活动增加、睡眠需要减少等躁狂综合征的表现,有的患者还可出现幻觉、妄想等精神病性症状。在甲状腺危象时,患者可出现意识障碍,表现为谵妄。

(3)甲状腺功能减退所致精神障碍:患者可出现情绪低落、思维迟缓、动作缓慢、记忆下降、注意力不能集中、食欲下降、兴趣下降或缺乏、嗜睡等抑郁综合征症状,严重时可出现木僵、幻觉、妄想,智能障碍,黏液性水肿性昏迷等。

(4)库欣综合征:由于肾上腺皮质功能亢进或减退所致精神障碍,其精神障碍发生率高,有1/2~3/4的患者可能出现精神症状,主要以抑郁综合征最常见,有的患者在抑郁综合征基础上还可出现思维障碍、关系妄想、被害妄想、疑病妄想等精神病症状。慢性肾上腺功能减退的患者多数出现记忆障碍,特别是近记忆;意志减退,懒散、缺乏动力;情绪不稳、易激惹或脆弱;人格改变,对自身或社会的责任感淡漠,对周围人态度改变,道德观或价值观改变等;睡眠障碍,如入睡困难、早醒、觉醒次数增多、缺乏睡眠感、睡眠过多等;在慢性肾上腺皮质功能减退症(又称“艾迪生病”)病危时,可出现各种类型的意识障碍。

(5)性激素异常所致精神障碍:主要指女性在月经、妊娠、分娩、绝经等情况下,由于性激素平衡失调所致的精神障碍,如在月经前期出现的情绪不稳、抑郁、焦虑、睡眠障碍及脑衰弱综合征等症状;妊娠期出现的焦虑、抑郁、睡眠障碍、脑衰弱综合征等;更年期出现抑郁、焦虑、偏执、脑衰弱综合征等。

(6)糖尿病所致精神障碍:在糖尿病患者中普遍存在抑郁情绪,部分患者的抑郁情绪构成了明显的影响,符合抑郁综合征的诊断。

4. 免疫性疾病所致精神障碍　系统性红斑狼疮是一种累及多系统、多器官损害的慢性系统性自身免疫疾病。患者精神症状颇为复杂,可出现急性脑病综合征、慢性脑病综合征、躁狂综合征、抑郁综合征、分裂样精神障碍、各种类型的焦虑等症状。

二、躯体疾病所致精神障碍的护理

【护理评估】

1. 生理功能　躯体疾病所致精神障碍的患者,既有原发疾病的症状体征,又有不同严重程度和不同类型的精神症状,因此要求护理人员要更加全面地去评估患者的情况。

(1)一般状况:包括生命体征、营养状况、进食情况、睡眠情况以及二便是否正常等。

(2)原发躯体疾病:包括躯体疾病的主要症状、发展趋势、治疗情况以及与精神症状的关系等。

(3)自理能力:包括患者进食、如厕、沐浴、活动等个人自我照顾能力。

笔记栏

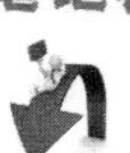

2. 精神症状

(1)评估患者的意识状态、定向力、注意力、理解力、记忆力、判断力和自知力。

(2)评估患者是否存在幻觉、妄想、异常行为等。

(3)评估患者既往是否有药物滥用史或精神病史。

3. 心理社会功能

(1)患者病前主要的生活经历、职业及受教育情况、生活方式。

(2)药物或酒精滥用的历史和精神疾病历史。

(3)病前性格特点,是否有明显的焦虑、抑郁、偏执等人格特点。

(4)是否存在应激或长期的心理矛盾或冲突。

(5)家庭关系,包括家庭成员对患者疾病的认识、态度,对患者的关怀支持程度等。

【护理诊断】

躯体疾病所致精神障碍患者应同时考虑原发躯体疾病和精神障碍相关的护理问题,主要的护理诊断有:

1. 营养失调:低于机体需要量　与生活自理能力差导致营养摄入不足有关。

2. 睡眠形态紊乱　与情绪不稳、环境改变、躯体不适等有关。

3. 有受伤的危险　与意识障碍、神经系统症状(肢体震颤、痉挛等)、精神症状有关。

4. 卫生/穿着/进食/如厕自理缺陷　与意识障碍、智能障碍、躯体疾病等导致患者活动受限或受精神症状影响行为紊乱等有关。

5. 感知觉紊乱　与躯体疾病导致的病理生理改变、注意力改变、思维障碍等有关,如注意力过于集中或分散,而对躯体的症状刺激反应夸大或减弱。

6. 焦虑　与对疾病缺乏恰当的认识和评价、环境改变等有关。

7. 恐惧　与对疾病缺乏恰当的认识评价、担心疾病的预后等有关。

8. 自我认同紊乱　与躯体疾病所致的外表或功能改变,与精神障碍对外表的不现实感以及与自我概念对自我尊重、角色表现和个人认同的影响有关。

9. 语言沟通障碍　与躯体疾病所致局部功能障碍或意识障碍,与患者处于焦虑、恐惧、抑郁等情绪等有关。

10. 健康维护能力低下　与躯体疾病所造成的感觉、知觉受损、沟通障碍、个人应对无效、缺乏相关知识等有关。

11. 缺乏娱乐活动　与患者躯体疾病导致疲乏、活动无耐力,不适、疼痛,抑郁、焦虑、恐惧、悲伤等负性情绪以及因治疗因素限制活动范围、约束、静脉输液、氧疗等有关。

【护理目标】

(1)患者能够摄入足够的营养,保证水、电解质的平衡。

(2)患者的睡眠状态改善,恢复正常的睡眠形态。

(3)患者没有受伤,并能够掌握预防受伤的知识和方法。

(4)患者生活自理能力逐步提高。

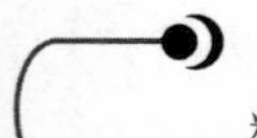
笔记栏
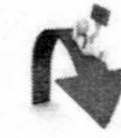

(5)精神症状得到有效的护理。

(6)患者避免出现并发症。

(7)患者维护健康的能力和信心得到提高,表现出能利用有利资源或表现为在护理人员指导下采取正确的行为,维持或增进健康。

(8)患者能对自己和疾病有恰当的认识和评价,有适应环境的改变,负性情绪能够得到释放和缓解,患者的社会功能得到改善或维持。

(9)患者家属得到心理支持。

【护理措施】

1. 生活护理　患者受躯体疾病和精神症状的影响,生活自理能力明显下降和缺失,应加强患者的生活照顾,包括:

(1)饮食护理:①结合原发性疾病的情况、为患者提供易消化、营养丰富的饮食,同时注意水分的摄入。对有吞咽困难、呛咳、不能进食的患者,应给予鼻饲流质饮食或静脉补充营养和能量。②为患者创造一个安静、舒适的进餐环境,特别是针对烦躁、兴奋的患者应单独进食,并有专人协助。对老年患者应提醒细嚼慢咽,预防噎食。

简述躯体疾病所致精神障碍的护理要点。

(2)睡眠护理:①评估患者睡眠障碍的原因、程度。②创造良好的睡眠环境,尽量避免环境噪音和治疗影响患者睡眠。③指导患者建立良好的睡眠规律和习惯,如避免白天卧床,增加适当娱乐活动,睡前避免谈兴奋刺激的话题,避免看刺激的电视,避免喝刺激的饮料、咖啡、浓茶等。④指导患者采用一些恰当的辅助睡眠的方法,如温水泡脚、全身放松等。⑤给予心理护理,包括解释、支持以减轻患者的紧张、焦虑,同时注意给予鼓励和积极的暗示。⑥密切观察患者睡眠情况,并做好护理记录。⑦必要时,按医嘱给予睡眠辅助药物帮助入睡。

(3)排泄护理:针对患者可能出现的便秘、尿潴留等问题,采取以下措施。①仔细观察患者排泄情况(次数、形态和量),并做好记录。②叮嘱患者多饮水、多活动,多进食粗纤维食物或水果,以保持大便通畅,必要时按医嘱给予缓泻剂或灌肠。对有尿潴留者按医嘱给予导尿。③对长期卧床患者,定时给予排便器,使患者适应床上排泄,对有认知障碍的患者应定时督促如厕,训练患者养成规律排便习惯。

(4)个人卫生:患者受躯体疾病和精神症状影响,个人卫生的自理能力下降或缺失,应定时督促或协助患者料理个人卫生,包括沐浴、更衣、理发、洗漱、修剪指甲、胡须等;做好患者的皮肤护理,保持床单位的整洁和干燥,防止褥疮及感染的发生。

2. 安全护理

(1)提供安全的治疗环境:病室环境应安静,光线、温度适宜,避免强光、噪声刺激,同时,注意病室尽量减少障碍物和危险物品。

(2)严密观察病情变化,做好安全巡视和危险物品检查,防止患者出现冲动、自杀、自伤行为。一般将患者安置于重症监护室,专人护理。对严重焦虑、抑郁的患者,特别是有自杀自伤企图或行为的患者,应重点关注,在护理人员的视线范围内,避免患者单独居住,严防自杀自伤。针对兴奋状态的患者,应耐心和态度温和,避免不良语言刺激患者,应鼓励患者用恰当方式表达自己的需要和想法,帮助患者控制自己的情绪。当患者出现严重冲动行为时应给予适当的保护性约束。对有意识障碍的患者应加床栏保护或约束,以防止患者跌倒坠床或在幻觉、妄想影响下出现暴力行为。

笔记栏

3. 心理护理

(1)与患者建立良好的护患关系,主动关心患者身心健康需要,并给予满足。

(2)给予患者心理支持,鼓励患者表达自己的感受和想法,给予发泄负性情绪和悲伤的机会,从而减轻患者的焦虑和抑郁。

(3)鼓励患者参加集体活动、转移对疾病的注意力,感受集体活动的快感和释放不愉快情绪。

(4)增加社会支持,积极宣教躯体疾病与精神症状的关系,缓解患者家属的心理压力,使其更好地接纳患者并帮助患者适应社会生活。

4. 健康教育

(1)多种形式和途径提供疾病信息,积极预防各种躯体疾病的发生,提高社会公众的认识和处理能力。

(2)给予心理健康教育,帮助患者认识自身人格中的不足,指导学习处理压力和解决问题的方法和克服不良行为的方法。

【护理评价】

(1)患者的基本生活需要是否得到满足。

(2)患者的精神症状是否得到控制或者缓解。

(3)患者的睡眠是否得到改善。

(4)患者有无发生自伤或伤人的不良后果。

(5)患者有无发生感染、褥疮、骨折等并发症。

(6)患者及其家属是否对疾病有恰当的认识和评价。

(7)患者的社会功能是否得到改善和维持。

小　结

1. 器质性精神障碍是指由于脑部疾病或躯体疾病引起的精神障碍。

2. 器质性精神障碍的临床特征与原发疾病之间并不存在特异性的关系,也就是说,不同的病因可以引起相同的精神症状,相同的病因在不同的患者身上也可以引起不同的精神症状。

3. 器质性精神障碍患者临床常见三大综合征是谵妄、痴呆综合征、遗忘综合征。关注常见脑器质性精神障碍如阿尔茨海默病、血管性痴呆及两者的区别。

4. 脑器质性精神障碍的治疗原则:积极治疗原发疾病,对症控制精神症状,支持疗法,维持水、电解质及酸碱平衡。

5. 常见的躯体疾病所致精神障碍包括躯体感染所致精神障碍、内脏器官疾病所致精神障碍、营养代谢疾病所致精神障碍、内分泌疾病所致精神障碍等。关注其共同临床特征及临床表现。

6. 掌握护理程序在器质性精神障碍患者护理中的应用,对患者及家属进行健康教育。

笔记栏

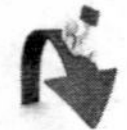

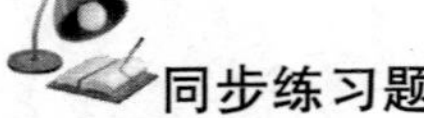

同步练习题

1. 脑器质性精神障碍是指(　　)

A. 脑部病理或病理生理学改变所致的一类精神障碍

B. 脑部感染所致的精神障碍

C. 继发于全身性疾病或障碍使脑部间接受到“侵害”或影响的精神障碍

D. 智力、记忆和人格的全面损害

E. 与脑部疾病同时存在的精神障碍

2. 某患者“见到”床上有虫爬(幻觉),要求护士清理,护士此时的正确做法是(　　)

A. 帮助患者清除床上的虫

B. 拒绝帮助患者清除床上的虫

C. 告诉患者目前处于病态,医护人员会帮他

D. 避开话题

E. 否认床上有虫

3. 谵妄最多见的幻觉是(　　)

A. 听幻觉

B. 味幻觉

C. 视幻觉

D. 本体幻觉

E. 触幻觉

4. 血管性痴呆与阿尔茨海默病的主要鉴别要点是(　　)

A. 发病年龄

B. 记忆障碍

C. 情绪不稳

D. 病程呈波动性

E. 幻觉、妄想

5. 关于躯体疾病所致精神障碍的共同临床特点,正确的是(　　)

A. 精神障碍的表现只取决于躯体疾病的种类

B. 精神障碍的病情与原发病情有平行关系

C. 急性期少有意识障碍

D. 病情有昼重夜轻的变化

E. 不同的躯体疾病其精神症状也不相同

6. 谵妄状态时可表现为(　　)

A. 意识障碍

B. 幻觉、错觉

C. 思维破裂

D. 遗忘

E. 精神运动性兴奋

7. 慢性脑病综合征包括(　　)

A. 遗忘综合征

B. 痴呆综合征

C. 人格改变

D. 谵妄综合征

E. 意识障碍综合征

8. 在对脑器质性精神障碍患者家属进行宣教时,下列哪些做法不正确(　　)

A. 器质性精神障碍在治疗时,“控制精神症状”比“治疗原发疾病”更为重要

B. 在脑器质性疾病的急性期,精神症状主要以记忆力减退、智能减退和人格改变为主,此时主要应照顾好患者的日常生活,防止发生营养缺乏、感染、跌伤、骨折、褥疮等

C. 患者出院后,如果精神症状出现波动,家属可适当地为患者增减药物

D. 如发现患者情绪激动、抑郁、焦虑,或出现幻觉、妄想等应及时到医院复查

E. 阿尔茨海默病患者出院后宜静养,减少社交活动,避免从事家务

9. 关于躯体疾病所致精神障碍的发病机制,下列哪些观点正确(　　)

A. 有害物质影响中枢神经系统功能

B. 躯体疾病引起机体代谢障碍,机体能量供应不足

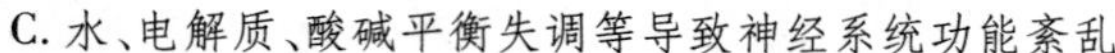

笔记栏

C. 水、电解质、酸碱平衡失调等导致神经系统功能紊乱
D. 创伤引起机体发生应激反应
E. 躯体疾病导致中枢神经系统缺氧

10. 躯体疾病所致精神障碍的治疗原则正确的是(　　)
A. 积极治疗原发躯体疾病　　B. 支持治疗
C. 对症治疗　　D. 心理治疗为主
E. 不需要使用抗精神病药物控制精神症状

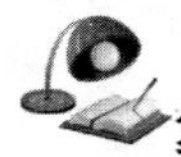

复习思考题

1. 器质性精神障碍的主要临床特征是什么？
2. 谵妄患者如何护理？
3. 痴呆患者如何护理？

(新乡医学院第二附属医院　王剑英)

第九章 精神活性物质所致精神障碍患者的护理

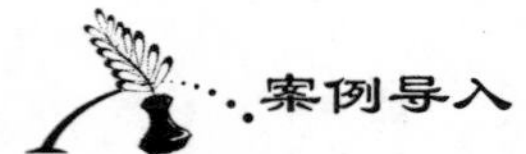
案例导入

李某，男性，45岁，厨师。以“长期大量饮用白酒20余年，乱语，行为乱3 d”为主诉入院。患者20多年前开始饮用白酒，起初每天中午吃饭时饮白酒3～5两(150～250 mL)，渐渐发展到晚饭时也要饮3～5两白酒，否则夜里就难以入睡。近四五年来开始出现早晨起床后先饮上2～3两(100～150 mL)白酒，否则就会出现双手震颤、心慌、出虚汗、烦躁、坐立不安、情绪不稳定、容易发脾气等症状。工作能力、社会交往能力和家庭生活能力明显不如以前。为了饮酒经常性说谎，与家人发生矛盾。3 d前患者出现精神萎靡、出汗、手抖、胡言乱语，诉说看到床上、墙上有虫子在爬，感到有蛇钻进了自己的裤裆，表现紧张、恐惧、大呼小叫、行为紊乱、乱抓乱挠，东躲西藏，对周围的人认识模糊。家人觉得他是疯了，即刻组织数人将其强行送入精神病医院，门诊以“多种物质和药物所致精神和行为障碍”收住入院。家族史：其父有饮酒嗜好。实验室检查：谷丙转氨酶186 U，谷草转氨酶98 U。体格检查：酒精样面容，体质较为瘦弱，双手明显震颤。

诊断：酒精所致精神障碍(戒断综合征)。

请结合案例思考：①该疾病的主要临床特征有哪些？②该患者主要的护理诊断是什么？如何对其进行护理？

人类使用精神活性物质的历史可以追溯到1万多年以前，那时人类是为了追求身体上的力量和精神上的愉悦，随着长时间的使用，人们逐渐发现这些物质不仅会产生依赖而且还会危害身体的健康，开始加以限制。但是，社会发展和科学进步使老的精神活性物质不断得到提纯，新的精神活性物质又层出不穷，为精神活性物质的滥用提供了更加广阔的空间。使用这些物质会导致精神活性物质相关精神障碍、精神活性物质中毒等。目前精神活性物质的滥用已经成为十分严重的社会问题，严重地影响人类的生存和健康，也给家庭、社会带来了巨大的危害。

1. 精神活性物质　亦称物质或成瘾物质、药物，指来自体外，能够影响人类情绪、

笔记栏

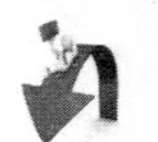

行为，改变人类意识状态，并可产生依赖作用的一类化学物质。社会学概念为毒品。使用这些物质主要能在心理、生理上获得某种特殊状态。使用后会逐渐形成依赖，产生耐受性，如果停用会出现戒断症状。

2. 滥用　是指一种不适当的使用精神活性物质的方式。ICD-10分类系统中将其称为有害使用，是一种适应不良方式，由于反复使用药物，导致了躯体或心理方面出现明显的不良后果，如不能完成重要的工作、学业，损害了躯体、心理健康，导致了法律上的问题等。滥用强调的是不良后果，滥用者无明显的耐受性增加或戒断症状，反之就是依赖状态。

3. 依赖　指一组由反复使用精神活性物质引起的行为、认知和生理症状群，包括强烈的对精神活性物质的渴求；尽管明知对自身有害，但仍难以控制，持续使用；耐受性增加、戒断症状和强制性觅药行为。所谓强制性觅药行为是指使用者将寻找药物作为自己一切活动的中心，高于任何其他活动如责任、义务、道德等。

依赖性有躯体依赖和精神依赖之分。①躯体依赖又称生理依赖，是指反复使用某些物质使中枢神经系统发生了某种生化或生理变化，以致需要这种物质持续存在于体内，以避免出现戒断综合征的症状。②精神依赖又称心理依赖，是指患者对所用物质的渴求，以期获得服用后的特殊快感。

4. 耐受性　是指长期重复使用某种药物后效果逐渐变得不明显，要想达到与用药之初同等的效果，就必须增加用量。

5. 戒断综合征　是指停止或减少使用精神活性物质的用量或使用该物质的拮抗剂所出现的特殊的心理和生理症状群。

【分类】

根据精神活性物质的药理特性，主要将之分为七大类：

(1)中枢神经系统抑制剂：能抑制中枢神经系统，如酒精、苯二氮䓬类、巴比妥类等。

(2)中枢神经系统兴奋剂：能兴奋中枢神经系统，如咖啡因、苯丙胺类药物、可卡因等。

(3)致幻剂：能改变意识状态或感知觉，如麦角酰二乙胺、仙人掌毒碱（麦司卡林）、苯环己哌啶、氯胺酮等。

(4)阿片类：具有镇静、镇痛、止咳、安眠、呼吸抑制、降温等中枢作用。包括天然、人工合成或半合成的阿片类物质，如吗啡、甲基吗啡（可待因）、二乙酰吗啡（海洛因）、哌替啶（杜冷丁）、鸦片、美沙酮、二氢埃托啡、丁丙诺啡等。

(5)挥发性有机溶剂：中枢作用与酒精和巴比妥类的中枢抑制剂类似。如丙酮、甲苯、稀料、汽油、嗅胶等。

(6)大麻。

(7)烟草。

【流行病学特点】

目前全球毒品使用人数不断增加，世界卫生组织统计数据显示，从2006—2013年，全世界使用非法药物的人数增加了3 800万，至2013年已达到2.46亿人。2013

笔记栏

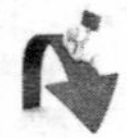

年世界范围内,约 2 700 万人患有精神活性物质使用相关障碍。我国记录在案的非法物质使用者也在逐年增加,《2014 年中国禁毒报告》中显示,截至 2013 年底,全国累计登记吸毒人员 247.5 万名,为 1999 年的 32 倍多。特别是青少年已成为我国毒品消费的主要群体,占整体吸毒人数的 87%。因此,需要社会各界对此现状予以充分重视和关注。

酒精是世界上应用最为广泛的成瘾物质,酒精中毒已成为严重的社会问题和医学问题,引起了全世界的普遍关注。世界卫生组织发布的《2014 年酒精与健康全球状况报告》显示,2012 年全世界因有害使用酒精造成了 330 万例死亡,占所有死亡人数的 5.9%。酒精消费不仅能够导致依赖,有害使用酒精还可增加人们罹患 200 多种疾病的危险。报告指出,世界上 15 岁以上(含 15 岁)的人群平均每人每年饮酒摄入纯酒精 6.2 L,但由于仅有不足一半(38.3%)的人口实际饮酒,这就意味着饮酒者平均每年摄入纯酒精高达 17 L。另外,报告还指出,欧洲地区 15 岁以上(含 15 岁)的人口仅占全球的 14.7%,但却消耗了全球酒精饮料消费总量的 25.7%。根据世界卫生组织绘制的《2010 年酒精饮料人均消费世界地图》,中国人均消费水平处于 5 ~ 7.4 L。随着我国经济的发展,酒生产量及人均消耗量均有明显增加,目前我国人口中饮酒者已超过 5 亿人。因酒精使用导致的公共卫生问题日趋严重,应引起充分的重视。

【病因与发病机制】

(一)生物学因素

1. 犒赏系统与神经递质　位于中脑边缘系统的多巴胺功能系统(也称为犒赏系统)是导致药物依赖的结构基础,药物对犒赏系统的作用,如产生陶醉感和欣快感,是个体精神依赖及觅药行为的根本动因。神经生化理论认为,5-羟色胺、去甲肾上腺素、多巴胺、γ-氨基丁酸等神经递质也参与了依赖的形成。

2. 吗啡受体　研究发现,大脑中有亲吗啡受体,依赖迅速形成的原因可能与外源性吗啡与吗啡受体的结合作用有关。

3. 代谢速度　代谢速度的不同,对精神活性物质的耐受性也不同,成瘾的易感性也不同。如天生缺乏乙醛脱氢酶的个体,饮酒后乙醇在乙醇脱氢酶的作用下变成了乙醛,乙醛不能被乙醛脱氢酶继续转变为乙酸,导致乙醛在体内堆积而造成醉酒反应,从而阻止个体继续饮酒,也就不太可能成为酒精依赖者。

4. 遗传因素　家系研究发现,酒精中毒具有明显的家族聚集性,酒精中毒发生率在一级亲属中比一般人群高 3 ~ 4 倍,而单卵双生子的酒精中毒比一般人群高 6 ~ 8 倍。后代嗜酒与血缘父母嗜酒密切相关,而与寄养父母嗜酒关系不密切。

(二)心理学因素

1. 个性特征　研究发现,吸毒者有明显的个性特征,如反社会性、情绪调节较差、易冲动、缺乏有效的防御机制、追求即刻的满足。此外,好奇心理、侥幸心理、逆反心理、追求刺激心理及享乐解脱心理等也是开始使用精神活性物质常见的心理原因。

2. 强化作用　行为理论认为,对于物质依赖者来说,物质可被视为一种行为的强化因子,在不断得到用药快感的同时暂时摆脱了生活中的不愉快事件,减少了焦虑,因此分别获得了正性和负性两方面的强化作用。而中断用药所产生的戒断症状带来的

笔记栏

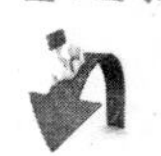

痛苦体验与强烈的渴求感，也同样属于另一种负性强化作用，最终使依赖行为成为一种顽固的行为模式。

（三）社会学因素

药物的可获得性是物质滥用和依赖的一个前提，难以获得则滥用的机会就少。同伴群体相互影响、同伴的诱惑是吸毒的一个常见原因。家庭环境是物质滥用和依赖形成的一个重要因素，良好的家庭环境可以防止个体产生药物成瘾。社会压力、文化背景、社会环境对物质滥用也有重要影响。医疗使用不当也是物质滥用的危险因素。

总之，精神活性物质依赖和滥用的原因不能用单一的模式解释，其与个体生物学因素、心理特点以及社会文化环境等都有较为密切的关系，是这些因素相互作用的结果。

第一节　常见精神活性物质所致精神障碍患者的临床特点

一、酒精所致精神障碍

酒精所致精神障碍可分为急性酒精中毒和慢性酒精中毒两大类。

（一）急性酒精中毒

急性酒精中毒又称为醉酒。一次大量饮酒可产生急性酒精中毒。突出表现为自我控制能力下降（轻浮、挑衅、不顾后果）、言语增多、易激惹、构音不清、共济失调等特点。饮酒量进一步增加，会出现意识障碍，由嗜睡、昏睡、昏迷直至死亡。除重症者外，一般能自然恢复，且无后遗症状。

（二）慢性酒精中毒

1. 酒精依赖　俗称“酒瘾”。是由于长期反复饮酒所致的对酒渴求的一种特殊心理状态，这种渴求导致的行为已极大地优先于其他重要活动。其临床特征有：

（1）对饮酒的渴求：表现为只对酒感兴趣，强迫饮酒、无法控制。

（2）固定的饮酒模式：饮酒方式比较固定，不分场合、时间饮酒，以避免或缓解戒断症状。

（3）饮酒高于一切活动：为了饮酒不顾事业、家庭和社交活动。

（4）对酒精耐受性增加：表现为饮酒量增加而不醉，但酒精依赖后期由于肝功能受损，耐受性会下降，少量饮酒会导致功能失调。

> 酒精所致精神障碍主要临床表现有哪些？

（5）反复出现戒断症状：当患者减少饮酒量或延长饮酒间隔、血液酒精浓度下降时，就出现戒断症状。若及时饮酒，此戒断症状迅速消失。

（6）多次戒酒失败：患者反复出现戒酒后重新饮酒，并会在较短时间内再现原来的依赖状态。

2. 戒断综合征　指长期大量饮酒者停止或减少饮酒后所引起的一系列躯体和精神症状。

（1）单纯性酒精戒断反应：一般发生在断酒后数小时出现自主神经功能亢进症状，如出汗、手抖、心悸、恶心呕吐等，少数患者可有短暂的视、触、听幻觉或错觉。一般

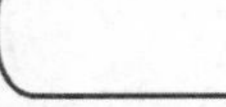
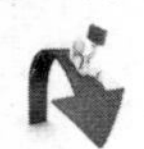

在断酒后 6 ~ 12 h 内出现,24 ~ 72 h 达高峰,之后逐渐减轻,4 ~ 5 d 后躯体反应基本消失。

(2)震颤谵妄:在突然停止或减少饮酒时引发的一种历时短暂、以意识清晰度下降、定向力障碍、异常知觉体验以及伴有躯体症状的临床表现。大约在停饮后 48 h 出现。典型的三联症包括伴有生动幻觉或错觉的谵妄、全身肌肉粗大震颤和行为紊乱。幻觉以恐怖性幻视多见,如常见形象歪曲而恐怖的毒蛇猛兽、妖魔鬼怪等,患者极不安宁、情绪激越、大喊大叫。常伴有高热、大汗淋漓、心跳加快等自主神经功能亢进症状,发作具有昼轻夜重的规律。如果处理不当,部分患者因高热、衰竭、感染、外伤而死亡。震颤谵妄常突然发生,持续 2 ~3 d,常以深而长的睡眠结束,恢复后部分或全部遗忘。

(3)酒精性癫痫:多在停饮后 12 ~48 h 后出现,多为大发作。

3. 酒精中毒性脑病　长期(一般多于 5 年)大量饮酒引起的严重脑器质性损害。临床以记忆力缺损、痴呆和人格改变等为主要特征,绝大部分患者不能完全恢复正常。常见的酒精中毒性脑病包括韦尼克脑病、器质性遗忘综合征(科萨科夫综合征)和酒精中毒性痴呆。

(1)韦尼克脑病:长期饮酒导致维生素 B_1 缺乏所致。典型症状表现为眼球震颤、眼球不能外展和明显的意识障碍,伴有定向障碍、记忆障碍、震颤谵妄等。大量补充维生素 B_1 可使眼球的症状很快消失,但记忆障碍的恢复较为困难,一部分患者转为科萨科夫综合征,成为不可逆的疾病。

(2)科萨科夫精神病:也称科萨科夫综合征、遗忘综合征。主要表现为近事记忆障碍、遗忘、虚构、错构和定向力障碍,遗忘主要表现为顺行性遗忘,还可表现为欣快、定向力障碍。患者往往经久不愈,仅少数可恢复正常。

(3)酒精中毒性痴呆:在长期大量饮酒后出现的持续性智力减退,表现为短期、长期记忆障碍、抽象思维及理解判断障碍,人格改变,逐渐发展成痴呆,出现失语、失认、失用等。严重者生活不能自理,预后差,多因严重躯体并发症而死亡。酒精中毒性痴呆一般不可逆。

4. 其他精神障碍

(1)酒精中毒性幻觉症:为慢性酒精依赖患者所出现的持久的精神病性障碍,也可能是突然停饮或减少酒量后(一般 24 ~48 h 后)发生。通常以幻视为主,幻视内容多为原始性或各种小动物。幻听多为评论性和命令性幻听,内容对患者不利,不伴有意识障碍。

(2)酒精中毒性妄想症:慢性酒精中毒患者,在意识清晰情况下出现嫉妒妄想、被害妄想等症状,受其支配可出现攻击、凶杀等行为。酒精中毒性妄想症起病缓慢,病程迁延,长期戒酒后可逐渐恢复。

二、阿片类物质所致精神障碍

阿片类物质是指对机体产生类似吗啡效应的一类药物,有天然的也有人工合成的。主要包括阿片、阿片中提取的生物碱吗啡、吗啡衍生物海洛因,以及人工合成的哌替啶、美沙酮等。阿片类物质依赖常见为海洛因依赖,以中青年男性多见。滥用方式通常有:①静脉注射;②将海洛因粉加入香烟中抽吸;③将海洛因粉末放在锡纸上加热生烟,用吸管吸入(称追龙)。初尝者可出现恶心呕吐、头昏乏力、视物不清等不愉快

笔记栏

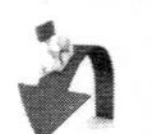

的体验。随着重复用药,不适感逐渐减轻或消失,欣快感逐渐显露,并成为强化效应而很快导致依赖。阿片类物质平均使用1个月后即可形成依赖,具有强烈的心理依赖、躯体依赖及耐受性。

表现为短时间强烈快感,继之0.5~2 h的松弛状态,期间似睡非睡,自觉所有忧愁烦恼全消,内心宁静、温暖、快慰、幻想驰骋,进入飘飘欲仙的销魂状态。之后吸毒者出现短暂的精神振奋期,表现精力充沛、自我感觉好等,持续2~4 h后,患者就会坐立不安,注意力不集中,进而逐渐出现各种戒断反应。随着时间推移,用药次数逐渐增加,快感逐渐减弱或消失,需要剂量不断增大。这时持续用药主要是为了避免戒断反应。为了获得药物,会丧失自己的人格,不顾亲情、道德、法律,千方百计采取任何方式。

戒断综合征:一般在中断用药后6~12 h出现,72 h后逐渐减轻。最初表现为哈欠、流涕、流泪、寒战、出汗等。随后陆续出现各种戒断症状,如心跳加速、恶心呕吐、全身广泛性疼痛、腹痛、焦虑不安、食欲差、疲乏无力、兴奋躁动、易激惹,甚至攻击他人等。在戒断反应期间,患者可出现强烈的心理渴求和自主性行为。虽然戒断症状令患者非常难受,但通常不危及生命。

阿片类物质所致精神障碍的主要临床表现有哪些?

急性中毒:过量中毒者多有不同程度的意识障碍,重者可达深度昏迷;呼吸缓慢,严重者2~4次/min;皮肤冰凉、体温和血压下降;瞳孔缩小等表现。严重病例的特征性表现是昏迷、呼吸抑制、针尖样瞳孔三联症。

三、苯丙胺类物质所致精神障碍

中枢神经系统兴奋剂,或称精神兴奋剂,包括咖啡因、可卡因和苯丙胺类药物。可卡因与苯丙胺类药物具有类似的精神活性和拟交感效应,我国可卡因滥用的情况远不如西方国家,但苯丙胺类药物在我国的滥用增长势头迅猛,因此重点介绍苯丙胺类药物。

苯丙胺类药物主要指苯丙胺及其同类化合物包括苯丙胺(安非他明)、甲基苯丙胺(冰毒)、3,4-亚甲基二氧基甲基苯丙胺(俗称摇头丸)、芬氟拉明、哌甲酯(利他林)、伪麻黄碱等。常见滥用方式为口服、鼻吸、注射或掺入饮料一起饮用,甲基苯丙胺常熏燃后以烟雾的形式抽吸。

使用苯丙胺类药物后,特别是静脉使用后,使用者可很快出现头脑活跃、精力充沛、能力感增强,体验到飘飘欲仙的感觉或全身电流传导般的快感。但数小时后就出现全身乏力、沮丧、倦怠、精神压抑,而进入所谓的“苯丙胺沮丧期”。这种正性和负性体验导致吸毒者陷入反复滥用的恶性循环中,这也是形成精神依赖的主要原因之一。一般认为,苯丙胺类药物较难产生躯体依赖而更容易产生精神依赖。不过在停止使用此类药物后,也可出现不同程度的躯体戒断反应,轻者表现为情绪低落、无活力等;重者表现为伴有焦虑的严重抑郁、震颤、疲乏、无力和噩梦等,另外,心理渴苛求比较强烈并可有明显的自杀观念。

苯丙胺类物质所致精神障碍主要临床表现有哪些?

急性中毒主要表现为中枢神经系统和交感神经系统的兴奋症状。轻度中毒表现为瞳孔扩大、血压升高、脉搏加快、出汗、口渴、呼吸困难、震颤、反射亢进、头痛、兴奋躁动等症状;中度中毒出现精神错乱、谵妄、幻听、幻视、被害妄想等精神症状;重度中毒时出现心律失常、痉挛、循环衰竭、出血或凝血、高热、胸痛、昏迷甚至死亡。

笔记栏

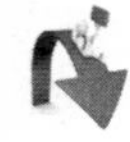

慢性中毒可出现刻板性行为或类偏执性精神分裂症表现，包括：被害妄想、幻听、幻视、敌对性和冲动性行为、焦虑状态、躁狂或抑郁状态、人格和现实解体症状、认知功能损害等，还可出现明显的暴力犯罪倾向。

四、氯胺酮所致精神障碍

氯胺酮属苯环己哌啶的衍生物，是一种静脉全麻诱导药，俗称“K 粉”。氯胺酮可抑制丘脑-新皮层系统，选择性地阻断痛觉。故具有镇痛作用和精神依赖性，兴奋边缘系统，造成痛觉消失，意识模糊而不是完全丧失，处于浅睡眠状态，对周围环境的刺激反应迟钝，感觉与环境分离，即所谓的“分离性麻醉”。近年来，滥用氯胺酮的问题日益严重，主要是在娱乐场所。滥用者常采取鼻吸氯胺酮粉剂或将氯胺酮溶于饮料或红酒后饮用，毒瘾深的吸食者将液态氯胺酮直接进行肌内注射或静脉注射。多数使用者常将氯胺酮与其他药物，如冰毒、“摇头丸”等毒品一起滥用，这些药物可相互作用产生协同效应。

氯胺酮所致精神障碍主要临床表现有哪些？

急性中毒在使用过程中或者使用后很快发生，主要包括精神与躯体症状。行为方面表现为兴奋、话多、自我评价过高等，患者出现理解、判断力障碍，可导致冲动、自伤或伤害他人行为。情绪症状表现为焦虑、紧张、惊恐、烦躁不安、濒死感等。剂量较大者可出现意识清晰度降低、定向障碍、行为紊乱、错觉、幻觉等以谵妄为主的症状，严重者可出现昏迷。躯体症状表现为心悸、气短、大汗淋漓、血压增加等心血管症状；中枢神经系统可出现眼球震颤、肌肉僵硬强直、构音困难、共济运动失调、对疼痛刺激反应降低等表现，严重者可出现高热、颅内出血，呼吸循环抑制，甚至死亡。

依赖综合征主要表现为耐受性增加，戒断症状和强迫性觅药行为。在长期使用药物后，滥用者需要增加使用剂量和频度才能取得所追求的效果。戒断症状通常在停药后 12～48 h 后出现，表现烦躁不安、焦虑、抑郁、精神差、疲乏无力、皮肤蚁走感、失眠、心悸、手震颤等症状。戒断症状的高峰期和持续时间视氯胺酮滥用情况而不同。此外，滥用者有不同程度的心理渴求，控制不了氯胺酮使用频度、剂量，明知有害而仍然滥用。

精神病性症状与精神分裂症非常相似。主要表现为幻觉、妄想、易激惹、行为紊乱等症状。幻觉以生动、鲜明的视幻觉、听幻觉为主；妄想多为关系妄想、被害妄想等；行为紊乱主要表现为冲动、攻击和自伤行为等。少数患者会出现淡漠、退缩和意志减退等症状。患者亦可有感知综合障碍，如感到自己的躯体四肢变形，感到别人巨大而自己变得非常矮小等。

认知功能损害表现为学习能力下降，执行任务困难，注意力不集中、记忆力下降等。由于氯胺酮的神经毒性作用，慢性使用者的认知功能损害持续时间可长达数周、数月或更长，损害较难逆转。

五、镇静催眠药物和抗焦虑药物所致精神障碍

在精神障碍的国际分类中，把各种镇静催眠剂、抗焦虑剂称之为镇静催眠药物滥用性障碍这一大类之中，和其他滥用药物相并列。这是因为不同类别的镇静催眠药物和一部分抗焦虑药物在戒断时均出现相类似的“镇静催眠型戒断综合征”。

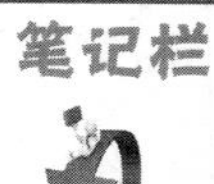

镇静催眠药包括巴比妥类药物和非巴比妥类药物，巴比妥类药物以短效和中效巴比妥类药物更易产生依赖，并具有快速耐受性，主要包括司可巴比妥（速可眠）和戊巴比妥。非巴比妥类药物如水合氯醛、甲丙氨酯（眠尔通）也易致成瘾。抗焦虑药物特别是苯二氮䓬类药物，由于其安全性好，过量时也不致有生命危险，目前应用范围已远远超过巴比妥类药物。一旦使用不当，易产生依赖现象。

药物依赖主要表现为长期大量使用可出现人格改变，表现为易激惹、意志薄弱、说谎、欺骗、偷窃、丧失进取心、缺乏责任感等。长期大量服用巴比妥类药物还会引起智能障碍，表现为记忆力下降、注意力不集中、计算力和理解力损害等。躯体状况变差，出现消瘦、疲乏无力、面色苍白或灰暗、性功能下降、肌张力下降、步态不稳等。

急性中毒：一次大量服用或周期性大量服用巴比妥类药物时可引起急性中毒，表现为意识障碍和轻躁狂状态、注意和记忆损害、情绪不稳、共济失调、攻击行为、眼球震颤、木僵或昏迷等。

戒断综合征：停药 1 ~3 d 出现明显的戒断症状，常见失眠、焦虑、头痛、耳鸣、全身无力、出汗、心慌、震颤等，严重者出现一过性幻觉、欣快、兴奋、癫痫大发作或谵妄等。虽然两者戒断症状相似，但苯二氮䓬类严重的戒断症状较少见。

镇静催眠药物和抗焦虑药物所致精神障碍主要临床表现有哪些？

第二节　常见精神活性物质所致精神障碍患者的治疗

【防治原则】

1. 脱毒治疗　脱毒治疗是整个治疗计划的第一步，由于患者对于精神活性物质的强烈渴求，必须在隔离的环境中进行脱毒治疗，治疗期间应杜绝一切成瘾物质或酒的来源。

2. 综合性治疗及个体化治疗　治疗精神活性物质所致精神障碍需应用全程综合性治疗，包括药物治疗、心理治疗、康复治疗等。在运用时，应根据个体的具体情况，制订切实可行的治疗方案。

3. 健康教育　除对患者进行脱毒治疗外，还应加强对家属及相关人群的健康教育，争取最大限度的社会支持来加强脱毒者的康复，防止再次滥用精神活性物质。加强社会干预，改善环境，消除各种不良因素，促进患者的职业康复和提高其社会适应能力。

【治疗】

（一）酒精所致精神障碍的治疗

1. 戒酒　根据病情灵活选择戒酒进度，轻者可一次性戒酒，重者采用递减戒酒法，也可采用厌恶疗法，但研究认为远期疗效不好，复发率高。戒酒阶段要密切观察与监护，尤其在戒酒初期。

2. 药物治疗　急性酒精中毒治疗包括催吐、洗胃、生命体征的维持和加速酒精代谢等措施。临床上还将阿片受体拮抗剂纳洛酮用于急性酒精中毒治疗。由于酒精与苯二氮䓬类药物的药理作用相似，因此常用此类药物解除酒精的戒断症状，通常采用

笔记栏

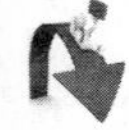

逐渐递减方案，但不宜长期用药。对慢性酒精中毒患者可使用拮抗剂治疗，如戒酒硫、纳曲酮、阿坎酸钙等。对紧张、焦虑、失眠的患者，可用抗焦虑药物如地西泮；对幻觉、妄想、兴奋躁动的患者，给予小剂量抗精神病药物如氯丙嗪、氟哌啶醇等；对抑郁患者可给予抗抑郁治疗。

3. 对症支持治疗　补充各种维生素，尤其是 B 族维生素；注意水、电解质平衡；由于多数患者有神经系统损害，因此还应补充神经营养药。

4. 心理治疗　给予患者支持性心理治疗、认知及行为治疗等，对戒酒和预防复发能起到很重要的作用。

（二）阿片类物质所致精神障碍的治疗

1. 急性中毒治疗　在保证足够肺通气的前提下，给予吸氧，静脉维持水、电解质平衡并缓慢静脉注射阿片受体拮抗剂纳洛酮，疗效迅速而明显。

2. 脱毒治疗

（1）替代疗法：利用与毒品有相似作用的药物来替代毒品，以减轻戒断症状的严重程度，使患者能较好地耐受，然后在一定时间（14～21 d）内将替代药物逐渐减少，最后停用。目前常用的替代药物有美沙酮和丁丙诺啡，使用原则是只减不加，先快后慢，限时减完。一般在 2～3 周内完成整个治疗。

（2）非替代疗法：又称可乐定脱瘾法，用 α_2-肾上腺素能受体激动剂（如可乐定），解除阿片类物质戒断综合征所致的自主神经症状和情绪改变，主要用于脱毒治疗的辅助治疗，此外，还可应用中草药、针灸等方法。

3. 对症支持治疗和心理治疗　应该强调，在精神活性物质所致精神障碍的治疗中，对症支持治疗和心理治疗起到至关重要的作用，应给予高度重视。

（三）苯丙胺类物质所致精神障碍的治疗

苯丙胺或其他中枢神经系统兴奋剂的戒断反应是自限的，通常不需要入院解毒治疗，只需要在安全的环境下观察。但苯丙胺类药物依赖者往往因为戒断后强烈的渴求而使戒断变得较为困难，持续戒断需要良好的心理和社会干预。治疗主要采取对症治疗，如苯二氮䓬类药物可用于控制戒断所致的严重不适，抗精神病药可用于治疗激越。

（四）氯胺酮所致精神障碍的治疗

1. 急性中毒　对于氯胺酮中毒无特异性的解毒剂，处理原则与其他药物中毒相同。如出现呼吸心搏骤停，应给予必要的呼吸、循环支持，及时转运到有条件的医院进行抢救。如患者出现急性谵妄状态，必要时给予约束，保护患者安全。兴奋躁动者可给予氟哌啶醇。

2. 依赖综合征　目前尚无减轻针对氯胺酮心理渴求和抗复吸治疗的药物。治疗上以心理社会干预措施为主。针对氯胺酮戒断症状治疗主要是对症治疗，如使用镇静催眠药物等，同时辅以支持疗法，补充水或电解质，加强营养。

3. 精神症状　针对患者出现的精神病性症状，推荐使用非典型抗精神病药物，如利培酮、奥氮平、喹硫平等口服。对于抑郁症状，可使用 SSRIs、SNRIs 等新型抗抑郁药物。急性焦虑症状可使用苯二氮䓬类药物。

（五）镇静催眠药物和抗焦虑药物所致精神障碍的治疗

1. 戒药治疗　一般采取逐渐减少剂量的方法，可根据需要使用一些辅助药，如卡

笔记栏

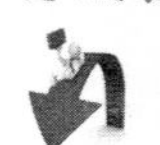

马西平、β受体阻滞剂、抗抑郁药等。巴比妥类药物依赖在脱瘾时减量要缓慢。国外常采用替代疗法，即以长效的巴比妥类药物（苯巴比妥）替代短效药物（戊巴比妥），或苯二氮䓬类药物的长效制剂替代短效、中效制剂，然后再逐渐减少替代药物剂量。

2. 预防与康复　在脱瘾治疗后应进入康复阶段，接受心理、社会及支持治疗。要使患者充分认识到滥用药物的危害性，提高对此类药物形成依赖的警惕性。同时，应严格控制并加强对此类药物的管理和临床使用，以减少个体对这些药物产生依赖的机会。

第三节　常见精神活性物质所致精神障碍患者的护理

每一类精神活性物质都具有一定的个性和共性，其所造成的生理变化、行为特征、临床表现不同。因此护士必须通过询问病史，了解健康状况，通过观察，查阅病历记录，做好身体和精神检查，结合检验报告，并和患者进行沟通，掌握每类精神活性物质滥用的程度及相关障碍，才能做好护理评估、护理诊断及护理措施的落实。

【护理评估】

（一）躯体评估

1. 一般情况　测量患者生命体征，观察皮肤有无反复注射痕迹，有无营养不良、极度消瘦等。

2. 有无躯体戒断症状　如打哈欠、流涕、发热、疼痛、恶心呕吐、腹泻、四肢粗大震颤、共济失调、睡眠障碍等。

3. 有无性功能下降　如阳痿、闭经等。

4. 并发症　有无感染、消化道疾病、肝肾功能损害、性病等。

（二）心理评估

1. 认知活动

（1）有无知觉的改变，如震颤谵妄时可出现错觉和幻觉（幻听、幻视）。

（2）有无思维内容障碍及思维过程方面的改变，如酒精中毒性嫉妒妄想。

（3）有无智力与记忆损害，如遗忘、错构、虚构。

（4）有无注意力和定向力障碍。

（5）对疾病的认识，即有无自知力。

2. 情感活动

（1）物质戒断时有无恶劣情绪，如焦虑、抑郁、紧张、恐惧不安等。

（2）急性中毒时，有无兴奋、吵闹、易激惹和情绪不稳。

（3）停止用药期间，有无对以往行为感到自责、悲伤、羞愧等。

3. 意志行为活动

（1）用药动机：如好奇心重、追求快感、生活苦闷、烦恼事多、想借助物质消除心中不快等。

（2）生活情况：生活是否有规律，是否改变了原有的生活方式，能否满足基本

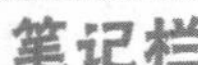
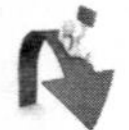

需求。

(3)在戒断中的防卫机制应用情况:有无抱怨、诉苦、争执,甚至继续寻觅等。

(4)觅药行为表现:有无不择手段获取物质,如说谎、偷窃、收集藏匿物质、攻击等行为。

4. 人格特征

(1)有无人格不成熟或缺陷,如经受不住失败与挫折、呈破罐破摔的态度,容易冲动,控制力差,反社会倾向。

(2)是否缺乏自信及决策能力,如自卑感强烈而隐蔽,内心孤独、退缩、不合群、冷酷、仇恨、缺乏爱心等。

(三)社会文化评估

(1)有无社会功能受损,特别是人际交往与沟通的能力。如个人史中,有无留级、逃学、旷工、偷窃、赌博、不负责任、不讲道德、劳教或拘留、影响社会安定的犯罪问题等。

(2)与家庭成员的关系有无受损,有无子女受虐待、教养不良、敌视家人、婚姻破裂等问题。

(3)社会支持系统状况,患者的家庭成员(父母、妻子或丈夫)是否有药物滥用者和酒精依赖者,家庭成员及亲友对患者的支持及关心状况如何。

(4)患者所处的群体和文化氛围对患者的影响,如患者平日来往的朋友是否有药物滥用者和酒精依赖者,当地风俗习惯是否容易助长患者使用精神活性物质。

(四)其他

1. 用药史的评估　用药种类、用药方式、用药持续时间、目前用药量及间隔时间等;饮酒史、饮酒量、饮酒的种类、饮酒的模式等。

2. 治疗用药情况评估　既往治疗用药及药物不良反应。

3. 实验室及其他辅助检查　血、尿、便常规,血生化、心电图、脑电图检查结果。

此外,还可应用评估工具进行筛查和评估,常用的评估工具包括 WHO 开发的用于筛查精神活性物质使用问题的酒精、香烟和其他物质使用筛查测验,阿片戒断症状评价量表,酒精使用障碍筛查问卷,密西根酒精依赖调查表,饮酒问卷,酒精问题自填式筛查问卷等。

【护理诊断】

1. 急性意识障碍　与物质中毒和戒断综合征有关。

2. 有暴力行为的危险:对自己或他人　与物质中毒、戒断综合征、人格改变和个人应对机制无效有关。

3. 营养失调:低于机体需要量　与缺乏食欲或以酒、药取代摄取食物致营养摄入不足等有关。

4. 焦虑　与需求未获满足、调适机制发生严重的困难、戒断症状有关。

5. 睡眠形态紊乱　与使用物质引起的欣快作用、戒断反应、生活方式改变等有关。

6. 社交障碍　与戒断综合征、行为方式不被社会认同、社交退缩有关。

7. 长期自我贬低　与自我发展迟缓、家庭系统功能不良、缺乏正向反馈、常感到失

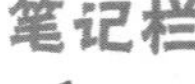

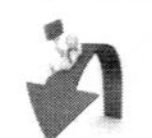

败有关。

【护理目标】

1. 急性意识障碍　在有效护理措施干预下,患者身体未受到伤害,意识逐渐恢复正常,对物质的危害有了感性和理性的认识。

2. 有暴力行为的危险:对自己或他人　患者身体未受到伤害,同时不伤害他人,情绪渐趋稳定,主动避免应用物质的意识增加,当出现欲应用物质时能主动寻求支持系统的帮助。能有效处理和控制自己的情绪和行为。

3. 营养失调:低于机体需要量　患者能够摄取足够的营养,营养状况得到改善,对合理营养的重要性有了较为深刻的认识,生命体征与实验室报告恢复正常。

4. 焦虑　患者能认识到自己的成瘾是一种对人对己都有害的事情,能找出新的调适方法来处理生活中的应激事件,能纠正自己不正确行为。

5. 睡眠形态　患者睡眠形态恢复正常。

6. 社交障碍　患者的人际关系和行为方式得到改善,能以他人和社会的支持取代对精神活性物质的渴求,并能逐步主动地行使社会功能和承担社会责任。

7. 长期自我贬低　患者能与他人建立信任,消除与周围人群的隔离感,心理发育逐步成熟,树立自信,行为表现逐步获得周围人的认可。

【护理措施】

(一)生活护理

1. 饮食护理　患者由于长时间滥用药物导致食欲减退、消化功能下降、严重者可引起食欲丧失,造成营养状况不良等,因此应做到:

(1)观察患者每餐进食情况,给予高蛋白、高能量的易消化饮食。采用少食多餐的进食方法来减轻胃部不适感。选择患者喜欢的食物。

(2)慢性酒精中毒患者因自身营养状况不良,肌无力,造成吞咽困难,应在治疗前期给予流食或半流质饮食,防止噎食。

(3)向患者宣教摄取足够营养以满足身体需要与恢复或保持身体健康的重要性,克服和纠正不良的饮食习惯,并创造良好的进食环境。

(4)定时(每周1次)为患者测量体重。患者体重增加是重要的评估资料。

2. 睡眠护理　戒酒时容易出现焦虑、烦躁不安、睡眠质量差或昼夜节奏颠倒现象,在药物调整的基础上,应采取措施协助患者改善睡眠状况,并做好睡眠记录。

> 简述精神活性物质所致精神障碍患者的主要护理措施。

(1)指导患者建立规律的作息习惯。鼓励患者白天参加喜欢的文娱活动,减少卧床时间。

(2)创造适宜的睡眠环境。环境应保持安静、舒适、光线适中、空气清新。

(3)睡前不宜太饿或太饱,不宜大量饮水;睡前避免剧烈运动或其他刺激,以免过度兴奋而无法入睡。

(4)对情绪焦虑患者,教会患者控制情绪,放松心情,比如睡前听一些舒缓、轻柔的音乐,喝些热的饮料如牛奶、果汁,用温水洗澡,注意足部保暖等。

(二)安全护理

(1)护士应以平静、理解的态度迎接患者,详细介绍住院环境,减轻患者恐惧。

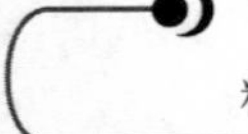

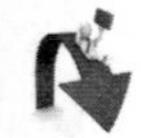

(2)严格执行病区的安全管理与检查制度。定期安全检查,加强危险品管理,严禁毒品和酒被带入病房,并密切观察患者有无再度使用物质的行为,并要求家属全力配合。

(3)患者多伴有人格障碍,或受精神症状的影响,表现易激惹、冲动、不服从治疗或管理,甚至出现针对自己或他人的暴力行为,或因戒断反应严重,难以克制生理上的痛苦和心理上的依赖,要求提前出院,或伺机外走。接触患者时应注意方式,既要坚持原则又要注意沟通技巧,避免直接冲突。密切观察患者的言行举止,分析掌握其心理活动和需求,对可能发生的意外事件要有预见性并及时采取有效的防范措施,以保护患者及工作人员的自身安全。根据病情可设立专人护理,必要时予以隔离或保护性约束。

(4)对有神经系统症状如震颤、步态不稳、共济失调的患者,在外出、如厕时予以搀扶,防止摔倒等意外事件的发生。

(三)对症护理

1. 过量中毒护理　首先确认是何种物质中毒,再给予对应的处理方法,如洗胃、给予拮抗剂等,密切观察患者生命体征,保持水、电解质及能量代谢的平衡,做好口腔护理,保持呼吸道通畅,预防并发症的发生。

2. 戒断症状护理

(1)戒断症状时,患者痛不欲生,感觉似万箭穿心,骨头好像有蚂蚁在啃,在药物替代疗法缓解躯体依赖的同时,进行有效的支持安抚,保护患者,避免自残、自伤,必要时采取保护性约束。

(2)戒断症状严重时可引起循环呼吸衰竭,危及生命,应密切观察患者生命体征和意识状态,观察和及时处理可能出现的戒断反应,适时用药。

(3)一般脱瘾者的流泪、流涕、呵欠之后相继出现全身症状,以全身酸痛,心悸,胸闷,发热,发冷,出汗居多,护理时要密切观察,尽早准确发现症状,把握最好的给药时间,减轻患者痛苦,并防止戒毒者夸大症状。

(4)患者在戒断反应期间应卧床休息,避免剧烈活动,减少体力消耗,站立时要缓慢,不应突然改变体位,以免发生跌倒或其他意外。

(5)酒精中毒患者突然断酒后可能会出现震颤、谵妄,要密切观察谵妄状态的变化,避免不良环境刺激,加强基础护理,必要时予以保护性约束或报告医生给予对症处理,使患者尽快安静下来,以减少体能的消耗和其他并发症的发生。另外,室内应尽可能保持适当亮度,即使是夜晚也最好不要关灯。因为此症状具有昼轻夜重的规律,往往晚上及夜间病情加重,连人为的黑暗环境都可加重患者的兴奋和激越。

(6)痉挛发作时要有专人护理,防止舌咬伤,保证呼吸道通畅。为防止患者坠床,需使用床栏围护。

3. 皮肤护理　患者对疼痛异常敏感,采用注射的患者,皮肤极易引起感染、溃烂等,护理时应动作轻柔,尽可能少触碰患者皮肤或皮肤溃烂处,减少患者痛苦。特别对皮肤溃烂者,要严格无菌操作,做到勤更换衣物、被单,保持皮肤及床单位清洁。对奇痒难忍的患者,除用药物缓解外,应加强心理护理,如语言上的安慰、鼓励与正性暗示,使患者坚定治疗信心并顺利渡过难关。

4. 防止交叉感染　长期吸毒的患者多伴有肝炎、性病等。操作中应严格遵守无菌

笔记栏

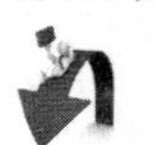

规程，做到一人一针一管，扫床时做到一人一巾。每位患者配备专用生活用品。发现传染病，及时隔离、报告、处理各种用物。出院或死亡患者床单位要做彻底的终末消毒。

（四）心理护理

由于多数患者有心理障碍或个性改变，在脱瘾治疗和走向痊愈的过程中，非常需要外界的帮助和支持，所以心理护理及心理支持疗法非常有必要。如何做好患者的心理护理是保证住院期间脱瘾治疗成功的关键。患者常出现的心理问题有否认、依赖、低自尊、易激惹、觅药和操纵行为。因此需要护士与患者建立真诚、友善与信赖的人际关系，耐心与患者交谈，通过交谈来了解患者的心理问题，以便采取有效的心理支持和护理，从而使患者认识到物质滥用的危害，建立正确的心理防御机制，自觉抵制。

1. 否认　是患者突出的心理防御机制。患者常常否认自己意志薄弱、自我控制能力差、对家庭的不负责任等，而承认问题是做出改变的第一步。可利用集体治疗的机会，指出患者的成瘾行为以引发改变行为的意愿。应鼓励患者充分表达自己的感受，帮助患者用符合逻辑的应对措施应对应激源。对患者有效应对行为给予积极的肯定和支持，并提供各种选择方案。开展认知疗法和行为矫正疗法，使患者对药物的危害性有足够的认识，矫正患者的不良行为。

2. 依赖　对于有依赖特质的人来说，物质依赖发生后，对人的依赖更加强烈，二者互为因果，所以在进行心理护理时应格外谨慎小心，不要充当保护神角色，不要为患者出主意、做决定，以免患者依赖性的加剧。恰当的心理护理应当是做什么事情都要与患者进行充分的沟通和交流，力争让患者自己当家做主，树立独立品质。应明确向患者说明在脱瘾治疗过程中，个体也要承担或忍耐一部分戒断症状中的痛苦，要有毅力及信心去战胜自我，最终解除依赖。

3. 低自尊　低自尊的出现，既有人格方面的因素，也有因物质依赖后原有人际关系遭到破坏的因素，自尊的降低，加重了利用物质来获得松弛、欣快、缓解压抑、掩盖自卑的行为，此时，应在患者对疾病有正确认识的基础上，对患者进行自我肯定训练，挖掘患者自身资源，帮助其重新认识自己，改变患者对自己的负向评价，以积极的态度看待自己，协助患者建立正性的自我概念，重新找回自尊。

4. 易激惹　当患者必须放弃赖以生存的物质，或被迫去承担其行为责任，或当谈论到不愉快的事件时，常会感到焦虑、愤怒。应帮助患者认识到存在的不恰当的应对问题的方式，同患者一起分析、识别及运用有效的、正确的应对方式，协助其发展解决问题的能力和技巧。

5. 觅药和操纵行为　在物质戒断期间，患者常由于戒断症状等因素影响而产生觅酒或觅药行为，或操纵医疗机构人员，以便从不同的医师那里得到处方药物或伪造处方等。护士要严加防范，严禁毒品和酒被带入病区。要努力规范患者的行为，以亲切、坚定的态度对患者的操纵行为或不合理要求，予以适当设限，并说明违反设限之后果，以助其自我控制。护理过程中可使用行为契约对患者行为进行约束，行为目标由护士和患者双方讨论和同意而制订，最好以书面方式记录下来并由双方签名。帮助患者认识复吸的高危因素及可采取的处理方法，如回避与以往滥用药物相关的人、地点、事物等。

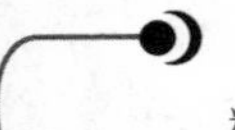

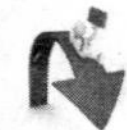

(五)社会支持

建立和提供可靠的家庭及社区支持系统对于戒毒患者摆脱依赖、避免复发和促进其职业和社会功能恢复至关重要。

1. 争取家庭支持　患者的行为常使家人对其感到失望,反复多次吸食毒品也会让家人感到患者已不可救药,逐渐失去帮助其戒毒的信心,所以必须向家属耐心地做好解释、健康教育,帮助家庭重新建立支持系统。对于患者来说护士应有足够的耐心和爱心,采取各种有力的措施,激发患者的戒毒愿望,树立戒毒信心,与患者共同制订戒毒措施,并指导其付诸行动。鼓励患者参加各种有意义的活动,引导其逐步适应工作及社会生活。

2. 加大社区支持力度　社区护理的重点是做好成瘾患者由戒断恢复期到完全康复重返社会及家庭的过渡。

(1)加大宣传力度,消除社会成员对患者的歧视,以积极的姿态和博大的胸怀接纳和容忍患者。

(2)帮助患者制订个体化的康复计划,做好自身功能状态的调整,以达到适应家庭和社会生活的目的。

(3)鼓励患者参与康复自主团体如"匿名戒毒会(narcotics anonymous,NA)"和"匿名戒酒会(alcoholics anonymous,AA)"的活动,并为其进入各种形式的组织或协会提供帮助。

(4)在社区建立活动站,让患者拥有一个既可以学到有用知识,又能够开展健康有益的娱乐活动、无歧视的社会康复环境。

(5)利用过渡性的安置机构,如酒精依赖或药物依赖的"中途之家",使患者在从戒断期至完全康复返回社区的过渡期间有生活的地方。在这些机构中通常会提供个体和团体的咨询,指导患者有关依赖和康复方面的问题,帮助患者调整自己慢慢适应社区生活。

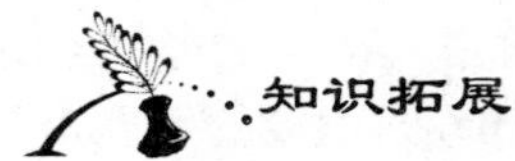

匿名戒酒会

匿名戒酒会(AA),中文名称又包括"嗜酒者互诫会""戒酒互助会"等,最早由美国人 Bill Wilson 和 Bob 于 1935 年在美国的俄亥俄州创立。匿名戒酒会的目标是完全戒酒,它的"12 个步骤"是该协会戒酒方案的核心,它包括了协会的理念和活动内容。每一个加入 AA 的酒精依赖者都应沿着"12 步戒酒法",逐步前进,逐步成长。AA 是一个同舟共济的团体,参加成员必须公开承认自己是酒瘾者,并需要允诺彼此互相帮助,当一成员戒酒成功后,他会被指派为另一个新成员的帮助者。所有成员通过相互交流经验,互相支持、互相鼓励,共同解决他们酒瘾问题,并帮助更多的人戒除酒瘾,恢复健康。目前匿名戒酒会已有 200 多万名会员,遍及 150 多个国家,全世界现有 10 万多个分会,每个分会都定期聚会,对酒精依赖患者的长期康复做出了巨大贡献。

笔记栏

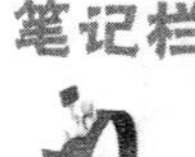

【护理评价】

对于急性中毒患者的护理评价重点是生命体征是否平稳、有无并发症出现。对于慢性患者护理评价重点是:①营养状况是否得到改善。②戒毒治疗是否有明显的效果,能否按计划完成每个阶段的目标。③能否与他人进行有效地沟通和交流,建立良好的人际关系。④在处理日常事务时能否不需要药物的支持。⑤能否参加各种社交活动和合理寻求社会支持系统的帮助。⑥能否主动行使应该行使的社会职能和应该承担的社会责任。

【健康教育】

(1)利用各种形式广泛宣传精神活性物质对个人、家庭乃至社会的危害,在疾病需要应用可产生依赖的药物时,医务人员有责任和义务做好相关知识的讲解,避免产生药物依赖。

(2)加强药物管理法律法规的宣传和学习,严格执行和规范各种成瘾药品的使用,严格掌握成瘾药品的临床使用适应证,贯彻落实未成年人保护法,杜绝未成年人接触精神活性物质。

(3)加强毒品危害的宣传教育,严厉打击非法种植和贩运毒品的违法行为。倡导文明的饮酒行为,减少烈性酒的使用。

(4)加强心理健康教育,促进个体心理健康成长,提高对各种生活事件的应对能力和各种环境的适应能力,增强对物质依赖的免疫力或抵御能力。

小　结

1. 精神活性物质能够影响人类情绪、行为,改变人类意识状态,并可产生依赖作用。滥用、依赖、耐受性和戒断综合征是精神活性物质所致精神障碍最基本的概念。本章应重点学习酒精、阿片类和苯丙胺类所致的精神障碍。

2. 精神活性物质所致精神障碍的治疗应采取切实可行的全程综合治疗方案,包括药物治疗、心理治疗、康复治疗等。

3. 精神活性物质所致精神障碍有可能引起生理、心理和社会功能的异常,因而必须从这几个方面了解相应的临床表现和护理要点。

4. 预防物质滥用或戒断后再次使用,除了医务人员提供教育、咨询和医疗服务外,还需要家属支持和全社会的共同参与,如宣传法律法规、抵制不良习俗以及建立自助团体和安置机构等。

同步练习题

1. 精神活性物质是指(　　)

A. 来自体外不影响精神活动,不易成瘾的物质

B. 来自体内可影响精神活动,但不易成瘾的物质

笔记栏

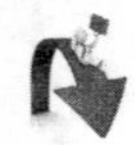

C. 来自体外可影响精神活动,并可导致成瘾的物质

D. 来自体内可影响精神活动,并可导致成瘾的物质

E. 来自体外可影响精神活动,但不易成瘾的物质

2. 戒断症状是指(　　)

A. 需加大剂量,才能起到与应用之初同等的效果

B. 对精神活性物质产生依赖之后,一旦停用所产生的症状

C. 使用精神活性物质过程中引起的损害

D. 由于依赖,表现为情绪上、行为上、生理上对所依赖物质的强烈需求

E. 一次摄入大量精神活性物质后产生的症状

3. 不符合慢性酒精中毒所致谵妄的是(　　)

A. 停止饮酒 24 ~ 72 h 后发生　　B. 错觉、幻觉

C. 有思维奔逸　　D. 有意识障碍

E. 有全身肌肉粗大震颤

4. 酒精依赖者停饮后戒断症状中最严重的是(　　)

A. 妄想　　B. 恶心呕吐

C. 震颤谵妄　　D. 共济失调

E. 幻觉

5. 下列属于阿片类过量中毒三联症之一的是(　　)

A. 震颤谵妄　　B. 肌松弛

C. 呼吸过快　　D. 昏迷

E. 瞳孔散大

6. 以下哪一项不是酒精依赖的特征(　　)

A. 耐受性增加　　B. 明知饮酒会导致各种不良后果,仍坚持饮用

C. 强烈的饮酒欲望　　D. 无戒断症状

E. 难以控制自己的饮酒行为

7. 某男,50 岁,饮酒史 23 年,近 1 周来,经常凭空听到有人议论他,意识状态清晰,定向力完整。该症状为(　　)

A. 焦虑障碍　　B. 震颤谵妄

C. 酒精性幻觉症　　D. 药物中毒

E. 精神分裂症

8. 某男,28 岁,以“头痛、呕吐、腹泻 6 h”为主诉入院,入院后发现患者除头痛外,还有打哈欠、流泪、全身疼痛、坐立不安,强烈要求医生给注射哌替啶。对该患者采集病史时应特别注意询问(　　)

A. 头痛史　　B. 睡眠情况

C. 药物滥用史　　D. 呕吐、腹泻情况

E. 全身疼痛情况

9. 某男,48 岁,有长期大量饮酒史,停止饮酒 10 h 后出现手抖、恶心呕吐、失眠、头痛、焦虑不安、出汗增多。此时最好的处理方式是(　　)

A. 报告医生给予适当药物处置　　B. 心理疏导以减轻患者痛苦

C. 避免过激行为的发生　　D. 注意观察病情变化

E. 以上都是

笔记栏 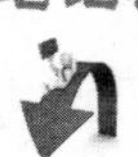

复习思考题

1. 阿片类药物和酒精依赖患者的主要临床表现是什么？
2. 精神活性药物所致精神障碍的主要护理措施有哪些？

（新乡医学院第二附属医院　郭田荣　王剑英）

第十章 神经症和应激相关障碍患者的护理

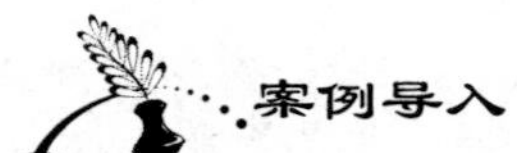

钱某,34岁,女性,就职于小学,刚从副校长提升为校长,但只工作了3周,就遇到一系列棘手的问题,如校舍基建、人事安排、薪酬改革等,觉得无法应付,又累又烦,也感到自己的个性并不适合此岗位,所以,提出辞职。但周围人都反对,家长、老领导、好朋友都劝她要坚持下去。这令她犹豫不决,十分矛盾。由此,她出现不适的身体症状:每天凌晨三点就会醒,感到心慌,怕去学校上班,到下午才缓和。前一段暑假期间,情况还算好,但随着开学日期临近,情况越来越糟糕。直到开学典礼那天,升旗仪式时,她不敢露面,躲在办公室面色苍白,大汗淋漓,随即离校回家,休息至今。此后,也曾到某医院心理科就诊,煎服中药治疗。

请结合案例思考:①该患者的诊断是什么?②该疾病的主要临床特点有哪些?③主要的护理问题是什么?该如何实施护理?

第一节 神经症患者的护理

简述神经症的概念。

神经症(neurosis),又称神经官能症,是一组有一定人格基础,起病受心理社会因素影响的精神障碍的总称。主要表现为脑功能失调症状、焦虑、抑郁、强迫、疑病、躯体化症状或神经衰弱症状;一般无精神病性症状;无器质性病变基础,但患者对存在的症状感到痛苦和无能为力;对疾病有相当的自知力,疾病痛苦感明显,主动求医;社会功能相对完好;病程大多持续迁延。

CCMD-3将神经症分为以下几类:①焦虑症;②强迫症;③恐惧症;④躯体形式障碍;⑤神经衰弱;⑥其他或待分类的神经症。

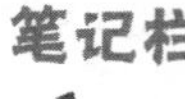

笔记栏

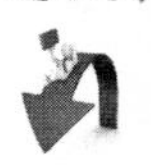

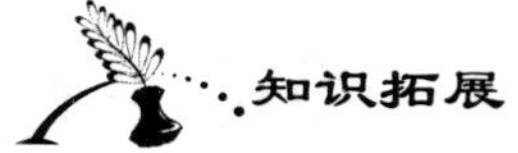

知识拓展

神经症与精神病的区分

根据ICD-10的描述，神经症患者现实检验能力完好，自知力完整，缺乏任何可察觉的器质性基础。而精神病患者则自知力缺乏，社会功能严重受损，导致不能与现实保持接触，甚至日常生活要求也不能满足。尽管理论上精神病极其严重，而神经症相对较轻。但临床工作中，大家对这一区分只可意会而很难辨认。事实上，这一区分在临床实践中效度不高，因为有的精神病患者非常痛苦，也能意识到自己的疾病及病残；另一方面，有的神经症患者也可相当严重，甚至长期功能受损，自知力也部分缺失，比如严重疑病障碍的患者等。自知力的存在与否不能作为具有特别价值的诊断指南。

【病因及发病机制】

（一）病因

1. 精神应激因素　神经症被认为是一类主要与社会心理应激因素有关的精神障碍。许多研究表明，多数神经症患者在发病之前都有生活事件的刺激。一方面可能是遭受突发事件多的个体易患神经症；另一方面则可能是神经症患者的个性特征（情绪不稳定）而导致生活中产生更多的冲突与应激。一般而言，引起神经症的精神应激事件有以下特点：①应激事件的强度往往不是十分强烈，而是多个事件反复发生，且持续时间长。②应激事件往往对神经症患者具有某种特殊意义。③患者对应激事件引起的心理问题或冲突有一定的认识，但不能将理念化解为行动，不能将自己从困境和矛盾中解脱出来，以致应激持续存在，最终超过个体的应对能力或社会支持所能提供的保护范围而导致发病。④神经症患者的精神应激事件不但来源于外界，更多的源于患者的内在需求。

2. 素质因素　研究者大多数认为，与精神应激事件相比，神经症患者个性特征或个体易感性对于神经症的病因学意义更为重要。一般认为，患者的个性特征首先决定着罹患神经症的难易程度。如巴甫洛夫认为，神经类型属弱型或强而不均衡的人易患神经症。其次，不同的个性特征决定着他们罹患某种特定的神经症亚型的倾向。如巴甫洛夫认为，第一信号系统较第二信号系统占优势者易患癔症。

3. 生物学因素　遗传学研究认为，亲代的遗传影响主要表现为易感个性，即在环境因素的影响下容易发病。同卵双生子的患病率（59.24%）高于异卵双生子（28.22%）。

【发病机制】

神经症的发病机制至今尚无公认一致的答案。生物学研究表明，中枢神经系统某

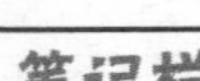
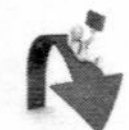

些结构或功能的变化可能与神经症的发生有关。心理学研究历史较长,不同心理学派对其有不同的解释。精神分析学派把神经症看成是一种防御机制,通过这种机制,使被压抑在潜意识之中的本能欲望改头换面得到了满足,从而使内心冲突趋于缓和,避免了内心冲突持续下去可能导致的精神崩溃。行为主义认为,许多神经症如恐惧症和焦虑症都是后天或早年生活经历了某些习惯的社会性行为的强化所致。认知心理学认为,由于神经症患者有特殊的个体易感素质,因此常常做出不现实的估计与认知,以致出现不合理、不恰当的反应,这种反应超过一定限度与频度,便出现疾病。

【临床表现】

1. 焦虑症(anxiety neurosis)　是一种以焦虑情绪为主要表现的神经症,包括急性焦虑和慢性焦虑两种临床相,常伴有头晕、胸闷、心悸、呼吸困难、口干、尿频、尿急、出汗、震颤和运动性不安等。临床分为广泛性焦虑与惊恐障碍两种表现形式。

(1)广泛性焦虑:又称慢性焦虑,是焦虑症最常见的表现形式,常缓慢起病,患者长期感到紧张和不安,具体表现为以下几点。①精神焦虑:精神上的过度担心是焦虑症状的核心症状。表现为对未来难以预料的、可能发生的某种危险或不幸事件经常担心。有的患者不能明确意识到他担心的对象或内容,而只是一种强烈的提心吊胆、惶恐不安的内心体验;有的患者担心的也许是现实生活中可能会发生的事情,但其担心、焦虑、烦恼的程度与现实很不相称。患者常有恐慌的预感,终日心烦意乱、忧心忡忡,坐卧不安,似有大祸临头之感。②躯体焦虑:表现为运动不安和多种躯体症状。患者不能静坐,不停地来回走动,搓手顿足,无目的的小动作增多;主观上感到一处或多处肌肉不舒服的紧张感,严重时有肌肉酸痛,多见于胸部、颈部和肩背部肌肉,紧张性头痛也很常见。自主神经功能紊乱表现为心动过速、胸闷气短,口干,皮肤潮红或苍白,出汗,尿意频繁,便秘或腹泻等。③警觉性增高:表现为对外界刺激敏感,容易出现惊跳反应,注意力难以集中,容易受干扰,难以入睡,情绪易激惹、感觉过敏等。④其他症状:广泛性焦虑障碍常合并其他症状,如抑郁、强迫、恐惧、惊恐发作及人格障碍等。

简述神经症的分类、临床特点。

(2)惊恐障碍:又称急性焦虑障碍,这是一种突如其来的惊恐体验,表现为严重的窒息感、濒死感和精神失控感。患者宛如濒临末日,或奔走,或惊叫,惊恐万状、四处呼救。惊恐发作伴有严重的自主神经功能失调。急性焦虑发作通常起病急速,终止也迅速。一般持续数十分便自行缓解。发作后仍心有余悸,不过焦虑的情绪体验不再突出,而代之以虚弱无力,需经若干天后才能逐渐恢复。

2. 强迫症(obsessive-compulsive disorder)　是以强迫观念、强迫冲动或强迫行为等症状为主要表现的一种神经症。其特点是有意识的自我强迫和反强迫并存,两者强烈冲突使患者感到焦虑和痛苦。患者意识到强迫症状的不合理性,但无法摆脱。病程迁延者可表现为仪式动作为主而精神痛苦减轻,同时社会功能严重受损。

(1)强迫观念:①强迫性穷思竭虑,对一些毫无意义的"问题"反复思索,刨根问底。如反复思考"太阳为什么每天从东边升起而不是从西边升起"。②强迫怀疑,对已经完成的事情有不确定感。如怀疑门窗是否关好、水龙头是否关好等。③强迫联想,患者头脑中出现一个观念或看到一句话便不由自主地联想起另一个观念或词句,且大多是对立性质的,如看到"胜利",马上就联想到"失败"等。④强迫回忆,患者不由自主地反复回忆以往经历,虽是小事,但因无法摆脱,而感到苦恼。⑤强迫意向,患

笔记栏

者感到一种冲动要去做某种违背自己意愿的事情，但一般不会转变为行动，因为患者知道这种冲动是非理性的、荒谬的，所以努力克制，但内心冲动无法摆脱。如看到电源插座就想去触摸等。

（2）强迫动作和行为：①强迫检查，多为减轻强迫怀疑引起的焦虑而采取的行为。常表现为反复检查门窗、煤气是否关好，电源插头是否拔掉，账目是否算错等。②强迫洗涤，多源于害怕受到污染这一强迫观念而表现为反复洗手、洗衣物、消毒家具等。③强迫性仪式动作，多是为了对抗某种强迫观念所引起的焦虑而逐渐发展起来的一套复杂的仪式化程序。④强迫询问，患者常常不相信自己，为了消除疑虑或穷思竭虑带来的焦虑，常反复询问家人、医生等，以获得解释与保证。

3. 恐惧症（phobia）　恐惧症患者所恐惧的对象多达数百种，而且多以恐惧对象作为疾病名称。通常将其归纳为三大类。

（1）广场恐惧症：又称场所恐惧症、旷野恐惧症等。是恐惧症中最常见的一种，多起病于中青年（20～30岁），女性多于男性。主要表现为对某些特定环境的恐惧，如广场、拥挤的公共场所、公共汽车、教室或封闭的环境等。关键特征之一是患者害怕没有即刻能用的离场出口，因而回避这些环境，害怕进入商店、电影院、车站等，甚至根本不敢出门。恐惧发作时常伴有强迫、抑郁、人格解体等症状。

（2）社交恐惧症：又称社交焦虑障碍，多于17～30岁起病。男女发病率相近。常无明显诱因突然起病，恐惧对象主要为社交场合和人际接触。表现为害怕参加以自己为中心的活动，一旦发现别人注意自己就不自然，不敢抬头、不敢看别人的眼睛，不敢在公共场合演讲，集会不敢坐在前面，甚至觉得无地自容，因而回避社交。

（3）单纯恐惧症：恐惧对象主要为某一具体的物体或情境，如害怕接近特定的动物，害怕黑暗、雷鸣、高处、飞行、封闭空间、进食某些东西、目睹流血或创伤，害怕接触特定的疾病等，促发的情境单一、具体。特定恐惧一般在童年或青年期就出现，症状一般较恒定，有部分患者却有可能在消除了对某一物体的恐惧之后，又出现新的恐惧对象。

4. 躯体形式障碍（somatoform disorder）　是一类以持久的担心或相信各种躯体症状的优势观念为特征的神经症。尽管患者症状的发生与不愉快的生活事件、艰难处境或心理冲突密切相关，但患者常常否认心理因素的存在。患者常伴有焦虑或抑郁。躯体形式障碍包括躯体化障碍、疑病障碍、躯体形式的疼痛障碍、未分化躯体形式障碍等多种形式。

（1）躯体化障碍：主要表现为多种多样、经常变化的躯体症状，症状可涉及身体的任何系统或器官，常为慢性波动性病程。各种医学检查的正常结果和医生的合理解释，均不能打消患者的疑虑，常导致患者反复就医和明显的社会功能障碍。常见的症状是胃肠道症状（疼痛、反酸、呃逆、恶心呕吐等）、异常的皮肤感觉（痒、麻木感、刺痛、烧灼感、酸痛等）、假性神经系统症状（共济失调、肢体瘫痪或无力、吞咽困难、抽搐等），性及月经方面的主诉也很常见。患者常常伴有明显的抑郁和焦虑。女性多见，起病年龄多种在30岁以前，病程至少2年以上。

（2）疑病障碍：主要表现为担心或相信自己患有某种严重的身体疾病，因此反复就医。各种医学检查和医生的解释均不能打消其疑虑，其关注程度与实际健康状况很不相称。即使患者有时存在某种躯体疾病，但不能解释所诉症状的性质、程度，或患者

笔记栏

的痛苦与优势观念，常伴有焦虑、抑郁情绪。

(3)躯体形式的疼痛障碍：主要表现为一种不能用生理过程或躯体障碍给予合理解释的持续、严重的疼痛，情绪冲突或心理社会因素直接导致了疼痛的发生，医学检查不能发现疼痛部位有相应的器质性变化，病程常迁延6个月以上，并使社会功能明显受损。

(4)未分化躯体形式障碍：患者常诉一种或多种躯体症状，症状具有多变性，临床表现类似躯体化障碍，但不够典型，病程不足2年。

5. 神经衰弱(neurasthenia)　是一种以精神易兴奋又易疲劳为特征的神经症，并表现为情绪易激惹、易烦恼、易紧张，还伴有肌肉紧张性疼痛和睡眠障碍等生理功能紊乱症状。

(1)脑功能衰弱症状：包括精神易兴奋、易疲劳。精神易兴奋主要表现为联想和回忆增多而杂乱；感觉阈值降低，对外界的声光等刺激敏感；注意力很难集中，易受无关刺激的干扰；情绪易激惹。精神易疲劳是神经衰弱患者的主要特征，以精神疲劳为主，常伴不良心境、情境性、弥散性，不伴有欲望和动机的减退。

(2)情绪症状：主要表现为烦恼、紧张、易激惹，一般具有以下特点。①患者感到痛苦或影响社会功能而求助；②难以自控；③情绪的强度及持续时间与生活事件或处境不相符。

(3)心理生理症状：患者生理功能紊乱多与心理因素有关，常表现为睡眠障碍、紧张性头痛及个别内脏功能轻度或中度障碍。

【治疗】

神经症的治疗主要包括药物治疗与心理治疗的联合应用。药物治疗对控制神经症的症状是有效的，而神经症的发生主要与心理社会应激因素、个性特征密切相关，因此心理治疗尤为重要，不但可以缓解症状，对于一些患者，还可以达到根治的目的。

心理治疗方法有多种方法，方法的选择取决于患者的个性特征、疾病类型以及治疗者对某种心理治疗方法的熟练程度与经验。常用的心理治疗方法有：认知疗法、心理疏导、精神分析治疗、森田疗法、暗示疗法等。目的在于让患者逐渐了解所患疾病的性质，改变错误的认知，解除或减轻精神因素的影响，使患者对自己的健康状态有一个相对正确的认识。

药物治疗主要是对症治疗，可针对患者症状、不同亚型选药。药物治疗的优点是控制靶症状起效快，早期与心理治疗合用有助于缓解症状，提高患者对治疗的信心，促进心理治疗的效果与遵医行为。应该注意的是，用药前应先向患者说明所用药物的起效时间以及治疗过程中可能出现的不良反应，使其有充分的心理准备，增加治疗的依从性。否则许多神经症患者可能因求效心切或因过于敏感、疑病的个性特点而中断、放弃治疗或频繁变更治疗方案。

【护理】

1. 护理评估

(1)一般情况：评估患者的日常生活情况如睡眠、衣着、大小便、月经情况、自理能力等；与周围环境接触如何；对周围的事物是否关心；主动接触及被动接触状况；合作

笔记栏

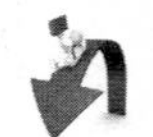

状况。

（2）心理社会评估：①心理功能方面，评估患者的心理状态，包括认知、情感及行为活动；病前性格特征和对应激事件的心理应对方式。②社会功能方面，主要评估患者的人际交往能力是否受损。③家庭与环境方面，评估患者家属对患者所持的态度；患者年幼时所受的教育、生活的环境、父母的教育方式、家庭经济状况、婚姻状况、子女、生活和工作学习环境等情况、直系亲属心理、生理健康状况以及患者的社会支持系统等资源。

（3）生理功能评估：评估患者躯体不适，包括严重程度、性质，应分清是器质性还是心因性。评估生命体征、睡眠、营养、排泄、月经、躯体各器官功能及生活自理能力等。

2. 常见护理诊断及医护合作性问题

（1）睡眠形态紊乱：与焦虑引起的生理症状有关。

（2）自理能力受损：与强迫行为或强迫思维、刻板的仪式化动作有关。

（3）皮肤完整性受损：与强迫行为过度洗涤有关。

（4）疼痛或躯体不适：与自主神经功能紊乱有关。

（5）焦虑：与缺乏疾病知识、不愉快的观念反复出现有关。

（6）个人应对无效：与焦虑、恐惧而无力应对压力情境有关。

（7）自我概念紊乱：与缺乏自信、角色功能改变有关。

3. 护理目标　患者能够正确认识和对待所患疾病，善于分析患病原因，学会合理宣泄情绪，减轻痛苦；自理能力逐渐恢复，基本生理需要得到满足；症状减轻或消失，舒适感增加；能够与他人建立良好的人际关系，社会功能基本恢复正常；皮肤完整无破损；能应用所学的适应性行为应对生活中的应激事件；能正确认识心理因素和社会因素与疾病的关系。

4. 护理措施

（1）生理功能护理方面：创造良好的睡眠环境，安排合理的作息时间，养成良好的睡眠习惯等。教会患者促进入睡的方法，如用温水泡脚、睡前喝热牛奶等。另外，患者可能会有食欲减退、体重下降等情况，其原因可能是抑郁、焦虑等负性情绪和胃肠功能紊乱、便秘、腹胀等躯体不适所致。因此，护士要对患者进行解释，使患者能有正确的认识，鼓励患者进食，帮助选择易消化、营养丰富和色香味俱佳的食物。对便秘患者鼓励多喝水，多吃蔬菜水果，适当运动，养成每天排便的好习惯。患者可能因躯体不适的症状、情绪抑郁等忽视个人卫生，也可因仪式动作、强迫行为等导致生活自理能力下降，护士应耐心协助患者做好头发、皮肤等护理。

简述神经症患者的护理措施。

（2）心理护理：①建立良好的护患关系，以真诚、理解、接纳的态度对待患者。当患者述说躯体不适时，要耐心倾听，并认真进行体格检查，不要轻易否定症状的存在。因为对患者而言，其症状是真实的，并非自己可以控制的。选择适当的时机，结合正常的检查结果，使患者相信其不适并非器质性病变所致。②鼓励患者表达自己的情绪和不愉快的感受，当患者表达自己的情绪和感受时，有助于释放内心的焦虑。护士要态度和蔼，注意倾听患者的心声，提问要简单，着重当前问题。对不太合作的患者，护士应耐心解释，给患者足够的时间以做调整，以温和的态度面对，或择期再询问；患者愿意诉说时，要及时给予鼓励，逐步深入，帮助患者识别自己的焦虑情绪。此后，再逐步

笔记栏

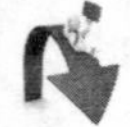

引导患者接受自己的负性情绪，共同来寻找出负性情感发生前有关的事件，进一步探讨应激源和诱因。帮助患者认识自己的负性情绪，也有利于护士发现患者的心理问题，制订相应的护理措施。③与患者共同探讨与疾病有关的应激源及应对方法，提供环境和机会让患者学习和训练新的应对技巧，加强患者控制紧张、焦虑等负性情绪的技巧，帮助患者消除应激，使其相信该病有治愈的希望。有技巧地协助患者将话题从身体症状转移到目前生活的境遇中，协助患者找出相关的应激源和诱发因素；同时，最重要的是帮助患者认识过去习惯性的应对方法，对成功有效的给予肯定，并鼓励患者学习新的应对方法。这不仅有利于患者正确认识和对待疾病，学习新的应对方法，接受和应对不良情绪，也有利于让患者在与护士交谈中了解自己的病因，增强对应激事件的认知能力。反复强化患者对自己能力和优势的认可，忽略其缺点和功能障碍；鼓励患者敢于面对症状，提供可能的解决问题的方案，并鼓励和督促实施。提高患者的自信心，消除不安全感，积极配合治疗，有利于早日康复。④协助患者获得社会支持，帮助患者认清现有的人际资源，扩大社会交往的范围，使患者的情绪需求获得更多的满足，并可防止或减少患者使用身体症状来表达情绪的倾向。同时，协助患者和家庭维持正常的角色行为。做好家属工作，争取家庭和社会的理解与支持。护士应协助分析患者可能的家庭困扰，确认正向的人际关系，并对存在的困扰进行综合分析，寻求解决方法，如夫妻治疗或家庭治疗等。还可鼓励患者发展新的社会支持系统。⑤帮助患者学会放松技术，如慢跑、深呼吸、静坐、听音乐、练气功、打太极拳，也可利用生物反馈仪训练肌肉放松等。

(3)安全护理：神经症患者可引起继发性情绪低落，可能会出现自伤，甚至自杀行为，要加强预防。为患者提供安静、舒适、安全的治疗环境，减少外界刺激，避免环境中的危险品及其他不安全因素。

5. 健康教育

(1)患者健康教育：指导患者认识到个性特点与疾病的关系，使患者对神经症的发作有正确认识，消除模糊观念引起的焦虑、抑郁，纠正错误观念。教会患者学会正确处理问题的方法，学会处理人际关系，调整不良情绪，增强心理承受和适应能力。

(2)家属健康教育：指导家属了解疾病相关知识，使家属理解患者的痛苦和困境，配合治疗护理，既要关心和尊重患者，又不能过分迁就或强制，帮助患者合理安排生活、工作，恰当处理与患者的关系，减少不良因素的刺激，并要做好患者出院后的心理护理，教会家属帮助患者恢复社会功能，防止复发。

第二节　应激相关障碍患者的护理

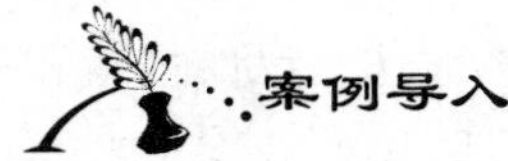

陈某，男，27岁，高中文化，未婚，安徽人。曾是摩托车飙车手并以此为生，生活富裕，2005年初，交了一个女朋友，感情很好。半年以后，女友认为飙车太危险，坚决要他改行做生意，可陈认为，飙车刺激，自己

笔记栏

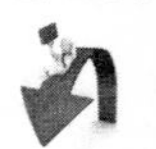

非常喜欢，不忍放弃。另外，飙车能挣钱，自己又没有其他本事，仍想继续做。为此，女友经常和他争吵。2005年底，他又要飙车，女友竭力阻止，但他非去不可，情急之下，女友抢走了他的大马力摩托车，并骑上车飞驰而去。由于技术不好，车速太快，开出不远就撞上了一辆汽车，结果车毁人亡。

血淋淋的场面就发生在他眼前，令他悲痛欲绝，几乎崩溃。料理完女友的后事，陈离开家乡来到上海打工，主要想换个环境。不久，他女友15岁的妹妹也来到上海，他将她视为亲妹妹一样照顾。近半年来，他会经常回忆女友撞车的惨景，始终认为是自己杀了女友，内疚不已。近1个月来，尤其感到食欲缺乏，睡眠不好，常做噩梦。还担心女友的妹妹会走上邪路。整日忧心忡忡，他也觉得应该为死者感到难过，才是有良心的作法，还经常想到活在世上太痛苦，不如跟随女友一死了之，但担心女友的妹妹无人照顾，更对不起她家人。

请结合案例思考：①该疾病的诊断是什么？②该疾病的主要临床特点有哪些？③主要的护理问题是什么？该如何实施护理？

应激（stress）是机体通过认识、评价而察觉到应激源的威胁时，引起的心理、生理改变的过程，是个体对面临的威胁或挑战做出适应和应对的过程。应激源（stressor）是指需要个体动员自身的心理生理资源或外部资源进行调节，重新加以适应的生活境遇的改变和环境改变，也称为应激性生活事件。应激性生活事件可以只影响个体，也可能涉及整个家庭甚至整个社区。

> 简述应激的概念。

通常应激引起的防御反应是一种保护机制，不一定引起病理改变过程，但当应激反应超出一定强度或持续时间超过一定限度，会导致应激系统的失调，并对个体的社会职业功能和人际交往产生影响时，即构成应激相关障碍。

应激相关障碍也称反应性精神障碍。是一组主要由心理、社会环境因素引起异常心理反应所导致的精神障碍。包括急性应激障碍、创伤后应激障碍、适应性障碍等。主要是根据精神症状出现的时间或临床表现分类。

【病因和发病机制】

决定严重应激障碍的发生发展、病程和临床表现的因素有：生活事件和生活处境，如剧烈的超强精神创伤或生活事件，或持续困难处境，均可成为直接病因；社会文化背景；人格特点、教育程度、智力水平，以及生活态度和信念等。强烈或持久的精神刺激因素是导致本病发生的直接原因。当精神刺激因素达到一定强度，超过个人的耐受阈值，即可造成强烈的情感冲击，使个人失去自控力，产生一系列精神症状。精神因素是否致病，除精神刺激本身的特征和程度外，还与个人当时的健康状态及造成内心冲突的严重程度有关。有家族精神病遗传史及个人易感素质者，在遭受强烈刺激时，易发生本病。

笔记栏

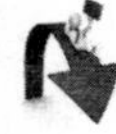

简述应激障碍的临床表现及治疗原则。

【临床表现】

(一)急性应激障碍

在遭遇急剧、强烈的精神刺激后数分或数小时发病,临床表现:①意识障碍为主要表现。多为注意狭窄、言语缺乏调理、动作杂乱、对周围事物感知迟钝、定向力障碍、意识恍惚或朦胧状态,意识范围狭窄,表现为自言自语、词句零乱或不连贯无条理,令人难以理解。动作杂乱而无目的性,可有冲动行为。恢复后少数患者对病情不能很好回忆。②精神运动障碍,有强烈恐惧体验的精神运动性兴奋或精神运动性抑制。精神运动性兴奋表现为兴奋、激越或叫喊,行为有一定的盲目性;精神运动性抑制表现为对周围环境的退缩,甚至出现毫无反应的木僵状态,情感麻木。此外,还可伴有自主神经系统症状,如心动过速、出汗、皮肤潮红等。如果应激源消除,病程短暂,数小时至数天内症状完全消失,预后大多良好。

(二)创伤后应激障碍

创伤后应激障碍是遭受异常强烈的威胁性或灾害性的心理创伤所引起的一系列特征性表现。本病从遭受创伤到出现精神症状大约为几天到数月后起病,症状严重持久,病程可长达数年。临床表现:①反复重现创伤性情境,即对应激事件重演的生动体验;反复出现创伤性梦境或噩梦。②不与他人接触,对周围环境无任何反应,情感缺失。③回避对既往创伤处境或活动的回忆,害怕和避免想起遭受创伤的心情也较常见。④持续性的警觉性增高状态,容易受惊吓和失眠。⑤少数患者会发生消极念头,有自杀企图。

此病发病迟缓,症状严重持久,可有波动性,但大多数患者能恢复(1 年左右)。少数病例可持续数年不愈,可有人格变化。

(三)适应性障碍

因长期存在应激源或困难处境,如移民、出国、入伍、退休等,加上患者有一定的人格缺陷,产生烦恼、焦虑不安、注意力难以集中、胆小害怕等的情感障碍,产生退缩、不愿与人交往等适应不良的行为障碍以及睡眠不好、食欲缺乏等生理功能障碍等妨碍患者社会功能的一种慢性心因性障碍。起病通常在生活事件发生后 1 ~3 个月之内,除长期的抑郁性反应外,在离开创伤性环境后,病程一般不超过 6 个月。

临床表现多种多样,按主要精神症状可做以下分型:

1. 情感障碍型　①以情绪低落、易哭、悲观绝望等症状为主(严重者可有自杀行为)的抑郁型;②以焦虑、烦恼、敏感多疑、紧张不安、不愿向别人倾诉痛苦等症状为主的焦虑型。

2. 行为障碍型　①以逃学、旷工、斗殴、粗暴、违反社会规范、目无法纪等行为问题为主的品行障碍型;②孤独、离群、不参加社会活动、不注意卫生、生活无规律等为主的退缩型;③以工作、学习能力受影响、效率下降为主的能力减弱型。

3. 生理功能障碍型　以头痛、胃痛、易疲劳、睡眠不好和其他身体不适为主要症状的躯体型。

4. 混合型　许多患者出现的症状是综合的,无突出症状,则把它称为混合型。

笔记栏

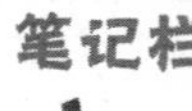

【治疗】

应激相关障碍的治疗主要是心理治疗与药物治疗相结合。治疗的目的是尽可能去除精神因素或脱离引起精神创伤的环境,转移或消除应激源。心理治疗的方法很多,应因人而异。主要治疗内容包括同患者分析发病经过,指导患者如何对待有关应激。帮助患者调整有缺陷的个性系统,建立有效的心理应对方法。

药物治疗的原则是根据症状对症处理。如对焦虑、恐惧不安者,可选用抗焦虑药;对精神运动性兴奋、妄想症状为主的,可给予适量的抗精神病药物治疗;对抑郁症状突出、持续时间较长者可选用抗抑郁剂。对有严重自杀企图或有自杀、自伤行为者,可采用无抽搐性电休克治疗。另外,对不能主动进食者或饮食过少者,要给予支持治疗,如输液、补充营养,以保证每日所必需的热量。

一般而言,应激相关障碍的患者在脱离应激源后,大多数都预后良好,少数精神应激过于强烈,或心理素质缺陷较严重者,可能迁延不愈。

【护理】

1. 护理评估

(1)躯体评估:如营养、食欲、便秘、睡眠等。

(2)心理评估:①精神症状,包括感知觉症状如有无妄想、幻觉等。②情感状态,如有无惊恐、害怕、焦虑、抑郁、恐惧等。③心理危机,必须仔细判断患者目前有无发生自杀行为的潜在危险。

(3)社会功能:如人际交往、退缩、社会角色、个人工作及生活能力有无受损等。

(4)家庭环境评估:如患者家属对本疾病的认识情况,家属对患者所持的态度。患者与亲属及朋友的人际关系,患者可利用的社会资源等。

(5)应激源和应激过程评估:对应激过程的评估要特别详细,包括发病原因,种类、严重性、发生频率和持续的时间、当时的情景等;患者的应对方法、主观感受与评价、疾病发作与心理创伤的关系等。

2. 护理诊断

(1)有营养失调的危险:与生活不能自理有关。

(2)睡眠形态紊乱:与应激事件导致的情绪不稳、主观感觉不安、无法停止担心、环境改变、精神运动性兴奋有关。

(3)焦虑:与长期面对应激事件、主观感觉不安、无法停止担心有关。

(4)强暴综合征:与被强暴有关。

(5)迁居应激综合征:与居住环境改变有关。

(6)有自杀自伤的危险:与应激事件引起的抑郁、焦虑情绪有关。

(7)有受伤的危险:与意识范围狭窄、兴奋躁动、行为紊乱有关。

(8)个人应对无效:与应激持续存在有关。

(9)恐惧:与经历强烈的应激、反复出现闯入症状有关。

(10)自理能力下降:与应激事件导致的行为紊乱或行为退缩有关。

(11)社交能力受损:与应激事件引起的行为障碍有关。

(12)感知改变:与应激引起的反应有关。

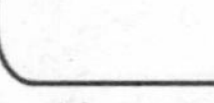

笔记栏

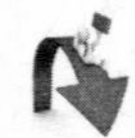

(13)思维过程改变:与应激引起的对周围环境认知的不正确有关。

3. 护理目标　应激相关障碍患者护理的最终目标是消除应激源的影响、矫正不良的心理应付方式。

(1)对作为诱发疾病的生活事件有较客观、正确的认识。

(2)症状减轻或消失,不发生伤害自己或他人的行为。

(3)能适应环境,控制自己的自责、内疚、愤怒等情绪。

(4)能面对现实,应用所学应对技巧控制情绪和身体症状。

(5)保持良好的个人卫生和充足的营养及睡眠。

(6)恢复正常的生活自理能力和社会功能。

4. 护理措施

(1)躯体方面:对有自理缺陷(如心因性木僵或瘫痪)的患者,应加强对其的生活护理,帮助患者满足基本需要,如沐浴、洗漱、如厕等个人卫生;对营养不良和进食有困难的患者应保证其营养需要,加强饮食护理,必要时鼻饲流质饮食;对心因性瘫痪或木僵患者要做好皮肤口腔等护理,定时翻身,预防褥疮和口腔溃疡;提供安静舒适的环境,做好睡眠护理。

简述应激障碍的护理措施。

(2)心理方面:①建立良好的护患关系,通过主动倾听、共情支持、态度温和诚恳、接纳患者的感受等,建立患者对护理人员的信任感。增加责任护士与患者接触的次数、时间。通过语言沟通,鼓励患者倾诉自己的创伤体验,渲泄压抑、愤怒的情绪,帮助患者认识应激相关障碍的症状和分析恶劣心境的原因及危害。②采用支持性心理护理,帮助患者渡过困境。经常给予可以帮助患者减轻恶劣心境的言语性和非言语性安慰,如积极暗示性语言,或握住患者的手、抚摸患者的手等。同时采用共同参与模式,根据患者承受能力,让患者选择做些什么,让患者在活动中或与他人的交往中减少对以往创伤事件的回忆,或减轻孤独感及纠正退缩、回避他人的行为。③指导患者使用放松技术,如缓慢深呼吸、全身肌肉放松、听音乐等。配合医生做好暗示治疗、行为治疗、生物反馈治疗等。④帮助患者认识自己个性中的不足,改变患者的认知,正确对待致病因素和疾病发生,确认以前使用过的有效的心理应对方法,或训练有效的心理应对方法,帮助患者提高自我康复能力及应激能力。

(3)社会功能方面:①提供适合于治疗疾病的环境,减少外界的刺激。如严重应激障碍发作时,应将家属隔离;对严重焦虑反应表现出来的挑衅和敌意,须适当限制,必要时设专人陪护;对有意识障碍的患者防止走失和跌伤。②要善于从患者的语言、行为特点去观察病情并发现患者的内心活动,及时捕获自杀、自伤或冲动伤人的危险信息,及时发现预兆并防患于未然。③对恢复期患者要进行心理与社会功能的康复训练,帮助患者认识和正确对待致病因素和疾病的性质,克服个性缺陷,掌握疾病康复途径,以利于患者重返社会。

(4)其他方面:①按医嘱给予相应的药物治疗,如抗焦虑、抗抑郁、抗精神病药。让患者了解药物的作用及不良反应,让患者学会自己观察药物的作用与不良反应;②帮助患者及家属学习有关疾病知识,消除对本病会变成精神病的误解;③指导患者家属正确帮助患者恢复社会功能。

5. 护理评价　可根据护理目标是否得以实现来进行。应从以下几个方面进行:

(1)症状消失情况,患者的异常情绪、反应是否按预期目标得到改善,并能控制自

笔记栏

己的情绪。

(2)患者在护理措施的干预下,是否改善了心理应对方式。

(3)一般情况,包括睡眠充足、营养状况良好、生活有规律等。

(4)恢复正常社会功能。

小　结

1. 神经症是一组有一定人格基础,起病受心理社会因素影响的精神障碍的总称。其包括焦虑症、强迫症、恐惧症、躯体形式障碍、神经衰弱、其他或待分类的神经症。

2. 神经症的治疗主要包括药物治疗与心理治疗的联合应用。心理治疗的目的是使患者了解所患疾病的性质,改变错误的认知,使患者对自己的健康状态有一个相对正确的认识。药物治疗主要是对症治疗。

3. 神经症患者的护理主要是使患者能够正确认识和对待所患疾病;合理宣泄情绪;症状减轻或消失;社会功能基本恢复正常;能正确认识心理因素和社会因素与疾病的关系。

4. 应激相关障碍是一组主要由心理、社会环境因素引起异常心理反应所导致的精神障碍。治疗以心理治疗为主,药物支持对症处理。护理目标是消除应激源的影响、矫正不良的心理应对方式。

同步练习题

1. 神经症旧称(　　)

A. 神经官能症　　B. 神经质

C. 歇斯底里　　D. 神经病

E. 心因性疾病

2. 关于强迫症的描述哪项不正确(　　)

A. 强迫观念　　B. 强迫意向

C. 强迫行为　　D. 病前癔症性格多见

E. 强迫洗涤

3. 恐惧与焦虑的区别是(　　)

A. 有无惊恐发作　　B. 有无具体的环境或情绪

C. 有无精神焦虑　　D. 有无焦虑情绪

E. 有无身体焦虑

4. 导致严重应激障碍发生的直接原因是(　　)

A. 遗传因素　　B. 精神因素

C. 器质性因素　　D. 生物因素

E. 环境因素

5. 急性应激障碍一般发生在精神创伤性事件后(　　)

A. 数分内　　B. 数小时内

C. 数天内　　D. 数周内

E. 数月内

笔记栏

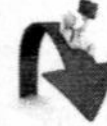

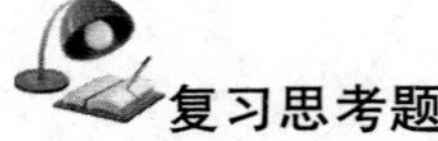

复习思考题

1. 神经症分为哪几类？
2. 强迫症的临床表现有哪些？
3. 恐惧症分为哪三大类？
4. 简述应激相关障碍的护理原则。

（新乡医学院第二附属医院　蒋玉卉）

第十一章 心理因素相关生理障碍患者的护理

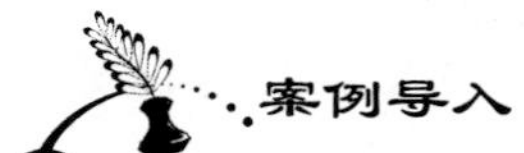

某女，15岁，半年前患者因体形偏胖被同学笑话，开始节食，并吃泻药以减肥，有时患者一次吃很多，事后通过诱吐将吃进去的食物吐出来，经过2个月的节食，患者体重明显减轻，由原来的50 kg减为40 kg。但患者仍认为自己胖，并继续控制饮食，1个月前患者体重降至30 kg，并出现闭经，身体十分虚弱。家属有时强行喂东西给她吃，患者吃后便吐，平时仅喝少量糖水和奶。入院前5 d，患者发热，体温39.0℃左右，虚弱、不进饮食、卧床不起，被家人抬送入院治疗。既往体健，家族史无特殊。入院体格检查：体温39.5 ℃、脉搏112次/min、呼吸24次/min、血压90/60 mmHg，消瘦，营养差，呈恶病质。双肺呼吸音粗，背部有少许湿啰音、心律齐，未闻及杂音，神经系统检查未见异常。

诊断：神经性厌食。

请结合案例思考：①该疾病的主要临床症状有哪些？②主要的护理诊断是什么？针对这名患者该如何实施护理？

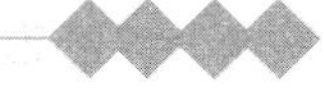

心理因素相关生理障碍是指由社会、心理因素为主要发病原因，以生理障碍为主要临床表现的一类疾病的总称。

睡眠、进食和性是人类的基本生理功能，主要在多种相互联系和相互影响的心理因素作用下，通过人体的自主神经系统、内分泌系统和免疫系统等活动作为中介机制，导致人体生理健康的损伤。本章主要介绍进食障碍及睡眠障碍。

第一节 进食障碍患者的护理

进食障碍是指由社会心理因素引起，故意拒食、节食或呕吐，导致体重减轻和营养不良，或出现发作性不可克制的贪食等异常的进食行为。主要的临床特征是异常的进

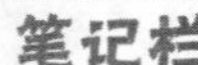

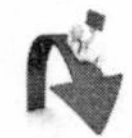

食速度和行为，过分关注体重、体形，通常会引起身体健康受损，患者内心痛苦。主要包括神经性厌食症、神经性贪食症和神经性呕吐。进食障碍较易发生在青少年和成年早期人群中，尤其是女性群体。

进食障碍的病因及发病机制并未完全清楚，其发病可能与心理、生物学和社会文化因素等有关。该病患者往往追求完美，存在个性弱点，处理心理冲突能力较差。由于现代社会审美趋向、追求美的标志是身体苗条，人们把女性的身材苗条作为举止文雅、自我约束、有吸引力的象征，因而使众多女性追求苗条。在发生难以解决且影响情绪的生活事件以后，患者以不恰当的进食行为解除内心压力和矛盾，即出现进食障碍。进食障碍患者单卵双生子的同病率高于双卵双生子；神经递质例如5-羟色胺和去甲肾上腺素以及免疫调节功能也可能存在异常。

一、常见类型的临床表现

（一）神经性厌食症

神经性厌食症是以患者对自身体像的感知有歪曲，担心发胖而故意节食，以致体重显著下降为主要特征的一种进食障碍。多见于青少年女性，尤其在初、高中女学生中发病率最高。

简述神经性厌食症的临床表现。

1. 恐惧肥胖，关注体形　其核心症状是对肥胖的恐惧和对体形体重的过度关注，拒绝保持与年龄、身高相称的最低体重。个体担心发胖而故意节食，以致体重显著下降。多数患者为自己制订了明显低于正常的体重标准，有些患者虽无标准，但要求体重不断下降；有些患者即使已经骨瘦如柴仍认为自己太胖；有些患者即使体重已经很低，仍强烈地害怕体重增加或发胖而不肯进食。

2. 采取各种措施控制体重　为避免体重增加或达到自己制订的体重标准，患者常常严格限制饮食。患者善于研究食物的营养、热量隐藏或浪费食物，多数患者对食物的成分了如指掌，对食谱有严格的要求，对食物严格挑选。除限制进食外，患者还常采用过度运动避免体重增加，这些活动强度量多与体力极不相称，运动的习惯一旦形成，往往不会短期内消失，即使患者极度消瘦、虚弱时，仍继续坚持锻炼。有的患者进食后采用诱吐或服泻药、利尿药和减肥药的方式避免体重增加，但导致了水、电解质紊乱和酸碱平衡失调。

3. 存在心理障碍　大约2/3的厌食症患者合并一种或多种精神障碍，其中约60%的患者患有抑郁症，表现为情绪低落，情绪不稳，易冲动，有些患者有自杀的危险；33%的患者有焦虑症状，惊恐发作，恐惧也较常见；部分患者存在强迫性的特征，表现为一定要说服别人，做事刻板，有特定顺序，做事追求完美；20%～80%的患者具有人格障碍，个别患者还有偷窃食物、储藏食物、强迫他人进食的行为。

4. 导致生理功能紊乱　当患者体重下降并明显低于正常标准时，可能导致各种生理功能的改变，女性会出现月经紊乱或闭经，男性多表现为性欲减退及阳痿。如果在青春期前发病，青春期发育会放慢甚至停滞。严重的营养不良、水和电解质失衡不能纠正时，可导致死亡。

笔记栏

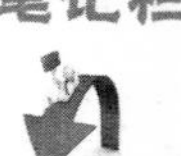

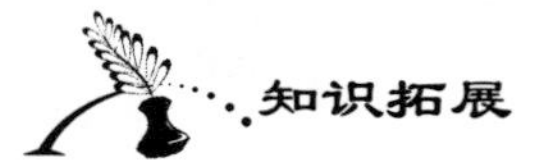

厌食症的历史

以瘦为美，鼓励节食并不仅仅是现代社会的产物。在英国维多利亚时代后期，某些养尊处优的贵族女性开始有计划地追求一种审美理想而节食。贵族式的希腊文化曾对进食制定过科学规范，以期借此达到自制与适度。在中世纪，为了获得灵魂的净化并控制情欲，斋戒是所有基督教常规中最重要的一项。

19 世纪后期，在欧洲，打理身体开始成为中产阶级热衷的事情，节食的目的也变成了追求理想的体重和体形。资产阶级的"苗条暴政"登场了(尤其对妇女而言)，伴随而来的是无数旨在体形转变技巧的发展——节食、运动以及后来的化学和外科手术的手段。

今天，我们已清楚地意识到，这些技术以及围绕它们建立的工业是庞大而多方面的。在一定程度上，存在一种普遍的批评意识，然而主要的焦点集中在那些不幸的少数人身上，她们已经为节食所困扰，走得太远，甚至死亡，这就是病态的、极端的厌食。

(二)神经性贪食症

1. 神经性贪食症　是指具有反复发作的不可抗拒的摄食欲望及多食或暴食行为，进食后又担心发胖而采用各种方法以减轻体重，使体重变化并不一定明显的一种进食障碍。其患者群主要为女性，目前还没有流行病学报道，发病年龄多在 18 ~ 20 岁。

2. 不可控制的暴食　不可控制的发作性暴食是本病的主要特征。暴食发作时，患者有不可抗拒的进食欲望，进食量大、进食速度快，较喜欢高热量的松软甜食和含油多的食物，一般在短时间内摄入大量食物，进食时伴失控感，每次均吃到腹部胀痛或恶心时为止。进食时常避开他人，在公共场所尽量克制进食。当食物不充足时，可将任何可得到的食物吞下，甚至是自己的呕吐物、掉在地上的食物、食用油等。

简述神经性贪食症的临床表现。

3. 避免体重增加　患者过度关注自己的体形和体重，暴食后又担心体重增加，为抵消暴食引起的体重增加，而采用代偿性行为，如患者常采用自我诱吐、导泻等方法减少热量的摄入。自我诱吐是借催吐剂或用手指刺激咽后壁后发生，因此患者手背上常带有特征性的损伤。随着病程的发展，部分患者甚至可以不借助任何方法，而随心所欲地吐出食物。患者对自己的体像非常关注，很在意他人对自己身材的评价，其体重由于反复暴食和增加排泄而发生波动，但大多限于正常范围内。

4. 生理功能受损　暴食与代偿行为一起出现，如果长时间持续其结果可能会很危险。可能造成水、电解质紊乱，常见的有低钾血症、低钠血症、代谢性酸中毒、代谢性碱中毒、疲乏无力、皮肤干燥发黄、牙齿和牙龈损坏、心律失常、胃肠道损害等。

5. 心理障碍　患者常常伴有情绪低落、紧张、焦虑、易激惹等情绪障碍。

贪食症和厌食症可同时发生于同一个体上，大约 50% 的厌食症患者合并贪食症。

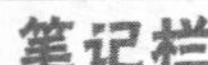
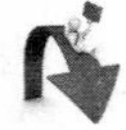

二、病程及预后

神经性厌食症的病程为慢性迁延性，有周期性缓解和复发，常常有持久存在的营养不良和消瘦。约50%患者治疗效果较好，表现为体重增加，躯体情况改善，社会适应能力得以提高；20%患者时好时坏，反复发作；25%患者始终达不到正常体重迁延不愈；5%～10%患者死于极度营养不良或其他并发症或情绪障碍所致的自杀等。其合并有抑郁症、广泛性焦虑障碍和强迫症等。

神经性贪食症的自然病程与预期后果目前没有流行病学统计资料。一些回顾性资料的研究显示经治疗后患者的症状可以缓解，治愈率并不乐观，常有反复发作，也有久治不愈。

三、治疗

进食障碍患者的治疗目标是纠正营养不良，重建正常的进食行为，主要以综合治疗为主，包括药物治疗、行为治疗、认知疗法和家庭治疗。多数进食障碍的患者可在门诊进行治疗，但当患者出现营养不良、电解质紊乱或有严重的自伤、自杀现象，应及早住院治疗，以免造成更严重的后果。

1. 支持治疗　进食障碍患者治疗的原则首先是以支持治疗为主，纠正营养不良，增加体重，维持酸碱、电解质平衡。

2. 心理治疗　进食障碍患者的治疗方法以心理治疗为主，包括认知疗法和行为疗法。治疗目标为恢复理想体重和重建正常进食行为模式。

（1）认知疗法：主要针对患者的体形障碍，进行认知行为纠正。具体方法主要为：探讨和了解患者的错误感知，深入了解患者的心理问题，帮助患者消除心理冲突，纠正不良认知，提高治疗信心，合理安排饮食，培养良好的生活规律。

（2）行为治疗：主要采用阳性强化法的治疗原则，把物质和精神奖励相结合，调动患者的积极性，重建正常的进食行为。例如作为奖励，给予一些特权或较多的行动自由。对于拒绝治疗，不按计划进食或自我呕吐的患者则给予负强化（惩罚），如取消某些特权或对行动自由加以限制。

（3）家庭治疗：家庭治疗针对与起病有关的家庭因素，系统的家庭治疗有助于缓解症状，改善抑郁情绪，预防复发。应帮助患者家属及亲友正确认识该病的发病原因，避免对患者进食问题的过分关注和不安，纠正对患者厌食症状不恰当的处理方式，协助患者建立良好而规律的生活习惯，以消除厌食行为，促进该症状尽快康复。

3. 药物治疗　主要针对某些患者存在的抑郁情绪、焦虑情绪进行对症治疗。抗抑郁药物应用较多，常用的是选择性5-羟色胺再摄取抑制剂、三环类抗抑郁药物等。氟西汀对暴食伴有情绪障碍的患者效果较好。

四、护理

【护理评估】

在评估进食障碍患者时，要采用观察、身体检查、查阅患者病历记录及检验报告进

笔记栏

行综合全面的评估,包括生理、心理、社会、文化等各方面。

1. 生理功能　患者的意识状态、生命体征、全身营养状况、体重变化情况、皮肤的弹性、双下肢有无水肿,以及指(趾)甲和牙齿的情况。

2. 心理功能

(1)认知:患者所认为的理想体重和对自身体形的看法,对自己所患疾病有无认识,有无自杀、自伤倾向,应对方式和心理防御机制的运行情况等。

(2)情绪:有无抑郁、焦虑、兴奋、易激惹等情感障碍。

(3)社会支持状况:社会支持系统是否良好,家庭环境气氛如何等。

3. 社会状况　发病有无明显的诱发因素;患者的工作学习情况如何,能否坚持正常的工作学习;与同事和家人能否正常相处等。

4. 其他

(1)评估患者目前每天的食谱、进食量以及以往的食谱、进食量。

(2)评估患者是否存在暴饮暴食的行为以及每天的运动量是否适度。

(3)评估患者是否有意限制饮食,进食后是否主诉腹痛、腹胀。

(4)评估进食后是否有诱吐行为。

(5)了解实验室及其他辅助检查的结果。

【护理诊断】

1. 营养失调:低于机体需要量　与限制或拒绝进食,或存在清除行为有关。

2. 营养失调:高于机体需要量　与不可控制的暴食有关。

3. 体像改变　与社会文化因素、心理因素导致对自我体像不满有关。

4. 体液过多　与血浆蛋白减少、蛋白质摄入不足有关。

5. 知识的缺乏　与健康相关的营养方面的知识缺乏有关。

6. 恐惧　与受到强烈刺激有关。

7. 便秘　与过分焦虑的情绪和排便无规律有关。

8. 体温过低　与营养不良、新陈代谢低有关。

【护理措施】

1. 基础护理

(1)饮食护理:保证患者营养,维持正常体重。当患者出现营养不良、电解质紊乱,最首要的护理措施是如何保证患者的入量,维持水、电解质平衡。①向患者解释治疗目的,讲解低体重的危害,以取得患者配合。②评估患者的体重情况,以及患者对限制自己体重所采取的措施,包括自我诱吐、使用泻剂或利尿剂等的情况。③评估患者达到标准体重和正常营养状态所需的热量。④与营养师和患者一起制订体重增长计划,并根据患者的体重情况不断修改食谱及进食量,鼓励患者按照计划进食。对于厌食严重者,进食进水要从小量开始,逐步缓慢增量,食物性质也应从液体、半流质、软食、普食的顺序过渡,使患者胃肠道能逐渐适应,同时能减轻饱胀感。在体重恢复过程中要特别注意体重增加的速度,应以每周增加0.5~1 kg为宜,过快易导致急性胃扩张和急性心衰。⑤如果患者严重缺乏营养又拒绝进食,在劝其进食的基础上可辅以胃管鼻饲或胃肠外营养。⑥ 每日使用固定体重计定时测量患者体重。密切观察和记录

如何对进食障碍的患者进行护理?

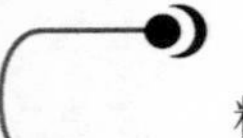

笔记栏

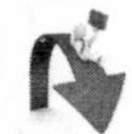

患者的生命体征、出入量、心电图、实验室检查结果(电解质、酸碱度、白蛋白等)直至以上项目指标趋于平稳为止。评估皮肤、黏膜的颜色、水分和完整性。如有异常,及时向其主管医生反馈。⑦提供良好的进餐环境,可集体进餐,餐前适当休息和注意水分的摄入,进食时和进食后需严密观察患者的进食情况,督促、监测患者进食,以防患者采取诱吐、导泄等清除行为。

(2)排泄护理:①评估患者排便习惯,找出便秘的相关因素;②向患者讲解利于排便的措施,使其养成良好的排便习惯。

2. 心理护理

(1)纠正患者体像障碍:①与患者建立相互信任的关系,向患者表达关心和支持,使患者有被接纳感。②评估患者对肥胖的感受和态度,鼓励患者表达对自己体像的看法,包括喜欢的和不喜欢的方面及对体像改变的感受,以及重要关系人物的看法和态度对自己的影响。③将患者实际的身体尺寸与其主观感受做对比,帮助患者认识其主观判断的错误。④鼓励患者进行适当的自身修饰和打扮,鼓励患者总结自己的优点,尤其是身体形象方面的长处,积极对患者的外形长处进行表扬。⑤帮助患者认识“完美”是不现实的,并帮助他认识自己对“完美”的理解。⑥鼓励患者参与决策,以增加患者对环境的控制感,并通过正向反馈如表扬、鼓励等,帮助患者学会接受现实的自己。

(2)重建正常进食行为模式:①帮助患者正确理解身材与食物的关系,制订宣教计划帮助患者认识营养相关问题,例如减肥、节食是增加暴食发生的因素以及长期节食对认知功能的影响等,以帮助患者对自身经历的认识。向患者说明低体重对健康的危害性,但不对患者的错误认识进行指责。②对于厌食的患者,要提供安静、舒适的进食环境,鼓励患者自行选择食物种类,或提供适合患者口味的饮食。并对患者进食时间加以限制,一般要求不超过30 min,以保证患者的进食速度。患者进餐时,护士应陪伴在旁,并至餐后至少1 h,以确保患者按量摄入食物,无诱吐发生。对于患者餐后的异常行为,如长时间淋浴或其他过度活动等,要进行限制。当患者体重增加或主动进食时,给予一定奖励。如体重减少或拒绝进食、过度运动、诱吐时,则取消奖励作为惩罚。利用正强化和负强化的方法,帮助患者恢复正常的饮食行为模式。③对于厌食症患者,要制订限制饮食的计划,在符合患者以往饮食习惯的前提下,逐步限制高脂、高糖食物和进食量,以使患者易于接受,逐渐建立规律适量的饮食习惯。

(3)重组导致进食障碍的歪曲信念:①帮助患者识别逃避食物摄取行为的负性认识,如“进食导致肥胖”“感到肥胖就是真的肥胖”。②向患者指出其思维方式和信念是不合理的,并引导患者理解其不合理信念与进食障碍的关系,进食障碍是由其自身的不合理信念造成的,使其放弃不合理的信念。

(4)其他:还要注重对患者情绪反应的评估,如有无焦虑、恐惧以及有无自杀的危险和滥用药情况,根据情况进行相应的心理护理。进食障碍患者在遭受应激时容易复发,因此需教会患者处理应急事件的策略,以预防复发。对患者家庭进行宣教,帮助他们关注患者的病情,并鼓励其参与家庭治疗和集体治疗,对于因家庭矛盾冲突而患病的患者,尤其有重要意义。家庭宣教可分为三个阶段进行:第一阶段了解厌食和贪食的家庭背景;第二阶段解除患者家属对其的过度保护,鼓励其独立生活,逐步控制进食障碍;第三阶段预防贪食或厌食的复发。

笔记栏

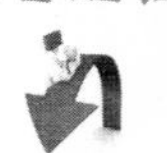

第二节　睡眠障碍患者的护理

睡眠障碍是指睡眠的质及量的异常，或在睡眠时出现某些临床症状，也包括影响入睡或保持正常睡眠能力的障碍，如睡眠减少或睡眠过多，以及异常的睡眠相关行为。按照ICD-10对非器质性睡眠障碍的诊断，非器质性睡眠障碍包括睡眠失调（失眠、嗜睡和睡眠觉醒节律障碍）和异常睡眠（睡行症、睡惊症和梦魇）。

一、失眠症

失眠症是以入睡及睡眠维持困难为主要表现的一种最常见的睡眠障碍，是睡眠时间或质量不能满足正常需求的一种主观体验。

【临床表现】

失眠症的临床表现主要为入睡困难、睡眠不深、易醒、多梦、早醒、醒后不易再睡、醒后感到不适或疲乏感，或白天困倦，还有些患者表现为睡眠感的缺失。以入睡困难为主要表现的常见于以焦虑情绪为主的患者。对失眠的恐惧和对失眠所致后果的过分担心会加重失眠，失眠患者常常会陷入"失眠—焦虑—失眠"的恶性循环。长期失眠的患者会导致情绪不稳、个性改变，严重者导致工作及学习能力的下降，甚至影响社会功能，引起失眠的原因很多，最常见的原因有以下几点。①生理因素：如饥饿、疲劳、性兴奋等。②环境因素：如环境嘈杂、居住拥挤或突然改变睡眠习惯等。③心理因素：如生活和工作中各种不愉快事件造成焦虑、紧张、抑郁时出现失眠或者由于过度的睡眠防御性思维造成，常由于过分关注自己的入睡困难，担忧，以致思虑过度、兴奋不安或焦虑烦恼。④睡眠节律改变：如起居无常、频繁改变工作时间、跨时区旅行等。⑤药物和食物因素：如酒精、药物、咖啡依赖等。⑥精神疾病：精神疾病引起的失眠，如躁狂患者因昼夜兴奋不安而少眠或不眠以及抑郁症导致的早醒。

【诊断标准】

（1）几乎以失眠为唯一的症状，包括入睡困难、睡眠不深、多梦、早醒，或醒后不适感、疲乏，或白天困倦等。

简述失眠症患者的临床表现及诊断依据。

（2）具有失眠和极度关注失眠结果的优势观念。

（3）失眠每周至少3次，持续1个月以上。

（4）睡眠的质和（或）量的不满意引起了明显的苦恼或影响了社会及职业功能。

（5）排除其他躯体疾病或精神障碍导致的继发性失眠。

【治疗】

失眠症的治疗首先应针对病因，消除或减轻造成失眠的各种因素。一般采用心理治疗为主，适当配合镇静催眠药物治疗。

1. 认知疗法　该方法主要是提高患者对睡眠的正确认识以及减少睡眠前焦虑而达到治疗的目的。

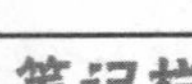
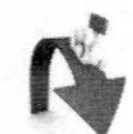

2. 行为治疗　这是一系列帮助患者建立有规律的睡眠节律，克服睡前焦虑的行为调整方法，包括放松训练、刺激控制训练、自由想象训练等。

3. 药物治疗　药物作为辅助治疗手段，临床上主要应用的是苯二氮䓬类药物，可短期使用，一般以 1～2 周为宜，尤其慢性失眠患者，长期用药往往无效，并可导致药物依赖。

二、嗜睡症

嗜睡症又称原发性过度睡眠，是指不存在睡眠量不足的情况下出现睡眠过多，或醒来时达到完全觉醒状态的过渡时间延长的情况。本病病因目前还不是很清楚，包括心理社会因素、精神障碍及躯体器质性疾病等，部分患者有家族遗传倾向。

【临床表现】

表现为白天睡眠过多，在安静或单调环境下，经常困乏嗜睡，并可不分场合甚至在十分清醒的情况下，也出现不同程度、不可抗拒的入睡。并非因睡眠不足、酒精、躯体疾病所致，也非某种精神障碍如抑郁症等。过多的睡眠会引起自我显著的痛苦感以及社交、职业或其他重要功能的损害。常有认知和记忆功能障碍，表现为记忆力减退，学习新鲜事物出现困难，甚至意外事故发生率增多，这些问题使患者情绪低落，甚至被别人误认为懒惰、不求上进，造成严重心理压力，脑电波检查为正常的睡眠脑波。

【诊断标准】

诊断的主要依据是白天睡眠过多，或睡眠发作；不存在睡眠时间不足；不存在从唤醒到完全清醒的时间延长或睡眠中呼吸暂停；无发作性睡病的附加症状（如猝倒症、睡眠瘫痪、入睡前幻觉、醒前幻觉等）。患者为此明显感到痛苦或影响社会功能。几乎每天发生，并至少已 1 个月。不是由于药物、酒精、躯体疾病所致，也不是精神障碍的组成部分。

【治疗】

主要是对症治疗，首先消除发病的诱发因素，其次是药物治疗。白天嗜睡可采用小剂量中枢神经兴奋剂如哌甲酯等。用兴奋剂后，会加重夜间睡眠障碍，可适当加服短效安眠药。药物应从小剂量开始，症状改善后及时停药。还可以辅以支持疗法、疏导疗法及行为治疗，以达到治疗和预防疾病的目的。白天增加活动以克服过度嗜睡，从而改善夜间睡眠，主动安排工作间短时小睡，可减少甚至终止嗜睡发生。

简述嗜睡症患者的临床表现及诊断依据。

三、发作性睡病

发作性睡病也称为醒觉不全综合征，是指长期警醒程度降低和不可抗拒的发作性睡眠，是一种特殊的睡眠障碍。大多数患者常伴有一种或几种附加症状，如猝倒症、睡前幻觉或睡瘫。如全部包括，则称为发作性睡病四联症。

【临床表现】

本病最基本的症状是白天有不可抗拒的短暂睡眠发作，一天可发作数次至数十次

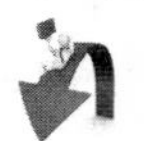

不等，发作前常有不可抗拒的困倦感，发作时常在 1 ~2 min 内进入睡眠状态，持续时间一般数分至十余分。一般睡眠程度不深，易唤醒，但醒后又入睡。发作性睡病在单调的工作，安静的环境以及餐后容易发作，但典型病例者可在任何活动中入睡，如进食、说话、行走中等。因此，睡眠发作的后果有时候严重，如发生在开车、操作机器时可能会造成人员伤亡。

发作性睡病的发病率不高，约为 1‰，有遗传倾向。本病起病于儿童或青春期，较易发生于 15 ~35 岁的年龄段，80% 在 30 岁前起病，发病率在两性间无差异。病初主要表现为睡眠过多，逐渐发展为猝倒，到中年后病情稳定，有终生带病的可能。本病的病因不明，可能与遗传、环境等多因素有关。

【治疗】

发作性睡病目前没有特殊疗法，主要的治疗方法是减少发作次数，常用药物为中枢神经兴奋剂，如哌甲酯、右旋苯丙胺和匹莫林等。还可用其他抑制快速眼动睡眠的药物，如抗抑郁药。让家属和患者尽量减少使疾病加重的因素，建立生活规律性，白天定时小睡等，同时应指导患者学会自我保护，注意发作前兆，减少意外发生，告诫患者禁止从事高空、驾车及水上作业等工作，避免发生危险。

四、异常睡眠

异常睡眠是指在睡眠过程或觉醒过程中所发生的异常现象，包括神经系统、运动系统和认知过程的异常。DSM-IV 将这些异常分为三类：梦魇症、睡惊症、睡行症。其中以梦魇症的发生率最多，大约有近一半的人曾有过梦魇经历。

【临床表现】

异常睡眠的临床表现有哪些?

1. 梦魇症　梦魇症是指在睡眠中被噩梦突然惊醒，引起恐惧不安、心有余悸的睡眠行为障碍。梦境多是处于危险境地，见到可怕的景象或遇到可怕的事情，如被怪物追赶、攻击，突然跌落悬崖或是伤及自尊的事件，使患者恐惧、紧张、害怕、呼叫呻吟或动弹不得甚至惊醒。该症的一个显著特征是患者醒后对梦境中的恐怖内容能清晰回忆，但仍处于惊恐之中。通常在夜间睡眠的后期发作，发生于快速眼动睡眠阶段。大约有近一半的成年人曾有过梦魇经历，其中女性多于男性，在儿童中无性别差异，该症一般初发于 3 ~6 岁时，随年龄增长逐渐减少。

2. 睡惊症　是一种常见于儿童的睡眠障碍，主要为反复出现从睡眠中突然醒来并惊叫的症状。患者表现为在睡眠中突然惊叫、哭喊伴有惊恐表情和动作，大汗淋漓、呼吸急促、心率增快等自主神经兴奋症状。睡惊症通常发生在睡眠的前 1/3 段，持续1 ~10 min。难以唤醒，如强行唤醒，则出现意识和定向力障碍，醒后不能说出梦境内容，对发作不能回忆。发病原因可能与遗传有关，发热、过度疲劳或睡眠不足也会增加该病的发作。在诊断时需要排除器质性疾病如痴呆、脑瘤、癫痫等导致的继发性夜惊发作，也需要排除热性惊厥和癫痫发作。

3. 睡行症　睡行症俗称梦游症，指一种在睡眠过程尚未清醒时起床在室内或户外行走，或做一些简单活动的睡眠和清醒的混合状态。主要表现为患者在睡眠中突然起床走动、打开窗户、摆弄东西、外出游荡、进食、穿衣等。睡行时患者表情茫然、双目凝

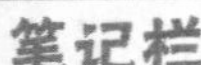
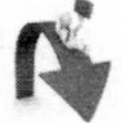

视，一般不说话，询问也不回答。难以唤醒，不能正确感知周围的人和事，一般历时数分，少数持续0.5～1 h，继而自行上床或随地躺下入睡，醒后对发作过程不能回忆。刚醒时意识障碍、定向障碍，警觉性下降，反应迟钝，但几分后可恢复常态。睡行症常发生在睡眠的前1/3期，发生于非快动眼睡眠阶段。发作时脑电图可出现高波幅慢波，但不发作时脑电图正常。本病在儿童中发病率较高，以11～12岁年龄段为最多。在诊断时需要排除癫痫自动症和分离性障碍。

【治疗】

对异常睡眠的治疗包括减少发作次数和防止发作时意外事故的发生两个方面。首先向患者及家属解释该病的特点及发生原因，消除或减轻发病的诱发因素如减少相关的社会心理因素。日常生活规律，避免过度疲劳和高度紧张，养成良好的睡眠习惯，以及某些药物如苯二氮革类、中枢兴奋剂、小剂量的三环抗抑郁剂等对减少异常睡眠的发作有一定疗效。对睡行症患者还要保证其睡眠环境的安全性，如睡前关好门窗，患者卧室及其活动线路上勿放危险物品等，以防意外。

五、护理

【护理评估】

1. 健康史　询问患者以往的健康状况，是否患有某些躯体疾病，有无药物过敏史等。

2. 生理功能　患者的意识状态、生命体征、睡眠状况。对睡眠进行评估时必须明确患者是否存在入睡困难、早醒及再次入睡的难易度及次日的精神状况等。

3. 心理功能

(1)认知：评估患者对睡眠障碍症状的感受，对生活质量及心理状态的影响等。

(2)情绪：重点评估患者精神障碍之后的精神状况，如有无焦虑、抑郁、兴奋、易激惹等。

(3)社会支持状况：社会支持系统是否良好，家庭环境气氛如何等。

如何对失眠的患者进行护理？

4. 社会功能　睡眠障碍对精神活动效率和社会功能的影响等。

5. 评估睡眠的其他评估工具　临床上护理人员可借助于一些量表来评估患者的睡眠状况，如睡眠个人信念和态度量表。

【护理诊断】

1. 睡眠形态紊乱　与社会心理因素刺激、焦虑、睡眠环境改变、药物影响等有关。
2. 有受伤的危险　与睡眠或觉醒过程中的异常行为有关。
3. 焦虑　与睡眠形态紊乱有关。
4. 恐惧　与异常睡眠引起的幻觉、梦魇有关。
5. 绝望　与长期处于失眠或异常睡眠状态有关。
6. 个人应对无效　与长期处于失眠或异常睡眠有关。
7. 疲乏　与失眠、异常睡眠引起的不适状态有关。

笔记栏

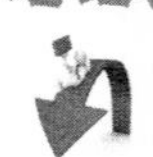

【护理措施】

1. 对患者失眠的护理

(1)消除失眠诱因:护士要善于观察并掌握观察的方法和技巧,及时发现和了解患者的心理变化,与患者共同探讨影响失眠的原因,运用支持、认知疗法,帮助患者认识心理刺激、不良情绪、过分担心失眠等对睡眠的影响,使患者学会自行调节情绪,正确面对心理因素及对待失眠,解除心理负担,消除失眠诱因。

(2)建立良好的睡眠习惯:护士与患者共同讨论分析影响睡眠的生理、心理、环境、生活方式等因素,鼓励患者建立良好的生活方式和睡眠习惯,帮助患者消除影响睡眠的自身因素。良好的睡眠习惯包括以下几点。①根据人体生物钟规律性调整作息时间,合理安排日间活动,白天适当锻炼身体,避免在非睡眠时间卧床,晚间固定就寝时间和卧室,夜间不熬夜。②睡前避免饮用浓茶、咖啡、巧克力、可乐等兴奋剂,可根据个人爱好选择短时间的阅读、听音乐或做放松操等方式促进睡眠,视听内容要轻松、柔和,避免身心受到强烈刺激而影响睡眠。③创造良好的睡眠环境和满足患者身体舒适的需要。

(3)重建规律、有质量的睡眠模式:对患者运用刺激控制训练、睡眠定量疗法、暗示疗法、光疗、音乐疗法等疗法,帮助患者养成良好的睡眠卫生习惯,逐步纠正睡醒程序,使之符合通常的昼夜规律,从而获得满意的睡眠质量。

(4)合理使用药物:对使用安眠药的患者,护士必须掌握安眠药的种类、性能、应用方法、对睡眠的影响及不良反应,并注意观察患者在服药期间的睡眠情况及身心反应,及时报告医生予以处理。

2. 其他睡眠障碍的护理

(1)保证患者安全:对于异常睡眠发作频繁的患者,特别是儿童不能单独居住,以便及时发现患者的异常睡眠,以防止患者受伤。对于睡行症患者,要保证夜间睡眠环境的安全,如给门窗加锁,防止患者睡行时外出、走失;清除环境中的障碍物,防止患者绊倒、摔伤;收缴各种危险物品,防止患者伤害自己和他人。护士应指导嗜睡、发作性睡眠患者学会自我保护,注意发作前兆,减少意外发生,告诫患者禁止从事高空、驾车等工作,避免发生危险。

(2)消除心理恐惧:对患者及其家属要进行详尽的健康教育,帮助他们认识该病的性质、特点及发病原因以及预防措施,纠正其对该病的错误认识,消除恐惧、害怕心理。

(3)减少发作次数:帮助患者及家属认识和探索疾病的诱发因素,尽量减少可能诱使疾病发作的因素,如睡眠不足、饮酒等。其次,建立生活规律性,减少心理压力,避免过度疲劳和高度紧张,白天定时小睡等,都可使患者减少发作的次数。发作频繁者,遵医嘱给予镇静安眠药物,以辅助睡眠,减少睡眠障碍带来的不适感,也可达到减少发作的目的。

笔记栏

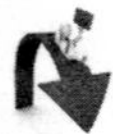

小　结

1. 进食障碍是指由社会心理因素引起，故意拒食、节食或呕吐，导致体重减轻和营养不良，或出现发作性不可克制的贪食等异常的进食行为。本章应重点学习神经性厌食症和神经性贪食症的临床表现及相应的护理要点。

2. 睡眠障碍是指睡眠的质及量的异常，或在睡眠时出现某些临床症状，也包括影响入睡或保持正常睡眠能力的障碍，如睡眠减少或睡眠过多，以及异常的睡眠相关行为。本章应重点学习睡眠障碍的临床表现及相应的护理要点。

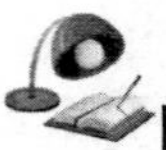

同步练习题

1. 以下关于神经性厌食的叙述哪一条是对的(　　)

A. 多数患者存在体形障碍，即使十分消瘦仍认为自己胖

B. 神经性厌食因食欲减退而不愿进食

C. 神经性厌食患者多同时并发抑郁症

D. 神经性厌食患者多知道自己体重过低、进食过少是病态，常主动就医

E. 神经性厌食患者病前多存在程度不等的内分泌与代谢障碍

2. 有关失眠症诊断标准，以下哪项正确(　　)

A. 每周失眠 2 次，持续 1 个月以上　　B. 每周失眠 3 次，持续 1 个月以上

C. 每周失眠 3 次，持续 2 个月以上　　D. 每周失眠 2 次，持续 2 个月以上

E. 每周失眠 3 次，持续 3 个月以上

3. 进食障碍患者治疗的首要目标是(　　)

A. 纠正不正常的饮食习惯　　B. 纠正进食障碍

C. 增加患者的体重　　D. 将营养状况恢复至正常

E. 改变错误的认知

4. 进食障碍的特点是(　　)

A. 严格控制饮食　　B. 呕吐

C. 过分努力地控制体重　　D. 无端地害怕体重增加

E. 营养不良

5. 异常睡眠包括(　　)

A. 梦魇症　　B. 睡惊症

C. 睡行症　　D. 失眠症

E. 嗜睡症

复习思考题

1. 进食障碍和睡眠障碍患者的主要临特征是什么?

2. 对进食障碍患者如何护理?

3. 对睡眠障碍患者如何护理?

（河南科技大学　吴全峰）

第十二章 儿童及青少年期精神障碍患者的护理

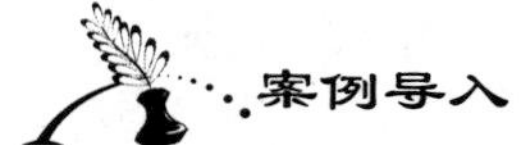

张某,女性,12岁,因自幼智力低下、抽搐6年入院。患儿自由发育迟缓,2岁多才会喊爸妈,5岁多可讲单词,但至今词汇不多。2岁能立,3岁能走,8岁才不尿床,9岁以后能自己穿衣及照顾自己,8岁入学,一年级语文数学均20~30分,留级2次,仍不能通过。于6岁左右出现发作性全身抽搐,伴意识不清,每次不到1 min,间歇期好,约每一至数月发作一次。去年辍学在家。可以扫地、洗碗、洗菜,不会煮饭、洗衣服。老实、听话,从不一个人外出玩耍,也无其他怪异行为。饮食、睡眠好。智力差,分不清左右,说不清家庭住址及父母的姓名,可数清10以下人数,知道2+3=5,但不知道10-7=?认识黑、白、红色,但分不清其他颜色,一般常识及理解判断能力更差。智商检测:言语智商42;操作智商46;全量表智商43。

诊断:中度精神发育迟滞。

请结合案例思考:①该疾病的主要临床特点有哪些?②主要的护理问题是什么?该如何实施护理?

第一节　精神发育迟滞的临床特点及护理

精神发育迟滞(mental retardation)是指个体在发育阶段(18岁以前)精神发育迟滞或受阻。临床特征为认知、语言、情感意志和社会化等方面的缺陷、不足,在成熟和功能水平上显著落后于同龄儿童。可同时伴有其他精神障碍或躯体疾病。1987年全国29省市调查结果显示智力残疾患病率为1.268%,男女性别比1.08∶1,患病率在农村高于城市。WHO 1997年报道轻度精神发育迟滞患病率为3%,中、重度为0.4%。

笔记栏

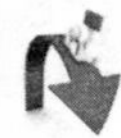

【病因】

凡在18岁以前影响中枢神经系统发育的各种因素都可能成为致病原因。常见的原因有：

1. 遗传因素　包括染色体数目和结构的异常（如唐氏综合征、脆性X染色体综合征等）、基因异常（如苯丙酮尿症、半乳糖血症等）和先天性颅脑畸形（常见的有家族性小脑畸形、先天性脑积水、神经管闭合不全等）。

2. 围生期有害因素　母孕期感染，药物、毒物影响等；产时的各种并发症如先兆流产、妊娠高血压、前置胎盘等；母亲妊娠年龄偏大、营养不良、长期心理应激等；新生儿疾病如未成熟儿、低体重儿、核黄疸、新生儿肝炎、败血症、胎儿颅缝早闭等。

3. 出生后因素　如中枢神经系统感染、损伤、脑缺氧、重度营养不良、甲状腺功能低下、社会隔离等均可使儿童大脑功能受到损害，导致儿童智力低下和社会适应不良。

【临床表现】

智力低下和社会适应能力不良为本病的主要表现。部分患儿可伴随精神症状，如注意缺陷、情绪易激动、冲动行为、刻板行为或强迫行为。有的患儿同时存在相应躯体疾病的症状和体征。WHO根据智商（intelligence quotient，IQ）程度的不同，将精神发育迟滞分为以下四个等级：

1. 轻度　智商在50～69之间，心理年龄9～12岁。在发育早期即有发育延迟，尤其是语言发育迟滞，词汇不丰富，理解分析和抽象思维能力差。在学校中学习经常不及格或留级，如经努力可勉强完成小学学业。一般语言交流无明显障碍，但对语言的理解和使用能力差。通过职业训练可从事简单而非技术性工作，且工作缺乏主动性。

2. 中度　智商在35～49之间，心理年龄6～9岁。语言发育差，表现为发音含糊不清，能掌握日常生活用语，但词汇贫乏，难以完整表达意思。可计算个位数加减法，不能适应普通小学就读。能够完成简单劳动，但质量差、效率低。在指导和帮助下简单生活可学会自理。

3. 重度　智商在20～34之间，心理年龄3～6岁。语言运动功能严重受损，年长后能学会简单语句，但不能进行有效交谈。不会计数，不能学习劳动，生活需要人照顾，无社会行为能力。常合并严重的脑部损害。

简述精神发育分级。

4. 极重度　智商在20岁以下，心理年龄在3岁以下。没有语言能力，不会躲避危险，不认识亲人及周围环境，以原始性情绪哭闹、尖叫表达需求，生活不能自理。常合并严重的脑部损害，伴有躯体畸形。

【治疗原则与预后】

精神发育迟滞的治疗原则是早期发现、早期诊断、查明原因、尽早干预，以教育训练为主，药物治疗为辅。对少数病因明确者，及早进行病因治疗可阻止智力损害进一步加重。大多数无特异性的药物治疗，神经营养药的疗效有限。对伴发的精神症状可以小剂量、短疗程应用药物对症治疗。

精神发育迟滞的病因复杂，且发育与病因并存，对患者心理活动的各过程和社会功能影响颇大，预后欠佳。因此，必须积极进行预防。监测遗传性疾病、做好围生期保

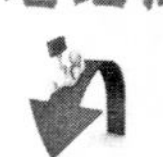

健、避免围生期并发症、防止和尽早治疗中枢神经系统疾病是预防的重要措施。

【护理评估】

1. 健康史　询问患儿既往的健康状况，是否较常人容易罹患某些躯体疾病。

2. 生理功能　与同龄孩子比较，各项躯体发育指标如身高、体重是否达标；有无躯体畸形、饮食障碍（贪食或食欲减退）、营养失调及睡眠障碍等。

3. 心理功能

（1）感知觉：有无感觉过敏和减退，错觉、幻觉及感知综合障碍等。

（2）思维：有无思维联想、连贯性、逻辑和思维内容等方面的障碍。

（3）情感：有无焦虑、抑郁、恐惧、喜怒无常、情绪不稳、易激惹或淡漠迟钝等异常情绪。

（4）认知功能：有无主、被动注意障碍，记忆和智能损害程度如何。

（5）意志和行为：有无病理性意志增强或减退、怪异行为、多动行为，有无刻板、仪式化或强迫行为、不寻常的依恋行为、暴力和自杀自伤行为、对立违拗或品行问题。

4. 社会功能

（1）生活自理能力：有无穿衣、吃饭、洗澡，大小便不能自理等。

（2）环境的适应能力：①学习能力，有无现存或潜在的学习困难；②语言能力，有无语言交流或表达障碍；③自我控制与自我保护能力，有无现存或潜在的自我控制力、自我防卫能力下降而出现伤害别人或被别人伤害的危险；④社交活动，有无人际交往障碍，是否合群、主动与人交往和参与游戏活动等。

5. 其他　有无不当家庭教育方式，家属对疾病有无不正确的认知和偏见，有无现存的或潜在的家庭矛盾和危机，有无家庭无法实施既定的治疗方案的可能性存在等。

【护理诊断】

1. 营养失调　与智力低下所致贪食、食欲减退及消化不良等有关。

2. 有受伤害的危险　与认知功能障碍有关。

3. 卫生/穿着/进食/如厕自理缺陷　与智力低下有关。

4. 社会交往障碍　与智力低下、丧失语言能力及缺乏社会行为能力等有关。

5. 语言沟通障碍　与智能发育障碍有关。

6. 父母角色冲动　与智力水平低下、需要照顾增多有关。

【护理目标】

（1）患儿能维持正常营养状态，体重维持在正常范围。

（2）患儿不发生受伤现象。

（3）患儿的个人生活自理能力逐步改善。

（4）患儿的社交能力、学习能力逐步改善。

（5）患儿的语言能力逐步改善。

（6）患儿父母的角色冲突减轻或消除。

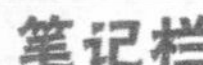

笔记栏

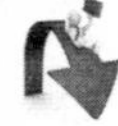

【护理措施】

1. 生活护理　由于患儿智力低下缺乏自我照顾、自我保护意识和能力，因此生活需要照顾。护理人员要保证患儿正常的生活需求，如睡眠、饮食及活动环境等。由于患儿的发病年龄小，不可能将自身的不适及生活需求主动提出，这就要求护理人员要密切观察患儿的进食、睡眠、大小便次数、性质及量是否正常等情况，并针对问题进行护理干预。要保证患儿良好的个人卫生状况，做好晨晚间护理。定期给患儿洗澡、更衣、理发、修剪指（趾）甲，保证患儿清洁卫生。

2. 安全护理　患儿居住的环境应简单实用，随时排查有危险隐患的物品和设施，如锐器、火柴、药品、电源插座等。房间窗户应有相应的安全措施，禁止患儿从事攀爬、打闹等危险活动。

简述精神发育迟滞教育训练措施。

3. 教育训练　教育训练及护理对精神发育迟滞的患儿来说具有很大的实际意义。不仅涉及家庭和医疗部门还涉及教育学、心理学及社会福利部门。是一项带有社会性的问题，应设立专门机构和学校，在专业人员指导下，对患者进行专门训练和教育。

（1）基本生活技能训练：训练内容包括大小便自理、饮食、穿衣、个人卫生（如洗澡）、睡眠以及安全等方面。安全训练方面，告知患儿不喝生水，不吃生食，不随意食用或玩弄药品等；教他们正确放置和使用电器，不要随意玩弄电闸、锐器等；学会自我保护。不随意给陌生人开门，如何躲避危险、求助；与异性交往时注意保护自己避免与性有关的伤害等。可教他们学习交通安全知识以及简单的救护常识等。

（2）语音功能训练：语音障碍和缺陷成为患儿思维和智力发展的桎梏，因此，要重视对语言障碍和缺陷进行矫正。通过反复的教、模仿并配合实物与动作，使他们尽可能多地掌握一些词汇，从而能使用语言这一工具进行社会交往和交流。训练时学校教育和家庭教育要密切配合，协同进行。

（3）简单劳动技能和职业技能训练：鉴于轻、中、重度患儿能力的差异，训练时应区别对待，劳动技能教育必须适合患者的智力水平和动作发展水平，注重现实性和适应性。可从自我生活服务劳动培养开始如洗脸、穿衣、吃饭、扫地等，逐渐进入社会生活服务劳动技术的培养。随着年龄的增长，应根据患儿的特点和能力，按照未来实际的工作要求，进行定向职业技能培训。

（4）道德品质和个性品质教育：由于患者认识和分析事物的能力差，常常不能预见自己的行为后果，应变能力差，会出现一些不自觉或不符合社会要求和规范的行为，甚至犯罪行为。因此，要提高患儿明辨是非的能力，培养患儿遵纪守法、勤劳善良、有礼貌、爱学习的品质。训练患儿合理表达自己的要求和控制情绪，给患儿一定的独立性，培养他们的自尊心、自信心和责任心。

4. 药物治疗和护理　因患儿对症状及药物不良反应引起的不适的表达能力差，因此在用药过程中，更应严格观察病情演变及用药情况，及时处理不良反应。

5. 健康教育　重点是针对家长与老师，使他们正确认识疾病特征和可能的预后。从患儿的实际发展水平出发，对患儿的发展前景寄予恰当的希望。告诉他们应鼓励患儿多与外界接触、多说话，多练习，及时表扬和强化，提高患儿的学习兴趣和信心，切忌操之过急和歧视打骂。宣传有关此病的预防知识，如产前诊断、围生期保健措施等也很重要。

笔记栏

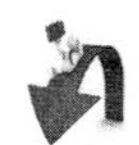

【护理评价】

(1)患儿的营养状况是否改善。
(2)患儿是否有受伤的情况发生。
(3)个人生活自理能力是否改善。
(4)患儿的社交能力、学习能力是否改善。
(5)患儿的语言能力是否改善。
(6)患儿父母的角色冲突是否减轻或消除。

第二节　儿童孤独症的临床特点及护理

儿童孤独症(childhood autism)属广泛性发育障碍的一种类型,男性多见,起病于婴幼儿期,主要表现为不同程度的言语发育障碍、人际交往障碍、兴趣狭窄和行为方式刻板。约3/4的患儿伴有明显的精神发育迟滞,部分患儿在一般性智力落后的背景下某方面具有较好的能力。国内未见孤独症以及其他广泛性发育障碍的流行病学资料的报道。

本病病因不明,可能与遗传、围生期各种并发症、免疫系统异常、神经内分泌和神经递质功能失调有关。

【临床表现】

1. 社交障碍　社交缺陷是孤独症的主要症状,患儿不能与他人建立正常的人际关系。年幼时表现与别人无目光对视,不期待甚至拒绝亲情爱抚,也无享受到爱抚时的愉悦表情。分不清亲疏关系,不能与父母建立正常的依恋关系,不能与同龄儿童建立正常的伙伴关系,不参加集体游戏,不主动接触别人。这类患者即使到了青春期后仍然缺乏社交技能,不能建立恋爱关系。

2. 语言障碍　为常见症状之一。语言发育明显落后于同龄儿童。患儿很少,甚至完全不会使用语言进行正常的人际交流,仅能说一些单词,或者虽然会讲简单句子,但不会使用代词或错用代词。语言单调平淡,缺乏抑扬顿挫和感情,讲话内容也常与当时的情境缺乏联系。不会主动与人交谈、提问和使用语言来表达自己的愿望和要求。体态语言明显比正常同龄儿童少,模仿语言或刻板重复语言也很常见。

简述孤独症的主要临床表现。

3. 兴趣范围狭窄和刻板的行为模式　患儿有不同于正常儿童的行为模式,对某些物件或活动有特别的迷恋,如喜欢玩一些非玩具性的物品,如一段废铁丝、一个瓶盖,或观察转动的电风扇等,并且可以持续数十分,甚至几个小时而没有厌倦感。患儿固执地要求保持日常活动程序不变,如每天吃同样的饭菜、在固定的时间和地方解便、盖固定的被子等,若程序被改变则表示明显的不愉快和焦虑情绪,甚至出现反抗行为。部分患儿可有重复刻板动作,如反复拍手、捶胸、转圈、跺脚等。

4. 智能障碍　多数患儿有智力问题,约半数患儿智商低于50。智力的各方面发展不平衡,一般操作性智商较言语性智商高。由于代偿作用,某些患儿的机械记忆、空间视觉能力发育良好。他们的最佳与最差能力间的差距非常大,但多数患儿的最佳能

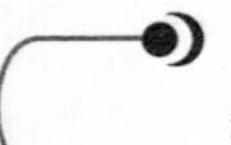

笔记栏
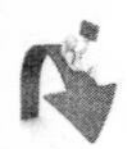

力低于同龄儿童的水平。有的患儿对数字的计算或推算、对人名地名的记忆有异常的能力。

5. 感知觉异常　多数合并注意缺陷和多动。部分患儿出现癫痫发作,约 1/3 患儿有脑电图异常。约 20% 患儿有抽动症状。患儿可有恐惧、紧张甚至惊恐发作,还可出现自伤、冲动、违拗、强迫症状、进食或睡眠障碍等问题。少数有性自慰及拔毛发行为等。

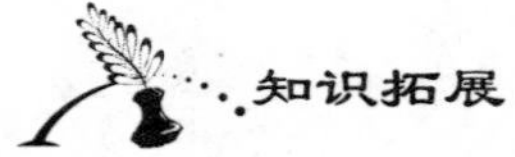
知识拓展

孤独症患者有创造性

菲茨杰拉德教授在他的新书《孤独症与创造力:孤独症与超常智力者之间的关系》中探讨了孤独症和创造力之间的关系。剑桥和牛津大学的研究人员认为像牛顿、爱因斯坦这样的天才科学家患有这类病症,应归咎于他们的高智商,"缺乏社交能力的天才离孤独症不远了"。美国加州大学精神病学家埃里奥特博士说,这些名人对比自己智商低的人缺乏耐心,对生活中某一目标充满激情并自我陶醉,造成了个人的孤立和难以相处。但孤独症也有积极的一面:它使人更具有创造性,有高度的注意力,对工作坚持不懈,总是想把事情搞个水落石出。"有激情""拥护正义"这些优点与孤独症症状吻合在一起了。

【治疗原则与预后】

1. 教育和训练　是最有效、最主要的治疗方法。目标是促进患儿语言发育,提高社会交往能力,掌握基本生活技能和学习技能。

2. 心理治疗　较多采用行为治疗。主要目的是强化已经形成的良好行为,对影响社会交往和危害自身的异常行为,如刻板行为、攻击行为、自伤或自残等行为予以矫正。

3. 药物治疗　目前尚无特异性治疗药物,药物治疗也无法改变孤独症的自然病程。但是,对伴发的一些情绪和行为症状,如情绪不稳、注意缺陷和多动、冲动攻击、自伤自杀、抽动、强迫症状以及精神病症状等,药物对症治疗仍然有效,有利于教育训练、心理治疗的实施及维护患儿或他人的安全。药物治疗应遵从小剂量、短疗程的原则。

此病多在 3 岁以前缓慢起病。随着年龄的增长,有的症状逐步改善,对语言的理解和会话能力会有提高。但总体来说,长期预后不佳,约 2/3 的患者有明显社会适应不良,难以独立生活。

【护理评估】

1. 健康史　询问患儿既往的健康状况,有无较正常儿童易患某些疾病。

2. 生理功能 与同龄孩子相比,躯体发育指标如身高、体重有无异常;有无身体畸

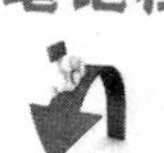

形和功能障碍。运动是否受限,运动的协调性如何。

3. 心理功能

(1)认知活动:有无感觉异常;患儿是否有言语发育障碍,在言语的形式和运用上有无障碍;智力水平如何。

(2)情感活动:有无焦虑、抑郁、恐惧、情绪不稳、易激惹或情感淡漠等异常情绪。

(3)意志行为活动:①观察孩子是否对某些玩具性的物品感兴趣,是否对某些物品特别依恋;患儿是否有某一方面的特殊爱好,兴趣和能力,如沉溺于看某个电视节目,或对数字、地名等有不寻常的记忆力;有无刻板的生活习惯。②患儿是否有某些奇怪的行为;是否多动;有无冲动攻击、固执违拗、重复刻板等行为。

4. 社会功能

(1)社会交往、学习方面:观察患儿是否依恋父母,对亲情爱抚是否有相应的情感反应;当父母离开或返回时有无相应的分离情绪和反应;是否能分辨亲疏;是否与小朋友交往、玩耍;接受新知识的兴趣和能力如何。

(2)语言交流与非语言交流方面:①语言交流,了解孩子在婴儿期是否会咿呀学语;发育过程中是否不说话,或很少说话,是否在 2 ~ 3 岁以前可以讲话,但以后却逐渐减少;能否主动与人交谈,提出或维持话题;是否正确使用代词,有无自顾自地说话或说话与情境不符;讲话时的语音、语调、语速等方面有无异常;有无重复、刻板和模仿言语等。②非语言交流障碍,观察孩子是否常以哭闹、尖叫或其他姿势表达他们的不适或需要;有无体态语言等。

(3)生活自理能力:患儿是否自行料理进食、如厕、穿衣等个人生活。

【护理诊断】

1. 营养失调:低于机体需要量　与自理缺陷、行为刻板有关。
2. 有自伤的危险　与认知功能障碍有关。
3. 有对他人/自己实行暴力行为的危险　与情绪不稳有关。
4. 社会交往障碍　与社交功能缺陷有关。
5. 卫生/穿着/进食/如厕自理缺陷　与智力低下、认知功能障碍有关。
6. 语言沟通障碍　与言语发育障碍有关。
7. 家庭运作过程失常　与疾病知识缺乏有关。

【护理目标】

(1)患儿的饮食摄入均衡,营养状态正常。

(2)患儿不发生受伤现象。

(3)患儿不发生伤害别人的现象。

(4)患儿的社交能力、学习能力逐步改善。

(5)患儿的各人生活自理能力逐步改善。

(6)患儿的语言能力逐步改善。

(7)家长掌握与患儿沟通的技巧,家长的角色冲突减轻或消除。

笔记栏

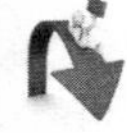

【护理措施】

由于孤独症患儿各方面技能的发展是不均衡的，因此，应针对其生理、心理特点制定出个体化的训练和护理措施。

1. 生活护理　首先要保证患儿正常的生活需求，如饮食、睡眠及活动环境等。由于患儿存在认知功能障碍，且发病年龄较小，不可能将自身的不适及生活需要主动提出，要求护理人员要严密观察患儿的进食，睡眠情况、性质及量是否正常等情况，并针对所出现的问题进行护理干预。要保证患儿良好的个人卫生状况，做好晨晚间护理。定期给患儿洗澡、更衣、理发、修剪指(趾)甲，保证患儿清洁卫生。

简述孤独症的主要护理措施。

2. 安全护理　由于患儿的认知功能障碍及情绪不稳，患儿可以出现暴力、自伤行为。护理人员要严密观察患儿的活动内容及情绪变化，找出不安全的隐患，做到心中有数。必要时专人护理，控制活动的区域，避免其接触危险物品。减少对患儿的不良刺激，若患儿在情绪激动、兴奋时，要将其安排在安静的环境中，给予适当的引导，转移其注意力。鼓励患儿多参加有组织的活动，如出现不可避免的暴力行为和自伤行为的情况，要及时给予保护，避免伤害自身及他人。应及时了解兴奋冲动的原因，以便将来避免同样的事情发生。

3. 教育训练

(1)生活自理能力训练：根据患儿的智力及现有的生活技能状况，制订具体的训练计划。将每种需要训练的生活技能分解成若干个小单元的动作内容，由简单到复杂。

(2)社会功能训练：这是一个非常需要耐心和爱心的漫长过程，告诉患儿父母一定要持之以恒，不要操之过急，不要轻易放弃。对取得的成绩应及时给予鼓励和强化。

(3)言语能力训练：语言障碍将影响患儿的社会适应能力，因此要尽力去训练，在与孤独症患儿谈话时应尽量使用简单明确的言语。①创造一定的语言环境，把语言训练融入日常生活的各个环节之中。要选择孩子喜欢的事情作为切入点，尽量启发他们多讲话，帮他们把生活中的人和事与语言联系起来，边做边说，强化对语言的理解，提供一个语音和语义相结合的环境。例如，给孩子削水果时，妈妈可以反复说：妈妈给你削苹果，并与行动联系起来，孩子就可能会逐步记住并理解这句话。总之，要让父母理解并做到“生活就是训练”。②在玩中学语言。通过与孩子一起玩游戏，或让孩子反复模仿大人简单的问话，训练孩子记住并慢慢可以正确回答。

(4)人际交往能力训练：①教患儿注视别人的眼睛和脸，父母可以用手捧住患儿的头，与他面对面，一边追随他的目光，一边温和的叫他的名字，直到他开始注视父母的眼睛或脸；也可以在患儿面前扮鬼脸或用新奇的物品，以吸引患儿的目光。②训练患儿用语言表达自己的意愿和用语言传递信息。可利用情景或利用患儿提出要求时进行，反复训练使患儿能用语言表达自己的愿望。可让患儿进行传话，开始宜短，之后逐渐延长，如此训练将使患儿能主动与他人建立关系，改善交往。③使患儿理解常见体态语言的含意，如点头、摇头等，还可以通过游戏逐步学习与他人交往，扩大交往范围。

(5)行为矫正训练：可以应用阳性、阴性强化法，系统脱敏，作业疗法等方法。训练时一定要有极强的耐心，不能急于求成，步骤要由简单到复杂，方法要形象、具体、直

笔记栏

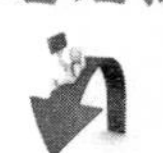

观、生动。同时,对孩子的进步要及时给予表扬和赞美。应针对不同行为,采用不同的矫正方法。具体措施有以下几点:①发脾气和尖叫行为的矫正,尽快找出原因或带着患儿离开原环境,或采取不予理睬的态度,待患儿自己平息后,要立即给他关心和爱抚,对他自己停止发脾气或尖叫大加表扬和称赞。②刻板、强迫或不良习惯的矫正,不要一味迁就,不要在患儿尖叫或发脾气的时候满足他的要求,不配合患儿完成他的刻板行为。对患儿的日常生活规律有意识地做一些小的变动,使患儿在不知不觉的小变化中,慢慢习惯常规生活的变化。③孤独行为的矫正,父母应熟悉患儿的喜好和需要,尽量融入他们的生活,让患儿能逐步接受大人的帮助,逐步接受外周的世界,同时配合言语能力和社会交往能力的训练,帮助患儿走出孤独。④自伤、自残行为矫正,应立即给予制止,如马上抓着患儿的手,或给患儿戴手套或帽子,也可要求患儿学习“把手放在桌上”等行为,以减少自伤行为。此外,还应该给患儿创造活动条件,让患儿的生活丰富充实,减轻自伤行为。

4. 药物治疗的护理　服药时要耐心地劝导患儿,服药后要检查口腔,确保药物服下。按时服药,剂量准确。观察服药后的不良反应,立即报告医生,进行处理,同时安抚劝慰,避免患儿紧张。

5. 健康教育　目的是帮助家长认识到疾病的性质,讲解疾病的可能原因。减少家属对疾病的恐惧心理和孩子生病的自责和内疚感。告诉患儿父母,不要相互埋怨和指责,应正视现实,冷静而理智地接纳孩子的病,树立信心,积极与专业人员配合,一起训练和教育孩子。

【护理评价】

(1)患儿的营养状况是否得到改善。
(2)患儿是否出现对自身的伤害。
(3)患儿是否发生对他人的伤害。
(4)患儿的社交能力、学习能力是否改善。
(5)患儿的个人生活自理能力是否有改善。
(6)患儿语言能力是否有改善。
(7)家长是否掌握与患儿沟通的技巧,家长的角色冲突是否减轻或消失。

第三节　注意缺陷多动障碍患者的护理

注意缺陷多动障碍(attention deficit hyperactivity disorder,ADHD)是指发生于儿童时期,有轻微脑功能障碍而出现不同程度的学习困难或行为障碍的一组综合征。ADHD临床可分为注意缺陷为主型、多动-冲动为主型和混合型三种亚型。国内报道ADHD的患病率为1.5%~10%,一般男孩多于女孩,男女之比约为(2~9):1,早产儿童患病更多。其主要发病原因可与生物和遗传因素、脑损伤、成熟迟缓及有害物质影响等有关。

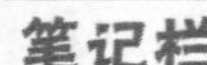

笔记栏

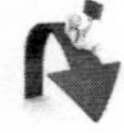

【病因】

本病的确切的病因和发病机制不清,可能与遗传、神经递质(多巴胺、去甲肾上腺素及5-羟色胺)功能异常有关、神经解剖和神经生理异常、神经发育异常、不良的家庭和教养方式以及心理社会因素等有关。

【临床表现】

1. 注意障碍　是本病的最主要和基本症状之一,表现注意难以持久,容易因外界刺激而分心,做事往往有始有终,或不断从一种活动转向另一种活动。

简述注意缺陷与多动障碍临床表现。

2. 活动过多和冲动　不能较长时间静坐,常常在座位上扭来扭去或时坐时站,活动过多或小动作多,到处乱跑或攀爬,难以从事安静的活动或游戏,仿佛精力特别旺盛。

3. 学习困难　因为注意缺陷和多动,致使学业成绩差,其学业成绩与患儿的智力水平不相称。

4. 神经和精神的发育异常　患儿的精细动作、协调运动、空间位置觉等发育较差,如翻手、对指运动。

5. 品行障碍　约半数患儿合并品行障碍,表现为攻击性或一些不符合道德规范及社会准则的行为。

【治疗原则与预后】

应根据患儿情况及其家庭特点,采用针对父母的教育和训练、心理治疗、药物治疗等相结合的综合性治疗方法。药物治疗能改善患者的注意力,但是对多动和冲动症状疗效有限。对于多动症给患儿及其家庭所带来的一系列不良影响则更多地依靠教育训练、心理与行为治疗。多数患儿到少年期后症状会逐渐缓解,少数持续至成人。部分患儿成人后仍有人格障碍、反社会行为、物质成瘾、伙伴关系不良、自尊心低下、注意力缺陷、容易冲动等。家庭不和、父母离婚等不良社会心理因素对预后影响很大。

【护理评估】

1. 健康史　询问患儿既往的健康状况,有无较正常儿童易患某些疾病。

2. 生理功能　与同龄孩子相比,躯体发育指标如身高、体重有无异常;有无身体畸形和功能障碍。

3. 心理功能

(1)情绪状态:有无焦虑、抑郁、恐惧、情绪不稳、易激惹或淡漠迟钝等异常情绪。

(2)认知功能:①注意力,患儿是否在上课时注意力涣散;做作业时是否边做边玩、不断改变作业内容或时间明显延长;注意力是否容易受外界干扰;轻度患者对自己感兴趣的活动注意尚能集中,严重注意缺陷时对任何活动都不能集中注意。②有无记忆和智能障碍。

(3)意志行为活动:与同龄儿童相比活动量是否明显增多;在应该安静的场合能否安静下来;是否有过分不安宁和(或)小动作多,喜欢招惹别人;在鼓励、保证、奖励或从事感兴趣的游戏活动时能否安静下来,能持续多久。控制力是否很差,是否容易

笔记栏

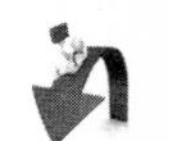

受外界刺激而兴奋，行为是否冲动，有无做事不顾后果，喜欢冒险等行为；有无撒谎、偷窃、逃学、违抗性行为等品行方面的问题；患儿的伙伴关系是否良好；有无自尊心低下、自卑心理等。

4. 社会功能

(1)生活自理能力：有无穿衣、吃饭、洗澡、大小便不能自理等。

(2)环境的适应能力：①学习能力，有无现存或潜在的学习困难，学习成绩如何。②语言能力，有无言语沟通困难。③自我控制与自我保护能力，有无现存或潜在的自我控制力、自我防卫能力下降。④社交活动，有无人际交往障碍，是否合群。

5. 其他　有无家庭养育方式不当、父母不称职；家长对疾病有无不正确的认知和偏见；有无现存的或潜在的家庭矛盾和危机；有无家庭无法实施既定的治疗方案的可能性存在等。

【护理诊断】

1. 营养失调：低于机体需要量　与活动过度有关。
2. 有自伤的危险　与情绪不稳、活动障碍有关。
3. 有对他人、自己实行暴力行为的危险　与情绪不稳有关。
4. 社会交往障碍　与注意缺陷、多动有关。
5. 卫生/穿着/进食/如厕自理缺陷　与活动过度、注意缺陷有关。

【护理目标】

1. 患儿的饮食摄入均衡，营养状态正常。
2. 患儿不发生躯体损伤。
3. 患儿未出现对他人及自身的伤害。
4. 患儿的个人生活自理能力逐步改善。
5. 患儿的社交能力改善。

【护理措施】

1. 生活护理　观察患儿的饮食、睡眠、大小便的自理情况，根据存在的问题进行护理干预。给予高热量、高维生素的食物，保证每日水的入量，培养患儿按时进食的习惯。对于年龄较小或生活自理能力较差的患儿，需做好日常生活护理，如注意冷暖、保证良好的卫生状况、定期洗澡、修剪指(趾)甲等。合理安排作息时间，保证充足的睡眠，培养良好的生活习惯及规律。

2. 安全护理　主要利用各种护理手段来稳定患儿情绪，保证患儿的安全。要专人护理，控制活动区域，避免接触危险物品。密切观察病情变化，有出现意外的征兆时及时给予控制。如患儿情绪激动时，避免激惹，耐心说服，及时给予引导，使患儿的愤怒与不满以正当的方式去疏泄；必要时给予保护，保证患儿的安全。

3. 教育训练

(1)生活自理能力训练：护理人员除了协助和督促患儿做好晨晚间护理外，还应在生活自理能力方面给予指导和训练，如使患儿严格遵守作息时间，保持个人卫生，培养饭前、便后洗手，晨晚间洗漱的良好习惯等。

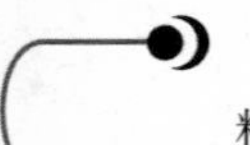

笔记栏

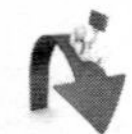

(2)注意力集中训练:训练患儿每做一件小事都要有始有终,训练时间逐步延长。例如,训练患儿按照提供的图案装配某件玩具,按部就班,耐心操作,每做一个动作,就大声讲出来,提高自己的注意力,学会自我控制。父母也可以依据孩子的情况制订时间表,并随着其症状的改善做相应的调整。比如,孩子不到 6 岁,注意力最多维持 5 min,父母不妨给他拟订一个“10 min 计划”,告诉孩子:无论是搭积木、画画还是看故事书,都必须坚持 10 min。如果孩子看书写字能坚持 10 min,父母就给他定一个“15 min计划”,设定的时间应比孩子能保持的“最高水平”长几分钟,使他稍稍努力就能达到,目标定得过高,会让孩子看不到希望,对训练不利,不要临时延长时间,不让孩子感到这一训练有太大压力,为了避免孩子不停地看表,父母可借助定时器;在上面设定好相应的时间长度,定时器一响,孩子就可以自由活动了。

(3)药物治疗的护理:对需要服药患儿,指导遵医嘱用药,密切观察服药情况,以及服药后的表现,提高患儿的依从性。

(4)健康教育:使家长和老师明确患儿所患疾病性质,不歧视、粗暴对待、打骂患儿。但要严格管理,建立简单的规矩培养良好的习惯,如一心不能二用,吃饭不能做别的事情、写作业不能玩耍等。培养其做事情要有始有终的良好习惯。在训练中要有耐心,不断给予强化鼓励。要加强家庭、学校的联系,共同教育。

【护理评价】

(1)患儿的饮食摄入是否均衡,营养状态是否得到改善。

(2)患儿有无出现躯体损伤。

(3)患儿有无出现对他人及自身的伤害。

(4)患儿的个人生活自理能力是否改善。

(5)患儿的社交能力是否改善。

第四节　青少年品行障碍患者的护理

品行障碍(conduct disorder)指儿童少年期反复出现的持久的反社会性行为、攻击性行为和对立违抗性行为,这些异常行为严重违反了相应年龄的社会规范,较之儿童普遍的调皮或少年的逆反行为更为严重。国内调查发现患病率为 1.45% ~7.35%,男女之比为 9∶1,患病高峰年龄为 13 岁。美国 18 岁以下人群中男性患病率 6% ~16%,女性患病率 2% ~9%,城市患病率高于农村。

【病因】

本病由生物学因素、家庭因素和社会环境因素相互作用引起。

【临床表现】

简述品行障碍的临床表现。

1. 反社会性行为　指不符合道德规范及社会准则的行为。表现为偷窃钱物;勒索或抢劫他人钱财;强迫与别人发生性关系,或有猥亵行为;对他人故意进行躯体虐待或伤害;故意纵火;经常撒谎、逃学、离家出走,不顾父母的禁令而经常在外过夜;参与社

笔记栏

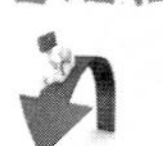

会上的犯罪团伙，一起从事犯罪行为等。

2. 攻击性行为　表现为对他人或财产的攻击，如经常挑起或参与斗殴，采用打骂、折磨、骚扰及长期威胁等手段欺负他人；虐待弱小、残疾人和动物；故意破坏他人或公共财物等。

3. 对立违抗性行为　指对成人，尤其是家长的要求或规定不服从、违抗。表现为不是为了逃避惩罚而经常说谎，暴怒或好发脾气，喜欢怨恨和责怪他人、好记仇或心存报复，与成人争吵、与父母或老师对抗，故意干扰别人，违反校规或集体纪律，不接受批评等。

4. 合并问题　常合并多动、情绪抑郁或焦虑、情绪不稳或易激惹，也可伴有发育障碍，如语言表达和接受能力差、阅读困难、运动不协调、智商偏低等。品行障碍患儿一般以自我为中心，喜欢招人注意，好指责或支配别人，为自己的错误辩护，自私，缺乏同情心。

【治疗原则与预后】

主要方法是分别针对患儿及其家庭的心理或行为治疗。尚无特殊药物治疗，对伴发的情绪与行为症状可以给予对症处理。如对冲动、攻击性行为严重者可用小剂量氯丙嗪、氟哌啶醇或卡马西平治疗。对活动过多者可选用哌甲酯等中枢兴奋剂。对情绪焦虑、抑郁明显者，可选用抗焦虑和抗抑郁药物。少数患儿预后较好，多数预后不良。部分患儿的行为问题持续到成年期，致使成年期在就职、婚姻、人际关系等方面出现困难，其中约半数发展为成年期违法犯罪或人格障碍。

【护理评估】

1. 健康史　询问患儿既往的健康状况，有无较正常儿童易于罹患某些疾病。

2. 生理功能　与同龄孩子比较，躯体发育指标如身高、体重有无异常；有无躯体畸形和功能障碍；有无饮食障碍；有无营养失调或睡眠障碍；有无受伤的危险（跌倒、摔伤）；有无容易感染等生理功能下降。

3. 心理功能

（1）情绪状态：有无焦虑、抑郁、恐惧、情绪不稳、易激惹或淡漠迟钝等异常情绪。有无自卑心理。

（2）认知功能：有无注意力、记忆和智能方面的障碍。

（3）行为活动：患儿的主要异常行为有哪些，严重程度如何，哪些是最需要解决的行为问题。

4. 社会功能

（1）生活自理能力：有无穿衣、吃饭、洗澡、大小便不能自理等。

（2）环境的适应能力：①学习能力，有无现存或潜在的学习困难；②语言能力，有无言语沟通困难；③自我控制与自我保护能力，有无现存或潜在的自我控制力、自我防卫能力下降；④社交活动，有无人际交往障碍，是否合群。

5. 其他　有无家庭养育方式不当、父母不称职、家长对疾病有无不正确的认知；有无现存的或潜在的家庭矛盾和危机；家庭能否实施既定的治疗方案；是否伴随有多动障碍、违拗障碍、情绪障碍及发育障碍。

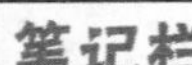

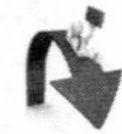

【护理诊断】

1. 有感染的危险(皮肤破溃)　与攻击行为及使用毒品有关。

2. 有对他人实行暴力行为的危险　与反社会行为及攻击性行为有关。

3. 社会交往障碍　与对抗性行为有关。

4. 照顾者角色紧张/有照顾者角色紧张的危险　与家庭破裂或采取不正确的教育方法有关。

【护理目标】

(1)患儿未发生皮肤破溃。

(2)患儿未出现对他人的伤害,能控制攻击行为。

(3)患儿愿意配合治疗,主动服药。

(4)患儿的社交能力、学习能力、人际关系逐步改善。

(5)家庭养育态度和方式合理,家属认识和处理疾病的能力加强。

【护理措施】

1. 创造良好的训练环境　利用各种机会让患儿与其他同伴相处,引导患儿正确与他人交往,使其体会各种交往方式的不同感受,促使其改善交往方式;鼓励患儿参加有一定约束力的集体活动,让其共同参与制订活动规则,并要求其严格执行,通过阳性强化训练其自我控制能力。

2. 心理护理　以耐心、关爱、同情、包容的态度与患儿建立良好的护患关系,取得患儿的信任和合作。讲解疾病的性质,使患儿对自己的病态行为有正确的认识。以支持、肯定和给予希望的语言与患儿交流,使患儿树立起战胜疾病的信心。

3. 行为矫正训练

品行障碍患者的行为矫正训练方法有哪些?

(1)对攻击行为的矫正:①示范法,是将有攻击行为的患儿,有意地放在团结友爱、文明礼貌的学生集体之中,以达到减少他们攻击行为的目的。②消退法,患儿的攻击行为是为了自我显示,目的是引起旁人的注意。同时,应及时表扬他们有积极意义的行为,使之得到强化。③引导患儿用非武力解决问题,同时学会忍让。

(2)说谎的矫正:①减少说谎的机会,因为许多谎话是患儿为了逃避惩罚,因此要注意教育方法,既要有严格的纪律,也要给孩子一定程度的自由,创造讲真话的环境。②当患儿说谎时,要立即提出批评;在患儿做到不再欺骗时,及时给予表扬。

(3)不良习惯的矫正:①替代性反应法,即选择一个适当的行为来替代自己某种坏习惯,直到坏习惯消除。②患儿自己参与制订计划和目标,并做好记录,达到目标要自我表扬和鼓励。

4. 药物治疗的护理　让患儿家长和患儿理解药物治疗的好处和可能的不良反应,消除顾虑,配合医生治疗;告知家长应与医护人员保持联系,定期接受咨询。

5. 健康教育　讲解疾病的性质,使患儿和家长对病态的行为有正确的认识。通过教育使家长认识到家庭环境对患儿发病的重要影响,同时掌握正确的教育方式,引导患儿学会正确的社会规范和行为准则,确立正确的是非观念和道德观念,学会正确处理个人与他人、个人与家庭、个人与社会的关系。

笔记栏

【护理评价】

(1)患儿的皮肤是否发生破溃。

(2)患儿是否出现对他人的伤害能控制攻击行为。

(3)患儿是否愿意配合治疗,主动服药。

(4)患儿的社交能力、学习能力、人际关系是否改善。

(5)家庭养育态度和方式是否合理,家属认识和处理疾病的能力有无加强。

第五节　儿童期情绪障碍患者的护理

儿童期的情绪障碍分为两类,一类与成人相同,如广泛性焦虑、惊恐发作等;另一类仅特发于童年期。特发于童年期的情绪障碍主要因社会心理因素所致,与儿童的发育和境遇有一定关系,表现为焦虑、恐惧、强迫或害羞等异常情绪,患儿自身感到痛苦或影响了他们的日常生活和学习,病程多短暂,与成人期神经症无内在联系或连续性。据国内调查,儿童少年期各类情绪问题的发生率为17.7%,女性较男性为多,城市患病率高于农村。

【病因】

遗传易感素质,幼儿期养成的胆怯、敏感或过分依赖的习惯,家庭教育方式不当,躯体疾病及精神刺激等均可能成为发病的原因。

【临床表现】

简述儿童情绪障碍临床表现。

1. 儿童分离性焦虑障碍　指儿童与他所依恋的对象分离时产生过度的焦虑情绪,依恋对象多是母亲,也可是祖父母、父亲、其他抚养者或照管者。大多数患儿6岁以前起病,表现过分担心依恋对象可能遇到伤害,或者会一去不复返;过分担心当依恋对象不在身边时自己会走失或会出现其他不良后果;或因害怕分离而不上或拒绝上学,每次分离时出现头疼、恶心呕吐等躯体症状;也可表现为分离时或分离后出现烦躁不安、发脾气、哭喊、痛苦、淡漠或社会性退缩。平时没有依恋对象陪同时不外出活动,夜间没有依恋对象在旁时不愿上床就寝,或反复出现与分离有关的噩梦,以至多次惊醒。

2. 儿童恐惧症　学龄前儿童多见,表现为对日常生活中某些并不具有危险的事物或情境产生过分害怕,或对虽有一定危险性的事物或情境所表现的恐惧大大超过了客观存在的危险程度。恐惧对象有两大类:恐惧身体损伤,如怕死、怕出血等;恐惧自然对象,如黑暗、怕动物等。接近恐惧对象时,出现恐惧情绪和回避行为,影响正常生活。

3. 儿童社交恐惧　儿童对新环境、陌生人产生恐惧、焦虑情绪和回避行为。表现紧张不安,过分害羞、尴尬,对自己的行为过分关注,或感到痛苦和身体不适,或出现哭闹、不语、退缩等行为。但与家人或熟悉者在一起时社交关系良好。

【诊断标准】

儿童精神病学中传统的将特发于童年和少年的情绪障碍与成年神经症区分开来。

笔记栏

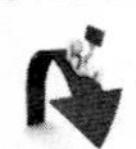

具体诊断标准参照 CCMD-3。

1. 儿童分离性焦虑症　儿童与其依恋对象分离时产生过度焦虑情绪。

(1)症状标准:至少有下列 3 项。①过分担心依恋对象遇害或一去不复返;②过分担心自己会走失、被绑架、被害,以致与依恋对象离别;③因不愿离开依恋对象而不上学;④害怕独处或没依恋对象陪同绝不出门;⑤没依恋对象在身边时不愿意或拒绝就寝;⑥反复做噩梦,夜间多次惊醒;⑦与依恋对象分离前出现过度的情绪反应,如哭喊、发脾气等;⑧与依恋对象分离时出现头痛、恶心等。

(2)严重标准:日常生活和社会功能受损。

(3)病程标准:6 岁前起病,符合标准至少已 1 个月。

(4)排除标准:不是由于精神分裂症、儿童恐惧症等引起,但具有焦虑症状的其他疾病。

2. 儿童恐惧症　指儿童不同发育阶段的特定恐惧情绪。

(1)症状标准:对日常生活中的事物和情景产生过分的恐惧,出现回避、退缩行为。

(2)严重标准:与依恋对象分离。

(3)病程标准:符合标准至少已 1 个月。

(4)排除标准:不是由于精神分裂症、心境障碍等引起,但具有焦虑症状的其他疾病。

3. 儿童社交恐惧症　指儿童对新环境或陌生人产生恐惧、焦虑情绪和回避行为。

(1)症状标准:与陌生人交往时,焦虑,有社交回避行为;与陌生人交往时,表现为尴尬或过分关注;对新环境感到痛苦、不适、哭闹、不语或退出;与熟悉的人在一起时,社交关系良好。

(2)严重标准:显著影响社交功能,导致交往受限。

(3)病程标准:符合标准至少已 1 个月。

(4)排除标准:不是由于精神分裂症、心境障碍、广泛性焦虑障碍等所致。

【治疗原则与预后】

心理治疗为主,配合短期使用小剂量抗焦虑或抗抑郁剂。心理治疗方法有支持性心理治疗、家庭治疗、行为治疗及游戏治疗等。绝大多数患儿病程短暂,预后良好。

【护理评估】

1. 健康史　询问患儿既往的健康状况,有无较正常儿童易罹患某疾病。

2. 生理功能方面　评估患儿生理功能是否正常,有无饮食、睡眠障碍,有无躯体疾病等。

3. 心理功能方面　评估患儿的主要情绪特征,是焦虑、恐惧还是抑郁,程度如何。患儿的焦虑、恐惧是否属于正常范围,是否符合他们的年龄发展水平。

4. 社会功能方面　与同伴的交往、学习能力和学业表现如何,家庭是否和睦,父母教养方式是否合理,环境是否安全等。

5. 其他　患儿是否伴发有多动障碍、品性障碍、发育障碍等问题。

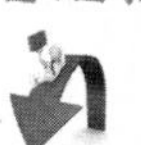

【护理诊断】

1. 焦虑　与父母分离有关。
2. 恐惧　与对客观事物的恐惧有关。
3. 有对自己、他人施行暴力的危险　与异常情绪有关。
4. 应对无效　与不能进行有效沟通有关。
5. 社会交往障碍　与对社会交往产生焦虑情绪有关。
6. 知识缺乏　与缺乏疾病相关知识有关。

【护理目标】

(1)患儿的异常情绪逐步减轻或消失。
(2)患儿不发生受伤或伤害他人的行为。
(3)患儿的社交能力逐步改善。
(4)患儿能够掌握新的应对行为及其带来的积极效果。
(5)患儿及父母掌握疾病相关知识。

【护理措施】

1. 心理护理　以耐心、关爱、同情及温和的态度接触患儿,取得患儿的信任,与患儿交朋友,使其愿意将自己的痛苦与烦恼向你倾诉。耐心倾听患儿诉说自己的内心体验,对他们的痛苦表示同情和理解,指导他们如何去适应环境,增强克服情绪障碍的信心。

2. 创造良好的训练环境　尽量消除环境中的不利因素,防止太多的环境变迁与刺激,对环境中有可能发生变化时提前告诉患儿。与学校联系,了解患儿在学校的困难,解除患儿的精神压力,恢复其自信心。

3. 治疗过程的护理　严格执行医嘱,督促服药,协助医生开展各项心理行为治疗。

4. 健康教育　指导家庭成员如何培养孩子有一个健康开朗、独立自信的性格;改变家庭成员的不良教养方式,如过分指责和过分的包容等,尽量给予患儿更多感情上的交流和支持,融洽家庭气氛等;向患儿家长宣传有关儿童精神卫生知识,使家长了解孩子常见的问题。

【护理评价】

(1)患儿的异常情绪是否减轻或消失。
(2)患儿有无发生受伤或伤害他人的行为。
(3)患儿的社交能力有无改善。
(4)患儿能否掌握新的应对行为及其带来的积极效果。
(5)患儿及父母是否掌握疾病相关知识。

小　结

1. 儿童及青少年期精神障碍包括精神发育迟滞、言语和语言发育障碍、广泛性发

笔记栏

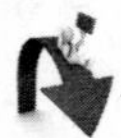

育障碍，起病于童年和少年期的行为与情绪障碍，如注意缺陷多动障碍、品行障碍、抽动障碍和特发于童年的情绪障碍等。

2. 儿童孤独症主要表现为不同程度的言语发育障碍、人际交往障碍、兴趣狭窄和行为方式刻板。

3. 儿童孤独症的治疗原则

(1)教育和训练：是最有效、最主要的治疗方法。目标是促进患儿语言发育，提高社会交往能力，掌握基本生活技能和学习技能。

(2)心理治疗：较多采用行为治疗。主要目的是强化已经形成的良好行为，对影响社会交往和危害自身的异常行为，如刻板行为、攻击行为、自伤或自残等行为予以矫正。

(3)药物治疗：目前尚无特异性治疗药物，药物治疗也无法改变孤独症的自然病程。

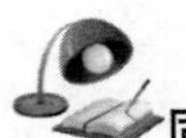

同步练习题

1. 儿童多动症最主要的临床表现是(　　)

A. 注意缺陷　　B. 活动过多
C. 学习困难　　D. 人格障碍
E. 品行问题

2. 孤独症患儿若出现退缩、刻板、攻击或自伤行为时，可给予的治疗(　　)

A. 地西泮　　B. 利培酮
C. 氟哌啶醇　　D. 马普替林
E. 氯氮平

3. 精神发育迟滞起病于(　　)

A. 婴幼儿时期　　B. 学龄前
C. 15岁以前　　D. 18岁以前
E. 青少年期

4. 以下哪些是儿童多动症的典型症状(　　)

A. 注意缺陷　　B. 活动过多
C. 学习困难　　D. 神经系统异常
E. 冲动性行为

5. 儿童孤独症的治疗方法主要包括(　　)

A. 自理能力训练　　B. 行为治疗
C. 药物治疗　　D. 认知疗法
E. 语言沟通训练

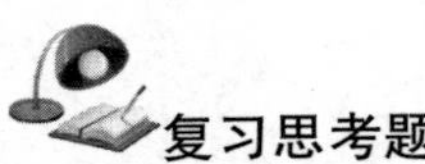

复习思考题

1. 孤独症的主要临床特征是什么？
2. 品行障碍患者如何护理？
3. 注意缺陷多动障碍患者如何护理？

(新乡医学院第二附属医院　赵淑芹　王剑英)

第十三章 精神障碍患者的医院和社区康复护理

康复(rehabilitation)是指躯体功能、心理功能和职业功能的恢复。精神康复(mental rehabilitation)又称为心理社会康复,是帮助那些因精神障碍而出现各种功能缺陷者达到在社区独立生活最佳水平的过程,是康复医学中的一个重要组成部分。精神康复的基本内容是药物治疗的自我管理、症状自我监控专业化训练、社会技能专业化训练和工作能力康复。康复的核心是如何提高精神障碍患者的生活质量,目的是要通过各种康复手段使患者在心理、社会功能、躯体、经济等方面恢复到最好的水平。

传统的康复理念是在患者出现功能损害和部分残疾后才开始康复,即康复的对象仅限于“残疾人”,康复的目标是减轻残疾程度;现代的康复理念是康复与治疗同步开始,康复的目标是减少功能损害,进而阻断或降低残疾的发生;未来理想的康复理念是康复提前于治疗之前,对前驱症状进行干预,以减少疾病的发生,进而阻断功能损害。疾病痊愈是治疗和康复的共同目标,这样才能实现患者自我功能的最大化,最终达到回归社会的目的。

精神障碍康复的三项基本原则:功能训练、全面康复、回归社会。功能训练是指利用各种康复的方法和手段,对精神障碍患者进行各种功能活动,包括心理活动、躯体活动、语言交流、日常生活、职业活动和社会活动等方面能力的训练;全面康复是康复的准则和方针,使患者在生理上、心理上、社会活动上和职业上实现全面的、整体的康复;而回归社会则为康复的目标和方向。

精神康复是一个综合的、系统的工程,必须有家属、朋友、同事、医护人员和社会爱心人士的密切配合才能得以顺利进行。内容上包括了医学康复、教育康复、社会康复和职业康复。康复、预防、治疗相互关联,贯穿于精神疾病治疗的全过程,康复是“全病程管理”中的一个不可或缺的重要环节。一般可分为医院康复和社区康复两种模式,两种模式互为联系,不能截然分开。

第一节 精神障碍患者的医院康复

我国大多数精神障碍患者目前基本上还在精神病医院或精神病疗养院内进行治疗和康复。同时,由于目前治疗手段和科学发展水平的限制,还难以对所有的精神障碍进行有效而彻底的治疗。而家庭和所在单位也多不愿意让一个还残留着某些精神

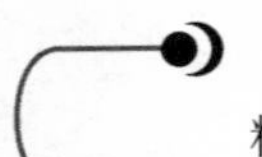

笔记栏

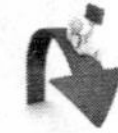

症状的患者住在家里或者由单位照管。许多精神病患者就长期滞留在精神病院内，长期脱离家庭与社会，导致社会功能衰退，出现继发残疾。因此，精神病患者的医院康复仍是整个精神康复的重要环节之一。

一、院内精神康复的工作内容

1. 建立良好的康复环境　首先是建立良好的医患关系。其次是实行开放式或半开放式的患者管理模式，在保证患者安全的前提下，从有利于患者康复的目的出发，尽可能为患者提供宽松的生活和人际交往环境，训练和保持患者的社会功能。

2. 设立康复科和健身场所　努力减少长期住院患者因为缺少活动或者长期服药等因素导致的躯体功能下降和抵抗疾病能力的下降。

3. 训练患者的心理社会功能方面的行为技能　这种训练是医院内康复的主要措施，包括生活、学习、工作能力与社交能力方面的训练。

4. 设立工娱治疗场所　合理安排患者的工娱治疗项目，保持和促进患者的工作能力和健康心理状态。

5. 进行定期的康复评估　选用合适的评定量表，对患者开展的康复训练活动进行评估，评定其康复效果，便于总结和调整康复训练的内容。

二、精神障碍各阶段的康复措施

对精神障碍患者的治疗目的不仅是控制症状，而且要让患者能够保持稳定和良好的精神健康状态，使患者有可能融入社会并提高生活质量。而要达到改善精神障碍患者的症状，降低复发率和改善社会功能的目的，需要对患者进行药物治疗、康复和社会支持性干预的有机结合。因此，随着精神障碍诊断的确定，患者的康复工作就应当开始。康复工作开展得越早，预防残疾发生的机会就越大，精神康复要贯穿在患者急性期和慢性期的整个过程中。

1. 急性期的康复措施　疾病的急性期应尽可能及早引入康复措施。在患者突出的精神病性症状（如幻觉、妄想、行为紊乱、思维障碍等）被控制以后，就应该进行技能训练，包括个人生活自理能力训练、文娱活动训练，教会患者应对症状的技巧，提高或恢复人际交往的能力等。

2. 巩固期的康复措施　当急性期症状缓解后，患者即进入了巩固治疗期，是康复措施的最佳引入时机。在此期间，应该进行用药自我处置和症状自我监控技能训练，目的是要患者做到自己能主动坚持用药和能够自己发现复发的先兆，从而达到巩固疗效的目的。在训练期间最好邀请患者的家属参与。因为此期虽然患者的行为基本摆脱了症状的干扰，但是仍然存在学习能力下降、记忆力缺陷等，如果有家庭的合作能够弥补上述不足。家庭和患者共同参加学习，获得同样的知识，为患者出院后的康复做好准备。

3. 恢复期的康复措施　在恢复期内要不断强化正常的行为，教会患者防止复发的技能，帮助患者恢复或提高社会功能，回归社会。在此期间，患者可以接受更多的程式化的技能训练，包括交友技能训练、个人财务管理技能训练和求职技能训练等。

在精神疾病尤其是慢性患者的康复中要注意，要改变传统的医疗护理模式，如不

笔记栏

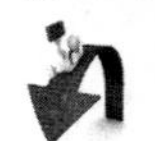

把患者当作患者，而把患者当作学生，医护人员的角色改为教师，把患者面对的病区环境变成一个学习各种技能的大课堂。在对患者的康复中要注意时时处处最大限度地调动患者的潜能，尽可能地发挥患者的主观能动性，让患者自己管理自己，自己的事情自己做。督促、带动患者做些力所能及的事情，使患者的生活技能得以锻炼，切忌对患者的一切包办代替，防止患者产生依赖。同时要注意对患者家属的支持和帮助。

三、精神障碍的康复程序

康复的目的在于通过各种康复措施及康复训练使患者尽可能恢复正常的功能或重新获得技能，从而具有独立生活的能力，最终达到重返社会的目的。而这些工作的开展及完成，需要有一定的工作程序和步骤。可以按照以下程序和步骤进行：

（一）精神康复的评估

评估需要了解患者的既往经历，目前的精神状态、躯体健康程度、社会功能水平、所处的家庭和社会环境，患者和家属对疾病的理解、对将来生活的希望程度、对治疗的态度等。对患者进行详细的评估是康复训练的关键。

1. 评估内容及方法

（1）精神症状的评估：对患者全面症状的评估非常有必要。评估内容包括目前的主要症状、严重程度、对行为的影响、目前治疗方案成功的可能性、远期疗效以及是否需要进一步的干预措施等。精神症状的类型和严重程度会对患者的社会行为和康复干预治疗产生极大的影响。如患者有严重妄想或极度抑郁，则在康复治疗中很难发挥正常的社会功能而获益，甚至会使其阳性症状恶化，异常行为增多。患者的社会功能低下会使其阴性症状更加突出。另外，对患者自知力程度的判定也很有必要。目前临床常用的评定量表有：简明精神病评定量表（brief psychiatric bating scale，BPRS）、阴性症状评定量表（scale for assessment of negativoe symptoms，SANS）、阳性症状评定量表（scale for assessment of positive symptoms，SAPS）等。

（2）躯体障碍的评估：若患者同时并存躯体疾病，其精神状态、社会功能和生活质量将会受到很大的影响。慢性躯体疾病的发展变化往往缓慢而隐匿，而患者又缺乏必要的医疗常识，解释不清自己所具有的症状，或担心自己诉说不适，医生却认为是精神症状而给予加药治疗。Holmberg 研究发现，在出院的慢性精神分裂症患者中，65% 的人至少患有一项躯体疾病，因此，在康复过程中一定要注意评估患者是否存在躯体疾病。

（3）社会功能的评估：这是康复过程的最基本环节，对制订患者的康复计划十分重要。患者的社会功能通常依靠量表来评定。但目前也还未找到一个可以客观、可靠、灵活地适用于每一个患者的评定标准。随着精神康复工作的不断发展，精神残疾的各类康复评估工具也处于一个发展的状态。这里主要介绍几种临床常用的评定量表。

1）Hall 和 Baker 的康复评估量表：共包括 5 个分量表，分别评定患者的社会活动、言语紊乱程度、交谈技巧、自我照料能力和社区生存技能。此量表反复使用，可有效检出患者的功能变化。主要用于住院患者的评估，也可用于筛选出可以适应社区生活的患者。

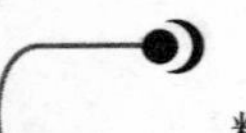

笔记栏

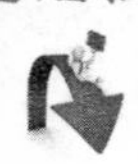

2）独立生活技能调查表：共有112个条目，包括饮食、服饰、家务活动、健康照料、钱物管理、运输、娱乐活动和工作等方面。另外，其还有两个量表可以测量上述内容的出现频率和严重程度。本量表用于测量患者的社会适应能力。

3）Morning Side康复状态量表：此量表以评分值来表达评定的结果，工作人员不需培训即可应用。总分代表患者的总体功能水平，是特地为评定患者的康复效果而设计的。实践证明，其评定住院患者的准确性要比评定社区患者好（表13-1）。

表13-1　Morning Side康复状态量表

	条目	得分						
Ⅰ.依赖量表	1. 住所	1	2	3	4	5	6	7
	2. 同住者在患者依赖表现中所起的作用	1	2	3	4	5	6	7
	3. 家务安排：a. 购物、用膳；b. 一般杂物（洗衣等）	1	2	3	4	5	6	7
	4. 如何承担经济责任	1	2	3	4	5	6	7
	5. 个人习惯：日常的卫生、衣着整洁、起床等	1	2	3	4	5	6	7
	6. 专业人员访视：a. 监护支持；b. 定期不定期；c. 患者主动接触	1	2	3	4	5	6	7
	7. 医疗安排：a. 由全科医生处理；b. 肌内注射药物何处获得	1	2	3	4	5	6	7
	8. 其他专业人员接触情况	1	2	3	4	5	6	7
Ⅱ.活动能力缺乏量表	1. 工作：a. 工种；b. 地点；c. 时间；d. 报酬形式；e. 评本级理由	1	2	3	4	5	6	7
	2. 培训表现	1	2	3	4	5	6	7
	3. 工作主动性	1	2	3	4	5	6	7
	4. 每天常规：a. 起床就寝；b. 家务；c. 晨间活动；d. 午后；e. 规律如何	1	2	3	4	5	6	7
	5. 空闲时活动：室内/外（周末，周日）	1	2	3	4	5	6	7
	6. 兴趣爱好（读书，看电视，听收音机）	1	2	3	4	5	6	7
Ⅲ.社交量表	1. 住所伴侣	1	2	3	4	5	6	7
	2. 与同住者的友谊：a. 结伴外出；b. 经常接触或比较友好	1	2	3	4	5	6	7
	3. 熟悉邻居？关系如何？	1	2	3	4	5	6	7
	4. 目前与家庭成员的接触	1	2	3	4	5	6	7
	5. 其他社交活动（游戏、运动等）	1	2	3	4	5	6	7
	6. 工作时的社交接触	1	2	3	4	5	6	7
	7. 亲密的朋友	1	2	3	4	5	6	7
	8. 社交困难或无能：a. 同亲属；b. 工作时；c. 对熟人和陌生人	1	2	3	4	5	6	7

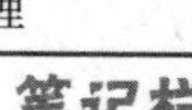

续表 13-1

	条目	得分						
Ⅳ.目前症状和异常行为量表	1. 主观症状(焦虑/抑郁、动力缺乏,无兴趣,注意力受损)	1	2	3	4	5	6	7
	2. 询问时引出的其他严重症状	1	2	3	4	5	6	7
	3. 服药态度	1	2	3	4	5	6	7
	4. 别人观察到的症状(在社交过程中出现困窘、烦恼、痛苦或困扰的行为)	1	2	3	4	5	6	7
	5. 其他异常行为(强迫观念、强迫行为妄想所造成的后果)	1	2	3	4	5	6	7
	6. 策划日常生活时发生困难	1	2	3	4	5	6	7

4)社会功能残疾评定量表见表 13-2。

表 13-2　社会功能残疾评定量表

条目	得分					
一、个人生活能力	0	1	2	3	4	5
1. 自我照料	0	1	2	3	4	5
2. 活动能力降低	0	1	2	3	4	5
3. 动作迟缓	0	1	2	3	4	5
二、家庭职能	0	1	2	3	4	5
4. 家务活动减退	0	1	2	3	4	5
5. 夫妻间感情减退	0	1	2	3	4	5
6. 与配偶的性生活问题	0	1	2	3	4	5
7. 对子女关怀减退	0	1	2	3	4	5
8. 与其他人的性关系问题	0	1	2	3	4	5
三、工作职能	0	1	2	3	4	5
9. 工作/学习能力减退	0	1	2	3	4	5
10. 对工作/学习兴趣减退	0	1	2	3	4	5
四、社交能力	0	1	2	3	4	5
11. 社会性退缩	0	1	2	3	4	5
12. 人系关系平和	0	1	2	3	4	5
13. 对外界兴趣减退	0	1	2	3	4	5
14. 应变能力减退	0	1	2	3	4	5

注:0=无;1=轻;2=明显;3=严重;4=非常严重;5=极重。评定近 1 个月的情况

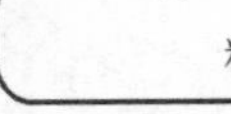

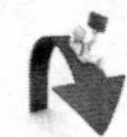

(4)人际关系的评估:家庭关系包括家庭的经济状况、家庭负担、家庭成员对患者精神状态的态度(如高情感表达与症状复发的关系)、就医态度等和社会交往体系对患者的康复过程可产生极大的影响,因此,要注意对患者家庭关系和其他社会关系的评估。

2. 评估时的注意事项

(1)评估要有一段时间的观察期,因患者的行为改变常是缓慢进行的。

(2)评估要从全局出发,依据患者的具体情况做出判断。例如,患者外在表现欠佳,可能是缺乏兴趣和动机,而不是技能缺乏或费用性退化所致。

(3)评估要在不同的观察背景下多次进行。评估时往往只重视患者的缺陷和异常,而忽略了他们的能力和本身的条件。如患者为一位声乐爱好者,由于长期不练习,评估时就有可能低估患者的歌唱能力。当然也不可高估患者的情况,如患者在医院内能很好地料理生活,所以就误认为患者在家里也很能干。

(4)评估者必须具备一定的评估技能。由于患者的社会功能受损情况各不相同,并常常与临床症状交织在一起,只有具备一定的评估技巧才能综合判断出患者精神障碍的全貌。

(二)制订康复目标

在制订康复目标时要考虑:

(1)根据患者、家属及社会对患者的期望与要求以及患者实际存在的能力来制订康复目标。即目标要切实可行,患者经康复训练可能达到。如一位精神分裂症女性患者,病前系家庭主妇,得病后不会做饭,康复评估为家庭主妇行为功能缺损,而其丈夫和患者本人都要求出院后能为家人做饭,那么学会做饭(恢复原来技能)就是康复目标之一。

(2)康复目标要明确,不能模糊或模棱两可。如"改善患者独立性""提高自信"等,不利于实际操作。若患者不会洗脸、刷牙,那么患者的康复诊断是不会洗脸、刷牙,康复目标是学会洗脸、刷牙。

(3)一般在一个康复疗程中,只提出一个康复目标。经康复训练,患者达到预计的目标,则可开始康复的下一个疗程,再定出新的康复目标。

(4)制订康复目标时,总的原则是从易到难。目标可以是一个,也可以是多个,需从患者数个功能缺损中挑选最容易做到的一个。最后,患者通过数个疗程的康复训练,学习掌握或恢复了多个技能,综合起来即可完成一个社会或家庭角色,如单位勤杂工、在家打扫卫生等。

(三)确定康复进程

根据康复诊断的功能缺损的严重程度和康复目标的难度大小,以及人力、物力情况和病情、家庭、社会的需要,制订康复疗程,康复疗程可短至数月,也可长至数年。

(1)明确康复措施:根据患者的功能损害情况,制订出符合实际情况并具有可行性的康复干预措施,例如使用行为矫正法还是功能训练法等,使患者获得最佳的改善机会。康复措施不宜过多,以不超过4~5项较为合适。

(2)制订具体康复步骤:制订短期康复目标和长期康复目标的时间表。

(3)康复疗效中的阶段总结:在疗程结束时,进行康复疗效评估。

笔记栏

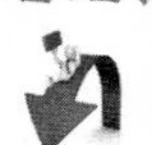

(4)制订下一个康复目标和康复计划。

四、精神康复的基本内容

(一)生活行为的康复训练

其目的是训练患者逐步适应生活环境的行为技能,使患者保持日常生活活动、娱乐和社交活动所需的行为技能与能力。包括:

1.生活自理能力训练　这类训练主要是针对长期住院并且病情处于慢性衰退性的患者。这类患者往往情感淡漠、行为退缩、活动减少、生活懒散、仪表不整或不能自理生活。重点是培训个人卫生与自理生活能力,如洗漱、穿衣、饮食、排便等活动。护士设置实际的生活技能训练内容,将患者一天的活动内容安排好,让他们在护士督促、指导下完成各种活动。也可以将患者组织起来,对恰当行为(能按护士要求做到的行为定为恰当行为)给予言语或物质强化,如不能完成则暂不予强化,需坚持每日数次手把手督促指导,经过一段时间训练后,患者表现较前活跃,可改用代币(即内部流通的货币)奖酬疗法。代币奖酬疗法具体实施方法为:当患者的行为符合要求时发给代币(如用红旗、红星、筹码、卡片等代替钱币),患者就可以用他所得的代币换取物品或做想做的事,如打电话、探视、外出游玩、周末回家、到病区外散步、换取生活用品等,不符合要求时则收回代币。患者为了获取这些特权或物品,则必须主动调节自己的行为以取得若干代币券的奖励。这种反复的奖惩刺激,可矫正患者的不良行为,促使患者学习和建立适当的行为模式。患者一旦建立了合适的行为,代币就应该逐渐收回,目的使患者所获得的行为在一定程度上达到内化,让良好的社会适应性行为成为患者总体行为的一个组成部分,成为其自身的需要。一般通过2~3周的训练,除了严重衰退者缺乏效果外,可使大多数患者学会自己料理自己的生活。但需要持之以恒,不断强化。

简述精神康复的基本内容。

2.社会交往能力训练　有学者研究发现有大约50%的精神分裂症患者持续表现出社交技能缺陷。有的患者由于开始患病时年龄小,没有学习过社交技能;有的患者由于病情严重或长期住院等原因与社会隔绝而使社交能力产生严重的下降,可进行社交技能训练。其内容是训练患者衣着得体、谈吐得当、合理地表达感受、保持恰当的人际交往距离、在不同的场合能做出相应的恰当行为等。

(1)为患者建立人际交往的环境:医生、护士抽出时间定期与患者聊天,定期组织召开医患座谈会和文艺联欢会,组织患者读书、看报,鼓励及要求患者对国内外大事提出个人看法。鼓励有文化的患者为报社、杂志社投稿等,使患者提高与周围人的人际交往能力。

(2)让患者保持与外界的联系:对长期住院的患者来说,外部世界已是一个陌生的环境,因此,要为患者创造条件,不断鼓励患者给家人打电话、写信等表达自己的愿望,与家庭成员保持情感上的联系。允许患者使用手机、携带收音机等,促进与外界的接触及了解外部信息。

(3)鼓励患者参加病区组织的社交技能训练小组活动:小组活动为一组社交技能训练课程,该课程的内容可以包括基本技能(倾听、表达积极的感受、提要求、表达不愉快的感受)和会谈技能、有主见的技能、处理矛盾的技能、交友约会的技能、职业技

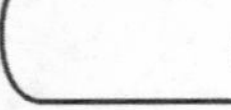

笔记栏

能和维护健康的技能等常用技能。课程内容可以循环进行。

3. 文体娱乐活动训练　这类训练的重点是培养患者参与群体活动，扩大社会交往，达到提高生活情趣、促进身心健康的目的。训练内容与安排应根据患者的病情、兴趣爱好、受教育程度、躯体健康状态而定，包括一般性娱乐与观赏活动，如听音乐、看电视、看演出等，还有学习和竞技的参与性活动，如歌咏、舞蹈、体操、书画、球类、乐器演奏等。

Davis 于 1976 年对工娱疗法所起的康复作用归纳为：患者在文娱活动时通常能自然地表达其本性，一般不受精神症状的制约，对减轻病症有利；可抵消患者的敌意或攻击性，解脱其被压抑的合理愿望和驱动力，能促进康复及有助于减轻病情程度；推动和发展患者之间的合作积极性以及加强其整体观念，从而改善社会交往能力；能唤起患者心理的愉悦感和满足感，轻松活泼的气氛可以起到稳定患者情绪的作用。

（二）学习行为技能训练

学习行为技能训练即为“教育疗法”。训练的目的在于帮助长期住院的患者学会妥善处理和应对各种实际问题。

首先应训练患者掌握时间，即做事要有时间观念，如按时起床、按时上课或工作、按时读报等。其次训练患者无论是学习理论知识还是劳动技能时要坐得住、听得进，而且多实践，积极参与讨论，并建立自信。在训练过程中，不能操之过急，应从较低标准开始，患者熟练掌握后再增加难度，像上台阶一样慢慢提高，对患者的每一点进步都要给予肯定和表扬。

训练内容一般分为文化知识教育和一般技能学习。对长期住院的慢性患者，为提高其常识水平和培养学习新事物和新知识的习惯，避免过多脱离社会现实，可以进行卫生知识教育、科普知识教育、时事教育、历史和科技知识教育。学习内容要趣味性强、通俗易懂。对趋于衰退的患者，可传授简单的文化知识（如初级语文、数学）、简单的绘画等。目标不要定得太高，速度不能过快，以患者能跟上而不会产生厌倦，不影响训练的正常实施为佳。每次训练时间不要过长，一般在 1 h 左右为宜。至于一般的技能学习，可针对患者回归社区后有可能会碰到的社会技能而开设。如家庭生活技能（包括家庭环境布置、家务料理、衣物洗涤、物品采购、食品烹饪、钱财管理、家庭社交礼仪、公共交通工具使用等）。为丰富患者的业余生活、陶冶情操，可开设园艺制作、琴棋书画技能训练，这一类训练可按患者所需以及个人兴趣分别予以办班培训，每一期的时间不要过长。

（三）职业技能训练

职业技能训练是减少精神残疾的一个重要内容，是以恢复或明显提高患者职业技能，达到重返社会，恢复工作为目的的一种康复训练方法。培训内容大致分为三种形式：简单作业训练、工艺制作训练和就业前训练。

1. 简单作业训练　是目前国内绝大多数精神病医院中所实行的简单的劳动作业安排，是进行就业行为训练的初级准备阶段，而不被认为具有突出职业性和技能性。其工序简单、技术要求低，品种内容适应大多数患者，例如折纸盒、糊信封等。在安排此类训练时应根据病情特点，尽可能对各类患者分组训练，给予不同数量和质量要求，以取得较好效果。

笔记栏

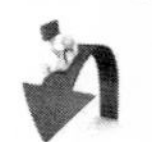

2. 工艺制作训练　又称为“工艺疗法”，训练患者进行手工的艺术性操作。可根据实际训练工作开展，如编织类、美术创作类、服装裁剪类、布制和木制玩具制作等，是多数患者乐于接受训练的项目。工艺制作训练可激发患者的创造力、增强才能、提高兴趣、稳定情绪，提高其参与的自觉性。同时对患者加强肌肉力量及控制能力，改善关节活动度，增进手部技巧和操作的正确性具有很好的帮助作用。

3. 就业前训练　这是回归社会就业前的准备活动，目前国内精神病医院较少开展此类训练，一般在患者就业前或在庇护性及过渡性机构中进行。在此期间仍有护理人员照料，工作时间较短，但其劳动性质及数量与一般工厂近似，以利于患者恢复工作。依据患者病前的工作能力，帮助其在职业训练中调整心态，应对这种有规律的生活，对患者的不适应行为和工作中所遇到的压力给予及时处理，缓解职业训练过程中的种种矛盾。在选择此项技能训练之前，要了解患者就业和原有工作的性质、工种及具体需要的技能是什么，同时与患者家属、单位领导取得联系。

五、康复技能训练程式简介

康复技能训练程式是我国20世纪90年代末引进的美国加利福尼亚大学洛杉矶分校医学院精神科教授利伯曼的《社会独立生活技能训练程式》精神康复技术，其中包括四个训练程式：即用药自我处置和管理训练程式、症状自我监控训练程式、物质滥用自我控制训练程式、回归社会技能训练程式。除物质滥用自我控制训练程式外，我国引进其中的三项，在我国北京和上海等城市经多年试用并进行了改编。经过临床研究，在抗精神病药物治疗的基础上，中国化的利伯曼教授的程式对减轻精神病性症状、改善认知功能、提高社会功能、降低复发率和再住院率等有很好的效果。经训练后的康复者，其处理心理社会应激的能力和日常生活能力等也相应地得到提高。每一程式均是定式化的课程，包括一本训练者手册，主要讲述训练者在课堂上应该说和做的内容；一本患者手册，其中包括各种表格和检查表；此外还有一盘录像带，向患者展示所要学习的技能。康复技能训练程式是促进精神障碍患者康复的先进技术。

（一）用药自我处置和管理训练程式

此程式的设计是为了帮助慢性精神分裂症患者逐渐独立地应用抗精神病药物治疗自己的疾病。其包括4个技能领域：①让患者获得有关抗精神病药物的知识，了解抗精神病药物对他们有何帮助。②学会正确的自我管理和评价药物的方法，目的是帮助患者学会正确使用药物的方法和评价药物对其所起的作用。③识别和处置药物的不良反应，让患者知道什么是药物的不良反应，学会用什么方法来帮助处理这些不良反应。④学会与医务人员联系商讨有关药物的治疗问题。本训练程式的内容主要针对精神分裂症、心境障碍、器质性精神病及其他有精神病性症状的患者，他们需要长期服用抗精神病药。特别是那些急性期精神病性症状已经稳定的患者最容易从本程式中受益。

（二）症状自我监控训练程式

此程式旨在帮助慢性精神疾病患者，如促使精神分裂症患者能够更加独立地控制自己的精神症状。其分为四项技能领域：识别复发的先兆症状；监控病情复发的先兆症状；识别和处理持续症状；避免饮酒和吸食毒品。也可以对本程式加以修改，用来处

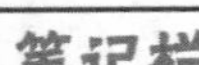

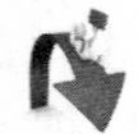

理其他原因不明、易于复发的精神障碍，如焦虑障碍、躯体形式障碍、心境障碍和复发性抑郁障碍等。

(三)回归社会技能训练程式

回归社会技能训练程式是技能训练课程之一，目的是训练曾患有严重精神疾病的患者，使其能够适应正常的社会生活。其主要目的是为了使患者配合医生继续观察治疗，从而减少病情的反复和再住院的可能。回归社会技能训练可以以小组、家庭或者个人为单位进行。本程式设计为短期的教育性模块，主要适用于准备出院或准备重返社会的患者。可以针对多种患有复发性精神疾病的患者，如精神分裂症、心境障碍、强迫症、反复发作的抑郁症等。

第二节　社区精神卫生

一、社区精神卫生概述

(一)社区精神卫生相关概念

1. 社区　是指一定的地理区域，如城市的街道、农村的乡，是一个基层行政单位，有一定的地域界线，是该区域居民政治、文化、经济生活的中心，有其特定的行为规范和生活方式。

2. 社区精神卫生　是指在特定的社区内施行精神卫生服务，包括精神疾病的预防、治疗和康复工作。社区精神卫生服务在服务范围上有广义和狭义之分。广义泛指为社区内全体居民提供心理健康服务，而狭义指仅为社区内患有精神疾病患者提供心理健康服务。

3. 社区精神障碍护理　是精神障碍护理学的一个分支，是应用社会精神病学、流行精神病学、精神障碍护理学、社区护理学、预防医学与其他行为科学的理论和技术，对一定地域或行政区域内社会人群中的精神疾病进行预防、治疗、护理、康复的指导与管理。如何提高个体承受心理应激及适应社会的能力、如何保障和促进人民群众精神健康，这些工作是精神疾病社区护理发展的方向。

简述社区精神卫生的概念。

(二)社区精神卫生服务发展趋势

国外从20世纪60年代开始对精神疾病的管理模式进行改革，从传统的医院为主的模式转向以社区精神卫生服务机构为主的模式。一方面建立社区精神康复机构，如康复公寓、工疗站、日间医院等，目的是通过生活和工作安排减轻患者精神残疾的程度，培养、训练工作技能和社会适应能力。另一方面将过于集中的精神病医院分散到社区，以地区为单位设立精神卫生中心。对精神疾病的早期发现、早期治疗及预防、减少精神残疾起到了积极的作用。现在，一些西方发达国家建立了门诊患者服务、精神科家庭照护、跨社区服务、住宅区服务等。此外，社区护士还帮助患者和家属成立了各种自主团体，如精神障碍患者家属互助会、进食障碍者互助会、戒酒者匿名会等组织。经过多年的发展，目前已形成了比较完善的服务体系，针对不同疾病和需求的患者，都能提供不同形式和内容的服务。

笔记栏

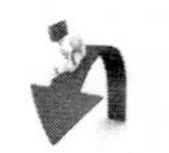

我国的社区精神卫生工作是从1958年全国精神病防治工作会议之后开始起步的，但总体发展趋势缓慢。20世纪80年代社区精神卫生得到了进一步的发展，根据不同条件，在一些城乡建立了不同类型的具有中国特色的社区精神卫生服务模式。自2002年起，上海、北京、无锡、杭州、河南、武汉、深圳等城市相继推出了精神卫生条例。2004年9月，精神卫生作为唯一的非传染病项目正式进入国家公共卫生行列。项目的目的旨在探讨建立适合我国各地情况的医院和社区一体化的重性精神疾病连续监管治疗模式，建立重性精神疾病社区防治、康复管理工作机制和网络，从而达到能提供以患者为中心的服务这一总目标。2013年5月1日《中华人民共和国精神卫生法》在全国范围内实施。该法明确要求切实维护精神障碍患者的合法权益，重视社区精神卫生工作，积极开展社区心理健康指导和精神卫生知识宣传教育活动，重视公民的心理健康问题。

当前，上海、北京等城市率先建立健全了精神卫生三级防治网，开展了心理保健知识教育，开设了心理咨询服务，对社区慢性及康复期精神疾病患者提供了治疗、护理、康复等全方位服务，并取得了良好的效果。如上海市以区为单位在各个街道建设规范化的“快乐之家”、北京市海淀区的“医院-社区全程自助化精神康复链”等，对社区范围内的精神障碍患者进行社交技能、职业能力、生活能力等训练，整个训练由经过专业培训的康复训练师指导，使患者具备一定的生活技能、职业能力与社会交往能力，延缓了部分患者的精神衰退，参加力所能及的活动或工作，促进部分患者回归社会。但就全国来讲，还没有形成一个全国性的、行之有效的康复网络系统。随着国家对该项工作越来越重视，对促进精神障碍的社区康复具有重要的意义。因完善的社区卫生服务体系，不仅需要精神卫生领域专家（包括精神科医生、护士、康复师、心理咨询师、社会工作者等）的合作及全社会居民的配合，更需要社区卫生行政部门的配合。另外，中国的社区精神卫生事业有必要基于国外社区精神卫生发展，汲取国外社区精神卫生发展的经验，同时结合我国的国情，努力寻求具有中国特色的社区精神卫生服务体系和模式。

（三）社区精神卫生服务的范围

社区精神卫生强调精神障碍的预防、治疗和康复。重点涵盖三级预防工作：

1. 一级预防（病因学预防）　指在患者发病前采取预防措施，从病因水平预防精神健康问题的发生。一级预防最积极、最主动。目标人群是社区中精神心理健康者。主要内容包括：

（1）精神心理健康的保健工作。通过大力宣传精神与心理健康的重要意义，把预防、保健、诊疗、护理、康复、健康教育融入社区医护工作中，提高社区人群精神心理健康水平和自我保健意识，促进健康生活方式和行为模式的形成。

（2）特殊防护和预防工作。开展疾病监测，预防精神疾病的发生；减少心理因素引起的各种疾病；提高个体及家庭成员的适应能力；创造良好的工作和劳动条件；注意营养及科学的生活方式；对高危人群进行健康普查与重点监控。

（3）健康教育及心理咨询。加强各年龄阶段的精神卫生指导，注重从儿童期到老年期的心理卫生教育，培养个体的应变及适应能力。各综合医院、精神卫生专科医院应开展各阶段的精神卫生、心理咨询门诊，如家庭咨询、儿童青少年网瘾咨询、高危儿童咨询、婚姻咨询、空巢父母咨询等。

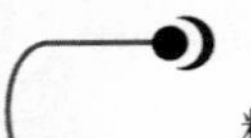

笔记栏

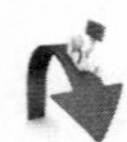

2. 二级预防(发病前期及临床期) 指对精神健康疾病发病前期患者,做到早发现、早诊断、早治疗,防止疾病进一步发展。目标人群是精神障碍发病前期及发病早期的人群。大多数精神障碍患者呈慢性或亚急性起病,从早期不典型症状到最后确诊,通常经历较长时间,使得患者往往失去最佳的治疗时机。因此,二级预防显得极为重要,也非常具有现实意义。主要内容包括:

(1)早期发现精神障碍患者:通过定期对社区居民进行精神健康筛查,指导其按要求进行自我精神健康评定、家庭访视和提供咨询等方式及时发现和识别处于精神疾病边缘状态者及精神障碍患者,并全面收集和确认引起精神心理问题的危险因素和相关因素。

(2)联系会诊、转诊:在家中的患者,社区护士应根据症状的严重程度联系会诊,必要时将其转到精神专科医疗机构进行治疗。

(3)为患者及家属提供帮助:督促及时就医、进行危机干预,并教会家属观察病情、预防暴力行为和其他意外事件发生的方法。

3. 三级预防(临床预防恶化期) 是患病后期的危机干预,是特殊治疗,是防止疾病恶化、防止残疾出现的长期照护,是对精神障碍患者的连续性护理活动。目标人群是精神障碍发生后期、慢性期和康复期的精神障碍患者。重点是防止疾病复发,做好康复训练,最大程度促进患者社会功能的恢复,减少功能残疾,延缓疾病衰退的进程,提高患者的生活质量。主要内容包括:

(1)进行康复护理,防止伤残。康复护理工作的主要内容包括心理康复、各种康复场所的训练、健康教育与咨询等,使患者尽可能恢复心理及社会功能,预防疾病复发,减少功能残疾的发生。并为社会功能恢复较好的患者提供就业指导和就业机会。

(2)进行日常生活指导。协助家属为患者创造轻松舒适的生活环境,合理安排作息时间及患者感兴趣的娱乐活动,及时解答患者和家属提出的问题等。

(3)督促巩固和维持治疗。社区护士定期进行家庭访视,确保患者按时有效地进行药物治疗、非药物治疗、康复训练等。同时,随时回答患者和家属提出的疑问,帮助其解决其他实际问题。

(4)做好相关机构的协调工作。社区护士应做好各种机构,如康复之家、各种职业与技能训练场所等的协调工作,使其能够相互配合,保证患者得到最优化的社区精神卫生服务。

(四)社区精神卫生服务的特点

(1)工作场景不限于医疗机构,而是广泛的社区,因而更复杂。

(2)服务对象不只是少数精神障碍患者,而是整个社区的居民。

(3)服务的运作是主动的而非被动的。

(4)注重服务的整体性、连续性,而且涉及的内容比医疗机构更复杂。

(5)家庭是服务的主要对象,而不仅仅是家庭中的精神障碍患者。

(6)涉及社区整体资源的运作,需要多方面的统一配合及协调。

(五)护理人员在社区精神卫生服务中的角色与功能

随着社区精神卫生政策的推动,护士的工作范围、性质、角色也发生了改变。护理人员在社区精神卫生服务中,除了承担传统的任务,执行直接护理及协助治疗工作外,

笔记栏
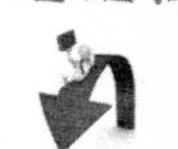

还要进入社区家庭、社会机构等开展各种心理卫生活动，如参加工厂、学校心理卫生工作、自杀防治中心工作等。社区护士的角色功能包括以下几方面：

1. 直接照顾者　直接给予患者心身照顾，满足其基本需要。

2. 疾病预防者　在社区、工厂、学校、机关等进行精神卫生宣教，早期发现心理困扰者，给予个别或团体治疗。通过社区调查，及时发现致病因素，并采取防范措施。

3. 提供治疗者　执行医嘱和相关治疗。并针对患者的各种危机进行干预，以协助患者修正与学习适应性技巧。

4. 咨询者　提供心理卫生方面的知识。

5. 协调者　促进专业队伍内部包括医生、心理治疗师、社会工作者、护士之间的沟通与合作，联络患者、家属和社会资源。

6. 策划者　参与精神卫生专业队伍的活动，提出建设性的意见，拟订护理目标和工作计划，实施后评价，进而修改、完善计划。

7. 教育及研究者　承担精神卫生护理的授课、实习指导，组织和指导医护人员及其他在职人员的业务培训，开展社区精神卫生护理的研究。

二、精神障碍的社区康复护理

社区康复（community-based rehabilitation）是以社区为基础的康复，WHO 所强调的定义是：社区康复是指启用和开发社区的资源，将残疾人及其家庭和社区视为一个整体，对疾病的康复和预防所采取的一切措施。

精神障碍的社区康复是以社区为基础的精神康复，简称社区精神康复（community mental rehabilitation），是社区精神卫生服务的重要任务之一。要求始终不懈地对本社区精神障碍患者实施全面康复措施，提供终身服务。社区精神卫生服务工作要求做到“个性化、整体化、长期化”，故社区精神康复工作应结合每位患者的特点，制订合适的康复计划和措施；而对整个社区的精神障碍患者，应有整体的管理规划，组织和协调相关部门的力量，进行宏观调控；无论是针对个人的服务措施，还是整个社区的康复规划，都应该是长期的、可持续发展的，工作可以是阶段性的，但不应该是短期行为。

护士在精神障碍的社区康复中承担着重要的角色，需要在对患者进行全面评估的基础上，为不同康复阶段的社区精神障碍患者选择及提供恰当的康复活动及连续性的护理计划，以满足患者的需求。

1. 护理评估

（1）患者评估：①患者的文化背景、职业角色及对所患疾病的认识能力；②患者的现状，如社会性退缩、懒散、不修边幅、不讲卫生等；③患者患病前后精神状况，如情感、人格和行为方面，家庭角色和关系方面等；④患者的生活技能和心理、社会功能，如对压力的应对能力、人际交往能力等。

（2）家属的评估：① 家庭成员的情感氛围、精神健康水平及情感表达方式；②家庭结构如发展过程、角色、责任、家庭规范和价值观对患者的影响；③家庭功能，如提高患者生存、成长、安全等生理、心理、社会方面的基本需要；④家庭成员对患者存在的问题以及对治疗、护理计划的了解程度，对精神疾病相关知识和应对的掌握程度、识别精神疾病早期征兆的能力；⑤家庭文化背景与知识水平，能否向医务人员提供丰富、可靠的资料；⑥家庭的社会支持系统。

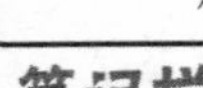

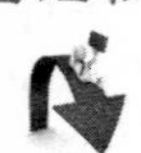

(3)社区评估:影响社区的人口学资料(人口、年龄、性别、家庭形态、社会阶层、信仰等)、物理环境、经济水平、科技发展、政府政策、社会文化发展、精神卫生资源和运作方式,社区居民对精神健康和精神疾患的态度。

以上评估内容可以作为策划社区精神护理工作的基础。小范围的评估重点放在患者与社区的联系和社区内居民对患者的接纳情况。患者与社区的联系有工作安排,持续的治疗,自主团体的活动,居家护理服务,社交、休闲活动,与社区各种机构的接触等。

2. 护理诊断　可以是患者、家属存在或潜在的问题,也可以是家庭、社区所呈现的问题。同时也可以是患者、家属的潜能,确认这些正向的潜能并协助其发挥、巩固所长。

3. 护理计划　护理的目标要切合实际,特别对于慢性患者不要有过高的期望。目标可长、短期结合,要考虑患者所处环境对于其康复的影响,鼓励患者和家属参与目标制订,协助他们了解情况、培养希望和计划未来。

4. 护理措施　①提供社区资源:拟订患者生活、技能训练计划,协助患者培养生活技能、逐渐独立生活。对于无法恢复的患者协助转介到疗养机构使其生活有保障。还可发起组织不同性质、目标的资助团体,提供患者、家属心理和社会支持。②对患者:包括协助生活安排、维持基本需求和康复训练。患者出院后,可安排进入中途之家、团体之家、庇护之家,加强其社交技能训练和职业康复训练。对于在家中生活的慢性精神障碍患者,目标不只是使患者在社区中能稳定生活,而且还要使患者有更好程度的社会功能。护理措施包括评估患者的基本功能、随诊和服药旳依从情况,指导患者生活技巧,提供家庭和社区的协调服务。此外,个人或团体治疗、工娱治疗、自助团体对于精神康复有重要的作用,护士在以上治疗中可以组织、介入、协调。③对家属:家庭是提供慢性精神疾病病者长期照顾的最好支持,但同时家庭成员也需要得到支持,才能继续提供患者所需的资源。因此社区精神护理要以家庭为中心,进行家庭访视、家庭治疗、团体治疗,同时调动社区福利机构和设施、动用支持系统使得患者家属有短暂的休息和调整。

由于慢性精神障碍的康复费时费钱,部分患者的生活功能可能无法恢复,残余症状难以被接受,加上人们对精神疾病患者的负面印象,使得社区慢性精神障碍患者的服务计划会比较难以建立和实施。

5. 护理评价　由于社区精神科护理的复杂性,评价可以从结果、过程、结构三方面进行。结果评价是评价治疗效果、患者生存率、恢复状况、患者的满意度;过程评价可以对护理服务的活动内容、照顾的质量进行评价;结构评价可以对机构环境设备、系统制度的完整性、人员配置情况等进行评价。

护理评价的重点应放在评判护理过程是否有效、结果是否达到了预期的目标。如患者方面可以评价患者住院次数、治疗效果、社会功能改善情况、自我照顾情况、就业情况、家庭功能改善情况、家庭成员生活质量提高程度;服务质量方面如护理时数、服务对象的广度、成本效益、患者和家属的满意度等。

笔记栏

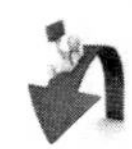

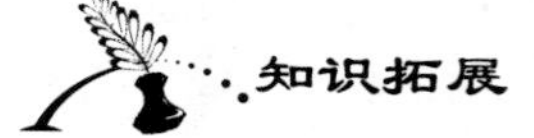

知识拓展

个案管理是社区干预中的一项关键技术。社区中的每一位精神疾病患者都由个案管理员负责。个案管理员是患者接触的关键人物，相当于患者的经纪人。个案管理的目的是协调解决各种社区服务，避免相互脱节，提高社区服务质量以满足患者的多种需求。患者的康复是个案管理关注的焦点。工作内容包括对患者的精神状况进行监测；为患者和家属提供疾病和治疗的相关知识；帮助患者合理用药，控制症状，减少住院；协调解决患者在人际交往、住房、教育、就业、财务保障等方面遇到的问题，帮助其重建正常生活。个案管理员通常是精神科护士、社会工作者、心理治疗师或职业治疗师，与患者、患者家庭成员及其他服务机构是一种合作关系。在我国现阶段，个案管理还难以全面开展，但随着社区精神卫生服务的不断完善，个案管理将成为患者社区康复的主要形式。

三、精神障碍患者的家庭康复护理

目前，我国社区中可利用的精神卫生资源还比较短缺，功能还不够全面，服务还很不完善，更主要的是社会文化和社会偏见的影响，患者出院后90%以上与其家庭生活在一起，家庭成为精神障碍患者社会支持系统的重要组成部分，也使得家属在照顾患者的生活中承受着沉重的负担。精神科家庭康复护理的目的就是为患者和家属提供生理和心理上的帮助，使他们得到有尊严的指导和照料，从而减轻心理负担，增强患者独立生活和适应能力，学会利用更多的社会资源。实践证明，在社区中提供精神障碍患者居家治疗、康复和护理是比较可行的，它弥补了医院到社区的差距，对各种类型的精神障碍患者是非常有益的，可以作为开展社区精神障碍患者康复护理的起点。

简述家庭康复护理的内容。

（一）对患者的宣教指导

1. 消除患者对精神障碍的恐惧、不安和焦虑　结合患者的具体情况，对患者进行疾病相关知识的宣教；组织患者康复讨论会，提供场所，主持协调会议，以增进患者间相互关怀及分享康复过程中面对困难的经验。

2. 客观对待社会偏见　鼓励患者表达其对社会偏见的感受，帮助患者分析社会现状，与患者一起寻找解决的方法，介绍其他患者处理该问题的经验。

（二）对家属的健康宣教

1. 指导家属正确对待精神障碍患者　社会对精神障碍患者的歧视，往往给患者和家属造成一定的压力，护士需要向家属宣传精神障碍的相关科普知识，鼓励家属接受患者，组织家属联谊会分享照护经验和感受，共同探讨家庭有效应对措施。

2. 指导家属做好用药护理，严防意外　首先，要告知家属长期坚持用药的重要性，讲解药物的作用、不良反应，指导家属正确督促患者服药并记录。如发现患者有明显药物不良反应时应及时与社区护士联系采取适当措施。其次，对认为自己病已痊愈不

笔记栏

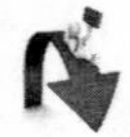

需要再服药的患者，家属应耐心劝导。最后，指导家属妥善保管药物，告知家属患者藏药的危险性，仔细观察患者有无藏药迹象，严防患者蓄积大量药物用于自杀。

3. 指导家属观察病情变化，注意安全　家属对患者的病情特点要心中有数，密切与社区护士联系。指导家属注意观察反映患者病情波动的重要指标，包括睡眠、情绪、行为、自知力的变化，整体功能下降，精神症状复现等，掌握精神疾病早期发作或复发的征象。一旦发现患者有复发先兆，应督促患者早日就医治疗，避免病情进展。家中的危险物品要收藏好，贵重物品应妥善保管。一旦发生意外事件，家属应冷静处理。必要时可拨打“110”或“120”寻求帮助。

4. 指导家属做好患者的支持性心理护理　支持性心理护理是预防复发的重要一环。因此要将支持性心理护理的方法交给家属，使患者随时得到家属的帮助，启发患者对病态的认识，积极配合康复治疗。进而通过家庭支持体系，使患者逐步融入各种社会活动中。

小　结

1. 精神康复是帮助那些因精神障碍而出现各种功能缺陷者达到在社区独立生活最佳水平的过程。本章应重点学习精神康复的基本内容，根据患者的不同特点选用相应的康复训练措施。

2. 精神康复的开展及完成需要有一定的工作程序和步骤，包括评估、制订康复目标、确定康复进程。

3. 护士在精神障碍的社区康复中承担着重要的角色，需要在对患者进行全面评估的基础上，为不同康复阶段的社区精神障碍患者选择及提供恰当的康复活动及连续性的护理计划，以满足患者的需求。

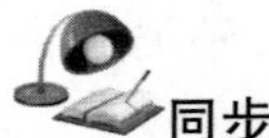

同步练习题

1. 下列哪项措施对慢性精神障碍患者来说是没有必要的(　　)

A. 社区康复计划　　B. 社会心理康复

C. 长期医院照料　　D. 职业训练

E. 独立生活技能训练

2. 关于精神障碍患者的康复工作，下列哪项说法是不正确的(　　)

A. 患者家属、社会人士与医护人员的密切配合是康复工作顺利进行的关键

B. 在我国，应逐渐放弃以医院为基地的康复工作

C. 康复措施必须贯穿在院内、外的全部医疗过程中

D. 康复工作必须延伸到社会中去

E. 必须发展以社区为基础的康复

3. 精神障碍患者出院后，应(　　)

A. 立即停药，避免药物中毒　　B. 采取隔离措施，避免伤人

C. 什么也不做，充分休养　　D. 与正常人一样，参加各种活动

E. 以上都不对

4. 加强精神卫生知识的普及和宣传教育属于(　　)

A. 一级预防　　B. 二级预防
C. 三级预防　　D. 早期预防
E. 以上都不是

5. 回归社会是精神障碍康复的(　　)
A. 开始阶段　　B. 方法和手段
C. 重要指标　　D. 目的和方向
E. 以上都不是

6. 社区精神卫生护士及时发现社区被精神心理问题困扰的患者,探讨危险因素,并采取防范措施,体现了其在社区精神卫生护理中的何种角色(　　)
A. 直接照顾者　　B. 疾病预防者
C. 咨询者　　D. 联系者
E. 协调者

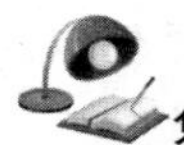

复习思考题

1. 精神康复的基本内容有哪些?
2. 精神障碍患者家庭康复护理的内容主要有哪些?

(新乡医学院第二附属医院　郭田荣　王剑英)

参考文献

[1]杨敏,张华. 精神科护理学[M].2 版. 北京:人民卫生出版社,2014.

[2]李凌江,陆林. 精神病学[M].3 版. 北京:人民卫生出版社,2015.

[3]王维利. 治疗性沟通系统[M]. 北京:人民卫生出版社,2013.

[4]刘哲宁. 精神科护理学[M].3 版. 北京:人民卫生出版社,2012.

[5]郝伟,于欣. 精神病学[M].7 版. 北京:人民卫生出版社,2013.

[6]吴黎明. 精神科护理学[M].2 版. 江苏:江苏科学技术出版社,2014.

[7]蒋菊芳,姚敏红,费静霞,等. 临床护理路径在精神分裂症患者健康教育中的应用[J]. 护理管理杂志. 2012,7(12):444-446.

[8]陈琳霞. 精神分裂症患者社会支持水平的现状及护理对策[J]. 解放军护理杂志,2013,30(5):86.

[9]阚瑞云,韩永惠. 实用精神科护理学[M]. 郑州:郑州大学出版社,2014.

[10]覃远生. 精神疾病护理学[M]. 北京:人民卫生出版社,2013.

[11]翁永振. 精神分裂症的康复操作手册[M].2 版. 北京:人民卫生出版社,2016.

[12]马辛,毛富强. 精神病学[M].3 版. 北京: 北京大学医学出版社,2013.

[13]李拴荣. 精神科临床护理实践[M]. 郑州: 河南科学技术出版社,2016.

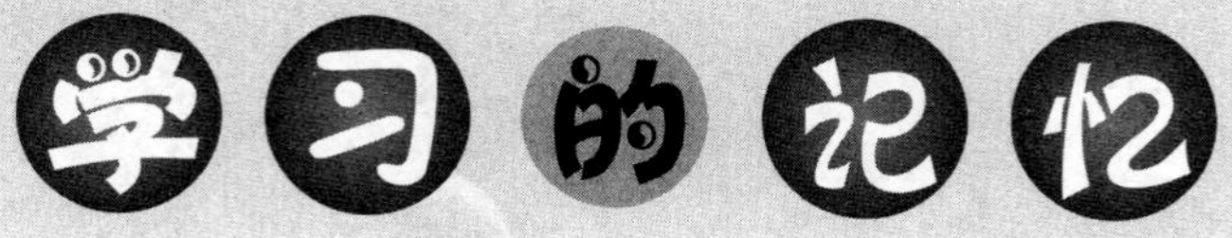

小事拾遗：

学习感想：

学习的过程是知识积累的过程，也是提升能力、稳步成长的阶梯，大家的注释、理解汇集成无限的缘分、友情和牵挂，请简单手记这一过程中的某些“小事”，再回首时定会有所发现、有所感悟！

姓名：________________

本人于20____年____月至20____年____月参加了本课程的学习

此处粘贴照片

任课老师：__________ __________ 班主任：____________

班长或学生干部：____________ ____________ ____________

我的教室（请手写同学的名字，标记我的座位以及前后左右相邻同学的座位）